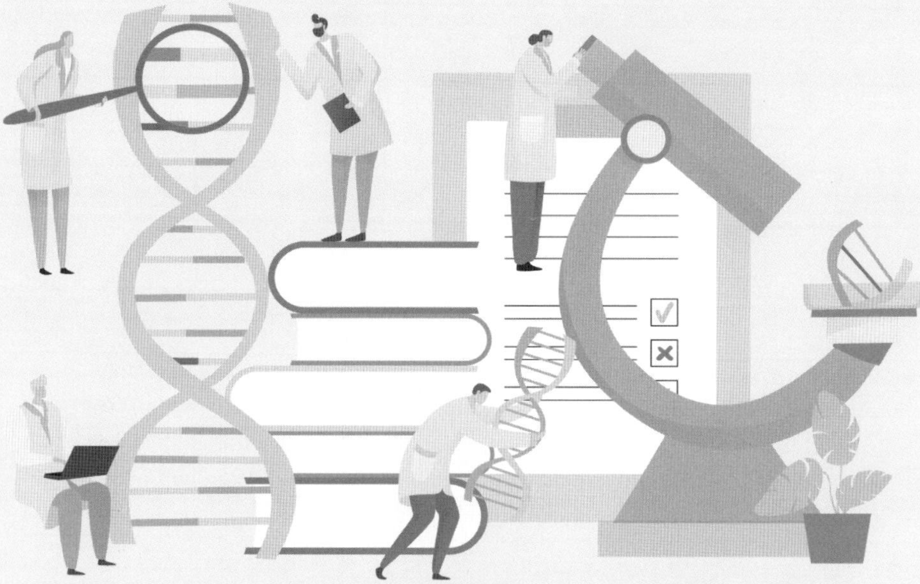

생명윤리

권경희 고정미 서은경 서준혁
이남희 이상구 정윤아 허금희
공저

양 성 원

머리말

21세기 사회는 의료 환경의 급격한 변화와 생명과학기술의 발달로 생명윤리에 대한 논쟁이 뜨겁게 전개되고 있으며, 철학분야에서도 생명철학이나 생태철학이 핵심 연구 주제가 되고 있는 실정이다. 따라서 생명 관련 보건의료 전문 직업인이나 생명과학을 연구하는 생명공학자들에게도 윤리적 차원에서의 인간존엄성과 관련된 딜레마를 깊이 성찰해야 할 과제로 인식되고 있다. 또한 생명공학의 발달과 의료수준의 향상으로 첨단의료시설과 장비를 갖춤에 따라 이전에는 신(神)의 영역으로 금기시하던 인간생명의 연장과 치료용 인간배아복제나 유전자 조작을 통한 맞춤형 아이를 생산할 수 있는 시대가 되었으며, 생명 문제가 중요한 이슈로 등장하고 있다. 이러한 이슈 중 중요한 주제들로는 생명윤리와 관련된 것들이 대부분이다.

인간생명을 다루는 의료현장에서는 다양하면서도 새로운 윤리적 딜레마에 직면하게 된다. 전문 직업인인 의사나 간호사가 임상현장에서 인간의 존엄성과 생명의 기본권을 존중하기 위해서는 윤리적 갈등에 직면했을 때 윤리적 의사결정을 할 수 있어야 한다. 따라서 인간생명과 관련된 전문직의 윤리를 실천하고 사회에서 요구되는 전문직에 대한 의무와 책임을 다할 수 있도록 건전한 가치관의 확립이 매우 중요하다고 할 수 있다.

이런 이유로 본 책은 의료전문인으로서 갖추어야 할 생명윤리에 대한 기본적인 지식과 생명윤리에 대한 올바른 태도를 기르도록 하는데 초점을 두고 총 8장으로 기술하였다. 구체적으로, 1장 생명윤리와 전문직 윤리에서는 윤리학에 대한 이해, 생명윤리 및 직업윤리에 대해 기술하였으며, 2장 윤리이론에서는 공리주의, 의무론적 윤리, 덕윤리적 접근, 여성주의 윤리, 배려윤리 및 동물윤리에 대해 각 윤리이론의 강조점과 실천방안을 소개하였다. 3장 생명윤리의 원칙과 적용에서는 생명윤리의 원칙과 생명윤리의 적용을 윤리문제가 제기된 역사적 사실을 중심으로 기술하였고, 4장 유전공학과 생명복제에서는 인간복제, 대리모, 유전적 조작의 개념과 찬반론에 대해 자세하게 소개하였다. 5장 출생과 관련된 문제에서는 인공임신중절에 대한 이해, 인공임신중절과 관련된 법, 인공임신중절술의 종류, 인공임신중절에 대한 논쟁에 대해 기술하였고, 6장 죽음과 관련된 문제에서는 존엄사와 안락사 및 자살에 대해 구체적으로 소개하였다. 7장 말기환자 간호에서는 연명의료, 뇌사 및 호스피스·완화의료에 대해 기술하였고, 8장 인체실험의 연구윤리에 대한 국제 규약에서는 뉘른베르크 강령, 헬싱키 선언, 벨몬트 보고서 및 연구윤리심의위원회에 대해 자세하게 소개하였다.

본 책을 통해 보건의료인으로서의 생명윤리와 윤리이론을 이해하고 직업인으로서 자긍심을 높이고 윤리적으로 사고하고 실천하는 방법을 익혀서 임상 현장에서 직면하게 되는 윤리적, 법적 문제에도 건전하게 대처할 수 있기를 바란다. 또한 전문 직업인으로 성장하는 데 기초가 되고, 생명공학을 다루는 학도들과 전문 직업윤리를 필요로 하는 보건의료인들에게도 도움이 되기를 희망해 본다.

끝으로 본 책이 출판하기까지 편집에서 교정까지 작업을 맡아 준 양성원 사장님 이하 직원 여러분들께도 감사의 말씀을 전합니다.

2021년 7월

저자 일동

차 례

CHAPTER 01

생명윤리와 전문직 윤리

배울 내용

1. 윤리학에 대한 이해
2. 생명윤리
3. 직업윤리

학습목표

1. 윤리학에 대한 이해와 종류를 파악한다.
2. 생명윤리의 의미와 영역별 내용을 숙지한다.
3. 직업윤리의 개념과 의료전문인으로 가져야 할 윤리를 숙지한다.

CHAPTER

01

생명윤리와 전문직 윤리

1. 윤리학에 대한 이해

1) 윤리와 도덕의 개념

윤리(倫理)는 사람으로서 마땅히 지키거나 행해야 할 도리나 규범으로 정의되며, 도덕(道德)은 인간이 지켜야 할 도리나 바람직한 행동 규범으로 정의된다. 이러한 정의를 살펴보면 윤리와 도덕이라는 용어가 같은 뜻으로 사용되고 있음을 알 수 있다. 그럼에도 불구하고 윤리와 도덕이라는 용어는 다소 상이하게 사용되고 있다. 구체적으로 도덕이라는 용어는 좀 더 전통적이고 객관적이며 절대적인 것을 의미하며, 윤리는 도덕에 비해 좀 더 주관적이고 상대적이며 근대적인 느낌을 나타내는 용어이다. 이러한 윤리와 도덕의 특징을 구체적으로 살펴보면 〈그림 1-1〉, 〈표 1-1〉과 같다(유민 외, 2018).

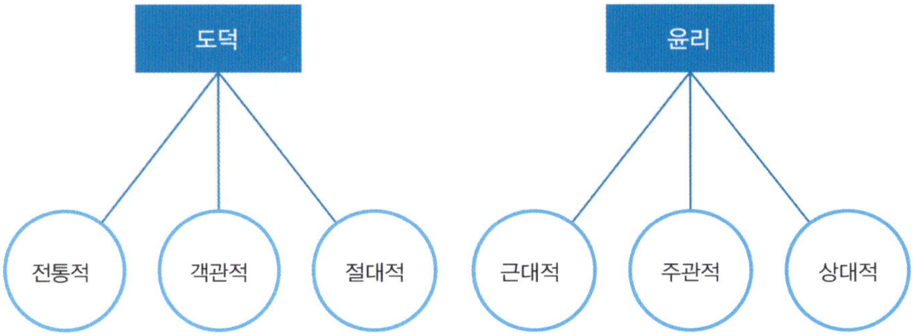

그림 1-1. 도덕과 윤리의 개념

표 1-1. 도덕과 윤리의 특성

구분	특징
도덕(道德)	도덕은 윤리가 객관화된 사회정신 또는 사회제도에 입각한 상황에서 대개 외적인 행위로 표현된다. 도덕은 사회집단이 가지고 있는 전통적 행동의 규범을 준수하는 성격 혹은 행동경향을 의미한다. 도덕의 특징은 인간행위의 가치영역으로 선(善)과 악(惡), 정(正)과 사(邪)의 판단을 전제로 한다. 그리고 사회대중의 적극적 참여와 지각 위에서 성립되며, 이론이 아닌 실천적 행위의 문제이다. 도덕적 행위의 특징은 선과 악의 분별적 행위이며, 자유의지적 행위, 즉 자율적으로 되는 행위이고, 의식적인 행위이다.
윤리(倫理)	윤리는 옳은 마음가짐과 옳은 행동의 표준으로 사람이 그 사회적 관계, 즉 인간관계에 있어서 지켜야 할 도리와 규범이며, 사람이 살아가는 동안 각자가 자기의 입장에서 지켜야 할 의무이행의 내용적인 기준이라고 할 수 있다. 즉, 인간과 인간의 관계를 다스리는 실제적인 도덕규범의 총체이다. 윤리는 내적으로는 품성, 양심, 인격 등과 관련이 있으나 외적으로 나타나는 표준이나 형태에 있어서는 그 시대, 그 사회의 풍습, 예의 또는 전통, 생활양식과 문화수준, 그리고 시대적인 영향과 사회적, 지역적인 것에 영향을 받는다.

도덕이라는 용어보다는 윤리라는 용어가 좀 더 포괄적인 의미로 사용되고 있다. 즉, 절대적인 느낌을 주는 도덕이라는 말과 달리 윤리라는 말은 다양한 분야에서 사용된

다. 예를 들어, 생명윤리, 성윤리, 경제윤리, 정치윤리, 생태윤리, 기업윤리 등에서와 같이 다채롭게 사용되고 있는 용어이다.

2) 윤리학의 종류

윤리학(倫理學, Ethics)은 도덕의 원리, 기원, 발달, 본질과 같은 인간의 올바른 행동과 선한 삶을 사회 전반에 걸쳐 근원적이고 총괄적으로 규명하는 철학의 주요 분야 중의 하나이다. 즉, 윤리학은 '인간의 생활에 있어 바람직한 상태란 무엇이며, 선악의 기준은 무엇이고, 행위의 법칙은 어떻게 정립되는가?'와 '노력할 만한 것은 무엇이며, 생활의 의미라는 것은 무엇인가?' 등을 밝히는 동시에 도덕의 기원, 도덕의 법칙을 세우는 것과 그 역사적 성격 등을 연구하는 학문이다.

윤리학은 인간의 행위에 관한 여러 가지 문제와 규범을 연구하는 학문으로서, 사회에서 사람과 사람의 관계를 규정하는 규범 · 원리 · 규칙에 대한 학문이다. 윤리학은 옳고 그름을 따지는 일반적인 통념과는 다르다. 그리고 도덕 자체는 학문이 아니지만 그것을 방법론적으로 연구하는 것이 윤리학이다. 윤리학의 종류를 구분하여 살펴보면 〈그림 1-2〉와 같다.

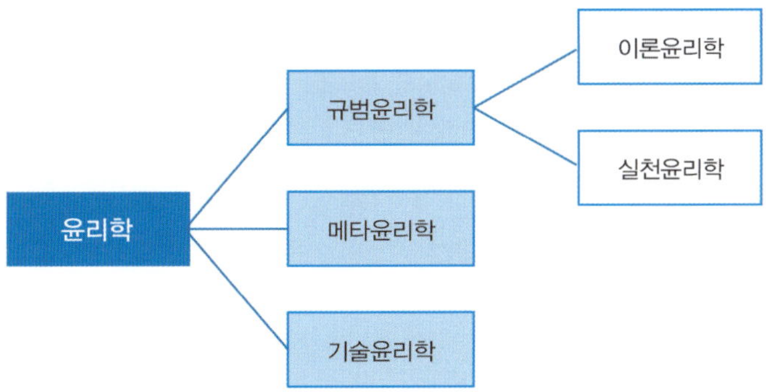

그림 1-2. 윤리학의 종류

윤리학은 크게 규범윤리학(이론윤리학과 실천윤리학), 메타윤리학 및 기술윤리학으로 구분할 수 있는데, 각 윤리학에 대해 살펴보면 다음과 같다.

(1) 규범윤리학

규범윤리학(normative ethics)은 가치의 규범과 당위, 의무의 규범을 연구하며, 도덕적 평가기준과 관련되어 도덕적으로 옳고 그른 것을 판단하는 데 중점을 두는 윤리학이다. 즉, 규범윤리학은 도덕의 본질에 관한 학문이라고 할 수 있다. 따라서 규범윤리학을 윤리철학 혹은 도덕철학이라고 부른다. 다시 말해, 규범윤리학은 행위의 근거가 되는 도덕원리나 인간의 성품에 관해 탐구하고, 이를 바탕으로 도덕적 문제의 해결과 실천방안을 제시한다. 이때, 규범은 사회질서를 유지하기 위해 사회구성원들이 지켜야 할 행동 규칙을 의미한다. 규범윤리학은 이론윤리학과 실천윤리학으로 구분된다.

표 1-2. 규범윤리학의 강조점

- 윤리학은 도덕적 관행 조사와 도덕적 개념 분석에 집중하기보다 윤리적 삶을 살고자 하는 사람들이 옳고 그름을 판단할 수 있도록 도덕규칙의 근거인 도덕원리를 정립하는 것이 중요하다.

① 이론윤리학

이론윤리학(theoretical ethics)은 윤리적 행위를 위한 근본 원리로 성립 가능한 도덕원리를 탐구하는 것이다. 다시 말해, 이론윤리학은 도덕원리나 도덕적 정당화의 이론적인 근거를 제시하는 데 주된 관심을 가지고 있으며, 다양한 윤리이론, 즉 의무론, 공리주의, 덕윤리 등에서 주로 다루게 된다.

표 1-3. 이론윤리학의 강조점

- 윤리학은 의무론, 공리주의, 덕윤리와 같이 인간이 준수해야 할 근본적인 도덕원리에 대한 이론적 탐구를 주요한 과제로 삼아야 한다.
- 윤리학은 "인간의 지향해야 할 삶의 가치는 무엇인가?"를 탐구 주제로 삼아 바람직한 삶의 이상을 제안하고 올바른 판단의 행위의 근거인 보편적 도덕원리를 정립해야 한다.

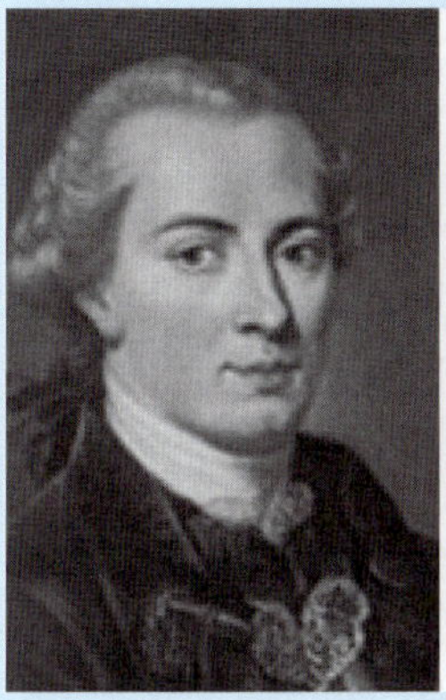

칸트의 의무론

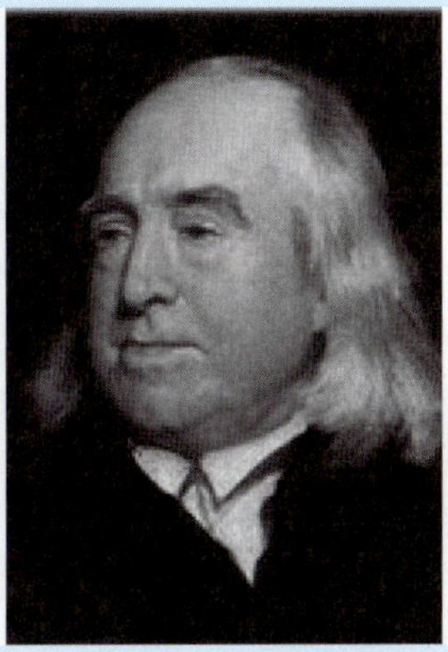

벤담의 공리주의

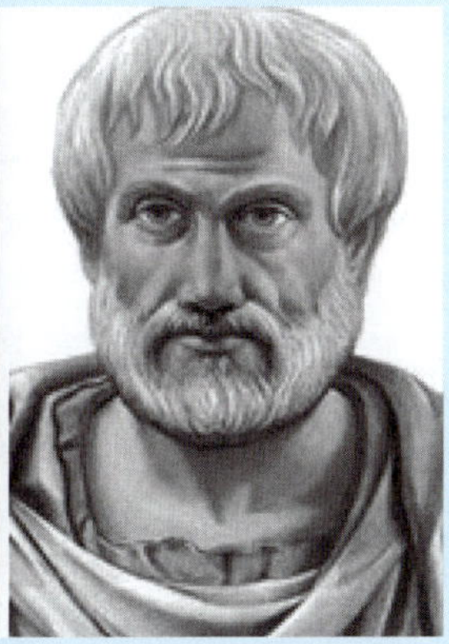

아리스토텔레스의 덕윤리

② 실천윤리학

실천윤리학(practical ethics)은 이론적 윤리를 현대사회의 여러 윤리 문제에 적용하고자 한다. 즉, 삶에서 구체적으로 발생하는 윤리 문제에 대하여 도덕원리를 근거로 실제적이고 구체적인 해결책을 모색하는 데 주된 관심을 가진다. 따라서 실천윤리학은 생명윤리, 정보윤리, 환경윤리 등에서 주로 다룬다. 이러한 실천윤리학이 등장하게 된 배경은 구체적인 행위에 대한 지침을 제공하지 못하는 이론윤리학의 한계를 느끼고, 또한 세계화, 정보화 등의 사회, 문화적 변화와 과학기술의 발달에 따른 새로운 윤리 문제가 등장하게 되었기 때문이다.

이러한 한계를 극복하기 위해 등장한 실천윤리학은 삶의 구체적 상황에서 발생하는 윤리 문제의 원인을 분석하고 이에 대한 해결책을 찾고자 하며, 다양한 영역에서 제기되는 문제와 과학기술의 발달로 발생하는 새로운 문제를 다루게 된다. 또한 윤리 문제의 해결을 위해 이론윤리학의 연구 성과를 적극 활용하고, 현실적인 도덕문제를 해결하기 위해서 의학, 법학, 과학, 종교 등 다양한 학문 분야의 전문지식과 기술을 활용하는 학제적 접근을 중시한다.

표 1-4. **실천윤리학의 강조점**

- 윤리학은 생명윤리, 환경윤리, 정보윤리와 같이 시대의 변화에 따라 다양한 영역에서 나타나는 윤리적 문제해결에 우선적으로 관심을 두고 연구해야 한다. 즉, 윤리학은 사회 변화와 기술의 발전으로 인해 발생하는 새로운 도덕문제를 해결하기 위한 구체적 지침을 제공하는 것을 핵심 과제로 삼아야 한다.
- "도덕문제를 어떻게 해결할 것인가?" 라는 질문에 관심을 갖고 생명복제, 사회 불평등 등과 같은 실제적인 도덕문제에 대한 해답을 제시하려고 노력해야 한다. 즉, 윤리학은 일상생활 속에서 제기되는 생명, 환경 등과 관련된 다양한 도덕적 문제에 도덕원리를 적용하여 실천적인 지침을 제공하는 것을 주된 목표로 삼아야 한다.
- 윤리학의 근본 과제는 현실에서 적용 가능한 도덕적 규범이나 원칙을 탐구하여 이를 구체적인 삶의 문제에 적용하는 것이다.
- 윤리학은 "실생활의 도덕적 문제를 어떻게 해결할 것인가?"를 탐구 주제로 삼아 환경오염, 연명치료중단, 사형 제도 등과 같은 현안에 대한 규범적 해결책을 제시해야 한다.
- 윤리학은 실천을 함으로 도덕이론을 응용하여 실제 삶에서 제기되는 구체적인 도덕 문제의 해결을 궁극적 목표로 삼아야 한다.
- 윤리학은 윤리이론의 탐구보다는 실제 삶에서 만나는 도덕문제의 해결을 목표로 삼아야 한다. 이를 위해 도덕이론의 도움을 받을 뿐 아니라 생명공학, 법학 등의 자연과학 및 사회과학 지식을 적극 활용해야 한다.

(2) 메타윤리학

메타윤리학(meta ethics)은 기존의 규범윤리학과는 다르게 논리적, 인식론적 혹은 의미론적 문제를 제기하고 그에 답하고자 하는 것이며, 도덕적 판단의 근거나 선악(善惡) 등의 뜻을 밝히고 윤리학 자체의 근거를 명시하려는 윤리학을 의미한다. 다시 말해, 메타윤리학은 도덕적 언어의 의미를 분석하고, 도덕적 추론의 정당성을 검증하기 위해 논리를 분석하는 것이다. 따라서 메타윤리학은 학문 성립 가능성을 모색하는 것이라고 할 수 있다.

표 1-5. **메타윤리학의 강조점**

- 윤리학의 문제는 올바른 대답으로 해결될 수 있는 문제가 아니라 언어 분석으로 해소되어야 할 문제이다. 따라서 윤리학의 주된 과제는 도덕이론을 전개하거나 도덕적 신념을 표현하는 데 사용되는 용어와 진술들을 논리적으로 분석하는 것이다.
- 윤리학이란 규범윤리적 물음에 답하기에 앞서 "그것을 학문적으로 다룰 수 있는가?" 라는 문제부터 비판적으로 탐구하는 것을 근본 과제로 삼아야 한다.
- 윤리학은 도덕적 언어, 즉 좋다, 옳다와 같은 단어들의 쓰임을 명확하게 규명하고, 도덕적 언어들로 구성된 문장의 의미에 대한 철학적 분석을 주된 목표로 삼아야 한다.
- 윤리학이 행위의 근거가 되는 도덕적 원리를 탐구하기보다는 도덕적 논의에서 사용되는 용어의 의미를 밝히고 추론의 규칙을 분석해야 한다.

(3) 기술윤리학

기술윤리학(descriptive ethics)은 도덕현상을 서술하고 설명하여 윤리적 문제에 관련된 인간성에 관한 이론을 전개하는 것을 목적으로 하는 서술적이고 경험적인 탐구이다. 기술윤리학의 입장은 도덕적 규범이 역사적으로 크게 변천해 왔다는 사실과 도덕은 문화와 민족과 사회체계를 달리함에 따라서 다르며, 또한 도덕에는 유일하고 절대적인 것이 있을 수 없다는 윤리의 상대적인 입장을 취한다. 다시 말해, 기술윤리학은 도덕 현상과 문제를 명확히 기술하고, 기술된 현상들 간의 인과관계를 설명하는 것이다.

표 1-6. 기술윤리학의 강조점

- 윤리학은 '어떻게 살아야 하는가?' 라는 문제보다 개인의 생활, 사회의 구조와 기능 속에 존재해 온 도덕적 관행들을 역사적, 문화적, 인류학적으로 접근하여 서술해야 한다. 즉, 윤리학은 역사적, 문화적, 인류학적 관점에서 각 문화권의 다양한 도덕적 현상을 조사하고 객관적으로 기술하는 것을 핵심과제로 삼아야 한다.
- 현실적 도덕이 삶에 대한 경험의 일부이기 때문에 경험적으로 연구될 수 있다는 관점에서 윤리학의 근본 과제가 어떤 문화나 사회의 도덕적 현상을 가치 판단 없이 객관적으로 기술하는 것으로 본다.
- 윤리학은 실제로 사람들이 따르고 있는 도덕적 관행을 객관적으로 기술하는 것을 목표로 삼아야 한다. 즉, 윤리학은 개인의 생활 그리고 사회 구조의 기능 속에 존재하는 도덕현상을 과학적으로 탐구하는 것을 목표로 삼아야 한다. 따라서 사람들이 따랐거나 따르고 있는 윤리가 무엇인지 기술하고 설명해야 한다.

지금까지 윤리학의 종류, 즉 규범윤리학(이론윤리학과 실천윤리학), 메타윤리학 및 기술윤리학에 대해 살펴보았는데, 회사원들의 가상 대화를 통해 윤리학에서 각각 어떤 방식으로 규범을 탐구하는지 살펴보면 〈표 1-7〉과 같다.

표 1-7. 윤리학의 종류의 이해에 대한 사례

주식회사 생명윤리라는 회사에는 불건전한 사내 풍토를 없애기 위해 사내에서의 연애를 금지하는 사칙이 있다. 이런 사칙에 대한 개정 여부에 대해 5명의 대리들이 각자 자신의 의견을 주장하고 있다.

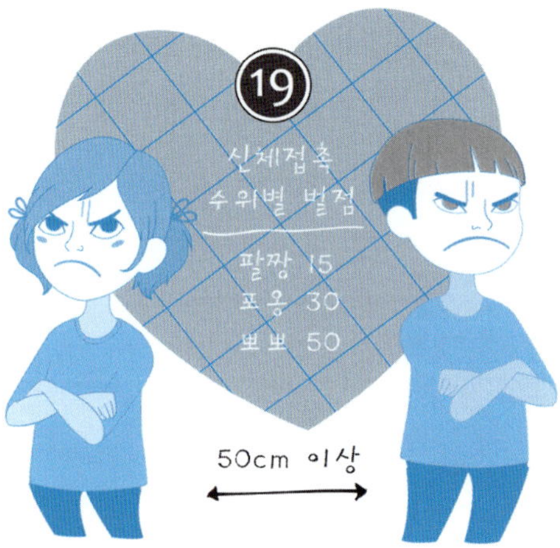
19
신체접촉
수위별 벌점
팔짱 15
포옹 30
뽀뽀 50
50cm 이상

김 대리	회사원이라고 해도 다른 사람을 사랑할 권리가 있고, 행복을 추구할 권리가 있다고 생각합니다. 우리는 생명윤리 회사의 직원이기 이전에 한 명의 인격체입니다. 따라서 회사에서 사내 연예를 금지하고 처벌하는 것은 명백한 인권침해라고 생각합니다.
이 대리	아무도 없는 곳에서 둘이 조용히 연예를 한다면 회사에서 왜 처벌을 하겠습니까? 소수의 커플들이 회사 내 공공장소에서 과도한 애정행각으로 다수의 구성원들에게 피해를 준다는 것이 문제입니다.
박 대리	저는 김 대리와 이 대리의 의견이 둘 다 일리가 있다고 생각합니다. 회사 내에서는 다수의 구성원들이 피해를 입지 않도록 이성 교제를 제한하도록 하고, 회사 밖에서는 이성 교제를 할 수 있는 자유를 보장해 줄 수 있도록 사칙을 개정해야 한다고 생각합니다.
정 대리	저는 사칙이 옳으냐 그르냐를 떠나서 일단 이 사칙 자체가 성립 가능한지가 의문입니다. 그리고 불건전하다는 말의 의미가 무엇인가요? 손을 잡으면 불건전한 것인가요? 아니면 포옹을 하면 불건전한 것인가요?
홍 대리	저는 한 달 동안 실제 사내에서 일어나는 이성 교제의 실태를 낱낱이 기록해 보았습니다. 현재 우리 회사에서 이성 교제를 하고 있는 구성원은 총 11명입니다. 숫자가 홀수인 이유는 한 사람이 비밀리에 두 명의 사원과 만나고 있기 때문입니다.

- 위의 사례에서 각각의 대리가 주장하고 있는 근거는 어떤 윤리학에 기반을 두고 있다고 생각하는지 작성해 봅시다.

  김 대리: __________

  이 대리: __________

  박 대리: __________

  정 대리: __________

  홍 대리: __________

〈표 1-7〉에서 김 대리와 이 대리와 같이 이론적 근거를 통해 규범의 옳고 그름을 연구하는 윤리학이 이론윤리학이다. 박 대리는 김 대리와 이 대리의 이론을 응용하여 사칙을 개정하자고 주장하고 있다. 박 대리처럼 이론윤리학을 응용하여 윤리 문제의

해결방안을 제시하는 윤리학이 실천윤리학이다. 김 대리와 이 대리 및 박 대리는 성격이 조금 다르지만 규범의 옳고 그름에 대해 연구한다는 점에서 공통점을 지니고 있다. 따라서 이론윤리학과 실천윤리학은 모두 규범윤리학에 포함된다. 하지만 정 대리와 홍 대리는 규범이 옳은지 그른지에 대해서는 별로 관심이 없다. 정 대리는 불건전이라는 말의 의미가 모호함을 지적하며, 사칙 자체가 성립이 되지 않는다고 주장하고 있다. 정 대리처럼 도덕적 언어의 의미를 분석해 규범이 정당화될 수 있는지를 연구하는 윤리학이 메타윤리학이다. 그리고 홍 대리처럼 규범과 관련된 현상을 기록하는 윤리학을 기술윤리학이라고 한다.

2. 생명윤리의 이해

1) 생명의 의미

생명(生命)이란 살아 있는 모든 것들의 활동 원천을 의미한다. 생명은 사전적 의미 그대로 살아 있는 목숨, 즉 살아 있는 것이라고 이해할 수 있지만, 그것의 대상과 특징, 그리고 이를 바라보는 관점이 다양하기 때문에 그 의미는 상대적이라고 할 수 있다(진교훈, 2002). 생명은 주변 환경에서 쉽고 광범위하게 접해 볼 수 있어 그 의미를 이해하기는 쉽지만 오히려 이러한 특징으로 인해 명확한 정의를 내리는 데 어려움이 따르기도 한다.

생명은 생리적 활동을 지속적으로 행한다는 공통적인 특성을 가진다. 이런 의미에서 장회익(1999)은 생명의 기능을 호흡과 배설, 물질대사, 생식과 성장과 같이 생리적 활동을 하는 것으로 보았고, 진교훈(2002)은 생명은 유기물을 생성하고, 성장, 조절, 증식 등의 다양한 기능을 하는 특성을 가진다고 정의하였으며, 현형환 등(2009)은 생명의 성장, 분화, 생식, 유전, 대사, 자극과 반응, 물질의 저장, 세포 내·외의 출입과 같은 활동을 내세워 이러한 기능을 유지하는 것이 생명이라고 정의하였다.

이처럼 생명을 바라보는 학자들의 입장은 다양하지만, 그것이 가지는 본질은 동일하다. 즉, 생명이란 지속적인 생리적 활동을 통해 성장, 분화, 생식, 유전, 대사, 세포 내·외의 출입 등과 같은 생명의 고유한 기능을 복합적으로 수행하는 것이다. 따라서 생리적 활동이 지속되지 않거나 혹은 생명의 기능이 하나라도 수행되지 않는다면, 이는 생명이라고 정의할 수 없는 것이다(신수경, 2019).

2) 생명윤리의 정의

오늘날에는 생명과학기술이 발전함에 따라 다양한 사회·윤리적 문제들이 등장하게 되었다. 이러한 결과는 생명윤리(bioethics)라는 새로운 분야의 시발점으로 작용하여 인간으로 하여금 기존의 윤리적 쟁점과는 다른 생명과 관련된 윤리적 쟁점에 대해 올바른 가치관을 갖도록 요구하게 되었다. 이에 우리나라도 생명윤리 및 안전을 확보하여 인간의 존엄과 가치를 침해하거나 인체에 위해를 주는 것을 방지하고, 생명과학기술이 국민 건강과 삶의 질 향상에 이바지하고자 「생명윤리 및 안전에 관한 법률(약칭: 생명윤리법)」을 2004년 1월 제정하여 2005년부터 시행해 오고 있다〈표 1-8〉.

표 1-8. 「생명윤리 및 안전에 관한 법률」(생명윤리법): 제1장 총칙

생명윤리 및 안전에 관한 법률(약칭: 생명윤리법).
법률 제17783호 일부개정 2020. 12. 29.

제1조(목적)

이 법은 인간과 인체유래물 등을 연구하거나, 배아나 유전자 등을 취급할 때 인간의 존엄과 가치를 침해하거나 인체에 위해(危害)를 끼치는 것을 방지함으로써 생명윤리 및 안전을 확보하고 국민의 건강과 삶의 질 향상에 이바지함을 목적으로 한다.

제2조(정의)

이 법에서 사용하는 용어의 뜻은 다음과 같다.[개정 2015.12.29]

1. "인간대상연구"란 사람을 대상으로 물리적으로 개입하거나 의사소통, 대인 접촉 등의 상호작용을 통하여 수행하는 연구 또는 개인을 식별할 수 있는 정보를 이용하는 연구로서 보건복지부령으로 정하는 연구를 말한다.
2. "연구대상자"란 인간대상연구의 대상이 되는 사람을 말한다.
3. "배아"(胚芽)란 인간의 수정란 및 수정된 때부터 발생학적(發生學的)으로 모든 기관(器官)이 형성되기 전까지의 분열된 세포군(細胞群)을 말한다.
4. "잔여배아"란 체외수정(體外受精)으로 생성된 배아 중 임신의 목적으로 이용하고 남은 배아를 말한다.
5. "잔여난자"란 체외수정에 이용하고 남은 인간의 난자를 말한다.
6. "체세포핵이식행위"란 핵이 제거된 인간의 난자에 인간의 체세포 핵을 이식하는 것을 말한다.
7. "단성생식행위"란 인간의 난자가 수정 과정 없이 세포분열하여 발생하도록 하는 것을 말한다.
8. "체세포복제배아"(體細胞複製胚芽)란 체세포핵이식행위에 의하여 생성된 세포군을 말한다.
9. "단성생식배아"(單性生殖胚芽)란 단성생식행위에 의하여 생성된 세포군을 말한다.
10. "배아줄기세포주"(Embryonic stem cell lines)란 배아, 체세포복제배아, 단성생식배아 등으로부터 유래한 것으로서, 배양 가능한 조건에서 지속적으로 증식(增殖)할 수 있고 다양한 세포로 분화(分化)할 수 있는 세포주(細胞株)를 말한다.
11. "인체유래물"(人體由來物)이란 인체로부터 수집하거나 채취한 조직 · 세포 · 혈액 · 체액 등 인체 구성물 또는 이들로부터 분리된 혈청, 혈장, 염색체, DNA(Deoxyribonucleic acid), RNA(Ribonucleic acid), 단백질 등을 말한다.
12. "인체유래물연구"란 인체유래물을 직접 조사 · 분석하는 연구를 말한다.
13. "인체유래물은행"이란 인체유래물 또는 유전정보와 그에 관련된 역학정보(疫學情報), 임상정보 등을 수집 · 보존하여 이를 직접 이용하거나 타인에게 제공하는 기관을 말한다.
14. "유전정보"란 인체유래물을 분석하여 얻은 개인의 유전적 특징에 관한 정보를 말한다.
15. "유전자검사"란 인체유래물로부터 유전정보를 얻는 행위로서 개인의 식별 또는 질병의 예방 · 진단 · 치료 등을 위하여 하는 검사를 말한다.
16. "유전자치료"란 질병의 예방 또는 치료를 목적으로 인체 내에서 유전적 변이를 일으키거나, 유전물

질 또는 유전물질이 도입된 세포를 인체로 전달하는 일련의 행위를 말한다.
17. “개인식별정보”란 연구대상자와 배아 · 난자 · 정자 또는 인체유래물의 기증자(이하 “연구대상자등”이라 한다)의 성명 · 주민등록번호 등 개인을 식별할 수 있는 정보를 말한다.
18. “개인정보”란 개인식별정보, 유전정보 또는 건강에 관한 정보 등 개인에 관한 정보를 말한다.
19. “익명화”(匿名化)란 개인식별정보를 영구적으로 삭제하거나, 개인식별정보의 전부 또는 일부를 해당 기관의 고유식별기호로 대체하는 것을 말한다.

제3조(기본 원칙)
① 이 법에서 규율하는 행위들은 인간의 존엄과 가치를 침해하는 방식으로 하여서는 아니 되며, 연구대상자등의 인권과 복지는 우선적으로 고려되어야 한다.
② 연구대상자등의 자율성은 존중되어야 하며, 연구대상자등의 자발적인 동의는 충분한 정보에 근거하여야 한다.
③ 연구대상자등의 사생활은 보호되어야 하며, 사생활을 침해할 수 있는 개인정보는 당사자가 동의하거나 법률에 특별한 규정이 있는 경우를 제외하고는 비밀로서 보호되어야 한다.
④ 연구대상자등의 안전은 충분히 고려되어야 하며, 위험은 최소화되어야 한다.
⑤ 취약한 환경에 있는 개인이나 집단은 특별히 보호되어야 한다.
⑥ 생명윤리와 안전을 확보하기 위하여 필요한 국제 협력을 모색하여야 하고, 보편적인 국제기준을 수용하기 위하여 노력하여야 한다.

제4조(적용 범위)
① 생명윤리 및 안전에 관하여는 다른 법률에 특별한 규정이 있는 경우를 제외하고는 이 법에 따른다.
② 생명윤리 및 안전에 관한 내용을 담은 다른 법률을 제정하거나 개정할 경우에는 이 법에 부합하도록 하여야 한다.

제5조(국가와 지방자치단체의 책무)
① 국가와 지방자치단체는 생명윤리 및 안전에 관한 문제에 효율적으로 대처할 수 있도록 필요한 시책을 마련하여야 한다.
② 국가와 지방자치단체는 생명윤리 및 안전 관련 연구와 활동에 대한 행정적 · 재정적 지원방안을 마련하여야 한다.
③ 국가와 지방자치단체는 각급 교육기관 등에서 생명윤리 및 안전에 대한 교육을 할 수 있도록 하여야 하고, 교육 프로그램을 개발하는 등 교육 여건이 조성되도록 지원하여야 한다.

제6조(생명윤리정책연구센터의 지정)
① 보건복지부장관은 생명윤리정책에 관한 전문적인 조사, 연구 및 교육 등을 실시하기 위하여 해당 업무를 수행할 능력이 있다고 인정하는 기관 · 단체 또는 시설을 생명윤리정책연구센터로 지정할 수 있다.
② 제1항에 따른 생명윤리정책연구센터의 지정 및 운영 등에 필요한 사항은 보건복지부령으로 정한다.

생명윤리(bioethics)의 어원은 생명(bios)과 윤리(ethics)에서 비롯되었다. 따라서 생명윤리는 단어 그대로 생명과 관련된 윤리를 다루는 영역으로, 생명윤리라는 용어는 미국의 한 종양학자에 의해 현재와 미래, 자연과 문화, 과학과 가치, 인간과 자연 사이를 이어 주는 다리라고 처음으로 정의되면서 시작되었다(Potter, 1971). 그러나 인간의 생명을 다루는 생명공학기술과 생명의료기술이 급격히 발전하게 되면서 이들에서 비롯된 사회·윤리적 문제는 생명윤리의 범위를 개인적이고 의학적인 내용을 중심으로 축소시키게 되었다.

이에 따라 더 광범위한 시각에서의 생명윤리를 다루어야 할 필요성이 제기되었고, 이후 생명윤리는 "현대적 생명윤리"라는 새로운 용어로 수정되었다. 현대적 생명윤리에서는 전 세계적인 생명윤리적 문제들을 해결하기 위해 간학문적 노력이 필요하다고 주장한다(Potter, 1971). 이는 오늘날의 생명윤리는 개인적인 영역에서만 다루어지는 것이 아니고, 보다 더 넓은 범위에서 다루어져야 하며 특정 학문에 국한되어서는 안된다는 것을 의미한다. 이처럼 생명윤리가 생명체를 둘러싼 전반적인 사회적 논쟁을 다루는 것에 입각하여, 생명윤리의 범위는 인간에서 시작해서 동물, 그리고 환경까지 광범위하다(신수경, 2019).

생명윤리는 그 대상을 이해하는 범위에 따라 정의가 다양하다. 포터(Potter, 1971)가 자신의 저서에 처음으로 생명윤리(bioehtics)에 대해 언급했을 시기에는 생명윤리에서 지시하는 대상은 생명의료와 관련된 것들이었다. 실제로 고로비츠(Gorovitz, 1978)는 생명윤리를 동물의 건강과 관련된 의료분야에서 나타나는 윤리적 문제들에 대한 의사결정을 내리는 것이라고 정의하였다. 이처럼 전통적 생명윤리는 의료와 관련된 영역에 제한하여 나타나는 생명윤리적 쟁점들에 대해 의사결정을 내리는 것을 의미한다. 한편 21세기가 되면서 생명공학이 눈부시게 발전하면서 생명윤리에 대한 정의 또한 넓어지게 되었다. 정은영과 김영수(2001)는 생명윤리에 대해 생명공학과 연관된 사회·윤리적 쟁점을 판단하는 영역이라고 정의하였으며, 메이서(Macer, 2006)는 생명과학 연구의 전

과정에서 비롯한 윤리적 문제에 대해 의사결정을 하는 것을 생명윤리로 정의하고 있다. 이처럼 현대적 생명윤리는 자연계에 존재하는 모든 생물을 아울러, 이에 관한 생명윤리적 쟁점에 대해 올바른 판단을 하는 영역이라고 할 수 있다(신수경, 2019). 전통적 생명윤리와 현대적 생명윤리의 정의는 〈표 1-9〉와 같다.

표 1-9. **전통적 생명윤리와 현대적 생명윤리의 정의**

구분	내용
전통적 생명윤리	의료분야에서 나타나는 윤리적 문제들에 대해 의사결정을 내리는 것
현대적 생명윤리	자연계에 존재하는 모든 생물을 대상으로 발생하는 윤리적 문제에 대해 의사결정을 내리는 것

3) 생명윤리의 영역

생명윤리의 범위는 생명을 정의하는 범위에 따라 다르게 나타난다. 즉, 생명의 정의가 확장되면 생명윤리의 영역도 확장될 수 있는 것이다. 전통적 생명윤리는 생명의료윤리를 중심으로 생명의 정의가 의료대상에 국한되었다. 따라서 이에 대한 생명윤리 영역도 생명의료윤리 내에서 존재하였고, 의료윤리와 관련된 사회·윤리적 문제들이 주된 내용이었다. 하지만 생명공학의 급속한 발전으로 인해 현대의 생명에 대한 정의가 발전하면서 오늘날 생명은 지구상에 살아 있는 모든 것을 의미하며, 현대의 생명윤리는 이들을 모두 포함하는 윤리적 문제를 다루는 것을 의미한다(신수경, 2019).

이처럼 생명의 범위가 넓어짐에 따라 생명윤리의 영역도 함께 확장되고 다양하게 분류되었다. 구체적으로 박지영 등(2005)은 광의적 의미의 생명을 토대로 생명윤리를 세 가지 영역으로 분류하고, 이를 다시 하위영역들로 세분화하였다〈표 1-10〉.

표 1-10. 생명윤리의 세 가지 영역과 하위영역

구분	내용
생명존중원리	인간의 생명존중
	다른 생물의 생명존중
	환경과 관련된 생명존중
생명의료윤리	출생, 죽음, 성 결정과 관련된 생명윤리
	질병의 치료와 관련된 윤리의식
생명공학윤리	첨단 생명공학 기술에 대한 인식
	생명공학 연구과정 중에 발생할 수 있는 문제들에 대한 인식

그들은 생명윤리를 생명존중원리, 생명의료윤리, 생명공학윤리로 나누었다. 생명존중원리는 인간의 생명을 존중하는 내용과 다른 생물의 생명을 존중하는 것, 그리고 환경과 관련된 생명을 존중하는 내용을 포함한다. 생명의료윤리는 생명의료와 관련된 내용을 다룬다. 주로 출생, 죽음, 성 결정과 관련된 생명윤리와 질병의 치료와 관련된 윤리의식과 같은 영역들이 이에 포함된다. 마지막으로 생명공학윤리는 생명공학의 기술에 대한 인식이나 생명공학의 연구과정 중에 일어나는 문제들에 대한 인식을 포함하는 영역을 의미한다.

3. 직업윤리

■ 자신이 전공하고 있는 학과의 직업윤리에는 어떤 것들이 있는지 작성해 봅시다.

■ 자신이 관심 있는 분야의 직업에 대해 생각해 보고, 그 분야에서 중요시되는 직업윤리에 대해 작성해 봅시다.

1) 직업윤리의 의미

직업윤리란 개인윤리를 바탕으로 각자의 직업에 종사하는 과정에서 요구되는 특수한 윤리규범을 의미한다. 따라서 기본적으로는 직업윤리도 개인윤리의 연장선이라 할 수 있다. 개인윤리의 기본 덕목인 사랑, 자비 등과 방법론상의 이념인 공동발전의 추구, 장기적 상호이익 등은 동일하다고 할 수 있다. 그러나 인간행복을 위한 기본적 가치를 중심으로 관계를 이루는 사람 사이의 윤리관계에 비하여 좀 더 전문화된 분업체계로서의 직업이라는 특수상황에서 요구되는 별도의 덕목과 규범이 있게 마련이다.

모든 사람은 직업의 성격에 따라 각각 다른 직업윤리를 가질 수밖에 없다. 고도화된 현대사회에서 직업인으로서 지켜야 할 윤리에는 사회시스템 전체의 관계를 규정하고 질서를 유지시키는 공통보편적 윤리와 그런 사회를 구성하는 개체로서 각자의 목적달성을 위해 노력하는 기업, 단체 등 특정 조직체 내부 구성원 간의 관계를 규정하고 효율을 도모하는 특수윤리가 있다.

다시 말해, 직업에 종사하는 현대인으로서 누구나 공통적으로 지켜야 할 윤리기준을 직업윤리라고 한다. 현대인은 필연적으로 직장이라고 하는 특정 조직체에 소속되어 동료들과 협력하여 공동으로 업무를 수행하지 않으면 안되기 때문에 직업윤리가 필요하다(한국산업인력공단, 2016).

2) 직업윤리의 중요성

직업윤리가 강조되는 것은 직업적 활동이 개인적 차원에만 머무르지 않고 사회전체의 질서와 안정, 그리고 발전에 매우 중요한 역할을 수행하기 때문이다. 어느 나라의 직업윤리의 수준이 낮을 경우 경제 행위에 근간이 되는 신뢰성이 결여되어 국가경쟁력을 가질 수 없으며 경제발전 또한 이룰 수 없게 된다.

직업윤리는 개인적 차원에서도 매우 중요하다. 예를 들어, 어느 개인이 분명한 비전과 바람직한 태도를 통해 부와 명예를 획득했다 하더라도 그것이 곧 직업적 성공을 의미하지는 않는다. 진정한 직업적 성공은 부와 명예를 포함한 그 이상의 것이다. 도덕성이 결여된 부와 명예는 결코 그 생명이 길지 않다. 무슨 일을 하든지 자신이 하는 일에 자부심과 긍지를 가지고 생활할 수 있다면 그것이 직업적 성공의 출발점이 된다(한국산업인력공단, 2016).

인간이 일을 해야 하는 이유는 다양하다. 경제적 이윤 추구라는 목적을 위해서 일을 할 수도 있고, 자아실현을 위해서 일을 할 수도 있다. 하지만 중요한 것은 그것이 설사 개인의 목적에 따라 선택한 일일지라도 분명 다른 사람과 관계가 있다는 것이다. 늑대소년처럼 야생에서 혼자 생존하며 본능적 욕구 중심의 삶을 사는 이에게 윤리는 크게 의미가 없다. 자신이 하고자 하는 대로 해도 누군가에게 피해를 주는 것은 아니며, 그 행동을 함에 있어서 선택의 기준이 이성이 아닌 본능에 따라 행동하는 것이기 때문이다. 그러나 일반적 사회생활에서 어떤 행동을 한다는 것은 그 결정을 내리기까지의 이성적 판단과 개인의 의지, 의도성, 그리고 필연적으로 다른 사람과 연계가 되어 있기에 반드시 해야 할 일과 그렇지 않은 일로 구분될 수 밖에 없으며 여기에서 명확한 가치 기준, 즉 윤리가 필요한 것이다(한국표준협회 NCS 연구회, 2015).

현대사회는 직업의 분화 및 전문화가 이루어지면서 자신과 특별히 관련이 없는 직업에 종사하는 이들의 일과 그들에게 필요한 가치를 잘 알지 못하는 폐쇄적인 현상까지 나타나고 있다. 이 때문에 각 직업이 필요로 하는 가치를 해당 직업의 종사자들이라도 확실히 알아 두어야 하며, 그 전에 해당 직업이 필요로 하는 가치의 기준이 무엇인지를 명확히 해야 한다. 교육자에게 요구되는 윤리, 군인에게 요구되는 윤리가 각각 다르듯이 해당 직업에 종사하는 사람들을 위한 명확한 가치 기준이 필요한 것이다.

일을 해야 한다는 이유가 자신의 꿈을 위해서 혹은 성공을 위해서, 먹고 살기 위해서라고 한다면 그것은 지극히 개인적인 이유에서 나온 답일 것이다. 그러나 세상의 모든 일은 그 출발에 있어서 개인적인 선택일 수 있으나 결국은 사회 안에서 다른 사람과 함께 삶을 살아가는 것이며, 이는 곧 사회적 관계와 필요에 의해서 살아간다는 의미이다. 비록 선택은 개인적인 이유였지만 결국 그것은 다른 사람의 필요에 의해서 사회 내에서 인간으로 존재하기 위해서 참여하는 행위인 것이다. 그렇기 때문에 현대사회를 살아가는 사회인으로서의 행위는 개인에게뿐만 아니라 자신과 관계를 맺고 있는 직장, 사회에 있어서 윤리적 행동을 요구하는 것이다.

3) 개인윤리와 직업윤리의 조화

직업윤리는 개인윤리에 비해 특수성을 가지고 있다. 예를 들어, 개인윤리의 덕목에는 타인에 대한 물리적 행사(폭력)가 금지되어 있지만, 경찰관이나 군인 등에게는 필요한 상황에서 그것이 허용된다는 점을 생각하면 쉽게 이해할 수 있다. 직업윤리와 개인윤리는 〈표 1-11〉과 같이 조화를 이루게 된다.

표 1-11. 직업윤리와 개인윤리의 조화

- 업무상 개인의 판단과 행동이 사회적 영향력이 큰 기업 시스템을 통하여 다수의 이해 관계자와 관련된다.
- 수많은 사람이 관련되어 고도화된 공동의 협력을 요구하므로 맡은 역할에 대한 책임 완수가 필요하고, 정확하고 투명한 일처리가 필요하다.
  - 규모가 큰 공동의 재산, 정보 등을 개인의 권한하에 위임, 관리하므로 높은 윤리의식이 요구된다.
  - 직장이라는 특수 상황에서 가지는 집단적 인간관계는 가족 관계, 개인적 선호에 의한 친분 관계와는 다른 측면의 배려가 요구된다.
  - 기업은 경쟁을 통하여 사회적 책임을 다하고 보다 강한 경쟁력을 키우려면, 조직원 개개인의 역할과 능력이 경쟁 상황에서 적절하게 꾸준히 향상되어야 한다.
  - 각각의 직무에서 오는 특수한 상황에서는 개인적 덕목 차원의 일반적인 상식과 기준으로는 규제할 수 없는 경우가 많다.

위와 같은 여러 가지 이유로 직업윤리가 기본적으로는 개인윤리를 바탕으로 성립되는 규범이기는 하지만, 상황에 따라 양자는 서로 충돌하거나 배치되는 경우도 발생한다. 개인윤리가 보통 상황에서의 일반적 원리규범이라고 한다면, 직업윤리는 좀 더 구체적 상황에서의 실천규범이라고 이해해야 한다. 그렇게 되면 업무 수행상에서 양자가 충돌할 때의 행동기준으로는 직업윤리가 우선될 것이다. 한편으로는 기본적 윤리기준에 충실하여 개인적 윤리의 준수와 공인으로서의 직분을 실천하려는 지혜와 노력이 필요하다.

4) 직업윤리의 원칙과 덕목

다양한 직업 환경의 특성에서 모든 직업에 공통적으로 요구되는 윤리 원칙을 추출할 수 있는데, 그것을 직업윤리의 5대 원칙(객관성의 원칙, 고객 중심의 원칙, 전문성의 원칙, 정직과 신용의 원칙, 공정 경쟁의 원칙)과 직업윤리의 6대 덕목(소명의식, 천직의식, 직분의식, 책임의식, 전문가의식, 봉사의식)이라고 하며(권성민 외, 2016; 한국산업인력공단, 2016), 구체적인 내용은 〈표 1-12〉와 같다.

표 1-12. 직업윤리의 원칙과 덕목

구분	항목	내용
원칙	객관성의 원칙	업무의 공공성을 바탕으로 공사 구분을 명확히 하고, 모든 것을 숨김없이 투명하게 처리하는 것
	고객 중심의 원칙	고객에 대한 봉사를 최우선으로 생각하고, 현장 중심, 실천 중심으로 일하는 것
	전문성의 원칙	자기 업무에 전문가로서의 능력과 의식을 가지고 책임을 다하며 능력을 연마하는 것
	정직과 신용의 원칙	업무와 관련된 모든 것을 숨김없이 정직하게 수행하고, 본분과 약속을 지켜 신뢰를 유지하는 것
	공정 경쟁의 원칙	법규를 준수하고, 경쟁 원리에 따라 공정하게 행동하는 것
덕목	소명의식	자신이 맡은 일은 하늘에 의해 맡겨진 일이라고 생각하는 태도
	천직의식	자신의 일이 자신의 능력과 적성에 꼭 맞는다고 여기고 그 일에 열성을 가지고 성실히 임하는 태도
	직분의식	자신이 하고 있는 일이 사회나 기업을 위해 중요한 역할을 하고 있다고 믿고 자신의 활동을 수행하는 태도
	책임의식	직업에 대한 사회적 역할과 책무를 충실히 수행하고 책임을 다하는 태도
	전문가의식	자신의 일이 누구나 할 수 있는 것이 아니라 해당 분야의 지식과 교육을 밑바탕으로 성실히 수행해야만 가능한 것이라고 믿고 수행하는 태도
	봉사의식	직업 활동을 통해 다른 사람과 공동체에 대하여 봉사하는 정신을 갖고 실천하는 태도

5) 보건의료인의 직업윤리

(1) 보건의료인의 종류와 역할

의료인은 자신의 분야와 관련된 의료와 보건지도 및 보건활동에 관계되는 일을 하는 사람들을 뜻하며, 그들은 「의료법」 및 「약사법」에 따라 법이 보호하는 범위 내에서 그들의 업무를 수행하게 된다. 이와 같은 보건의료인의 종류는 <표 1-13>과 같다(신성남, 2014).

표 1-13. 보건의료인의 종류

구분	내용
의료인	의료인은 「의료법」 총칙 제2조에서 규정한 대로 의사, 한의사, 치과의사, 조산사 및 간호사를 말한다. 그들은 국민보건 향상에 이바지하고, 국민의 건강한 생활 확보를 위해 노력한다.
의료기사 등	「의료기사 등에 관한 법률」에서는 의료기사, 의무기록사 및 안경사에 대해 규정하고 있다. 의료기사의 종류는 임상병리사, 방사선사, 물리치료사, 작업치료사, 치과기공사, 치과위생사로 구분한다. 의료기사는 의사 또는 치과의사의 지도 아래 진료나 의화학적 검사에 종사한다. 의무기록사는 의무(醫務)에 관한 기록을 주된 업무로 하고, 안경사는 시력보정용 안경의 조제 및 판매와 콘택트렌즈의 판매를 주된 업무로 한다.
약사, 한약사	「약사법」 제2조에 약사(藥事)란 의약품 · 의약외품의 제조 · 조제 · 감정(鑑定) · 보관 · 수입 · 판매와 그 밖의 약학기술에 관련된 사항을 말한다. 약사(藥師)란 한약에 관한 사항 외의 약사(藥事)에 관한 업무(한약제제에 관한 사항을 포함한다)를 담당하는 자이다. 한약사란 한약과 한약제제에 관한 약사(藥事) 업무를 담당하는 자로서 각각 보건복지부장관의 면허를 받은 자를 말한다. 이들은 국민보건 향상에 기여하도록 노력한다.
기타	간호조무사는 「의료법」 제80조에 의해 간호보조 업무에 종사할 수 있다. 의료유사업자는 접골사(接骨士), 침사(鍼士), 구사(灸士)를 말하는데 이들은 「의료법」 제81조로 규정되어 있다. 이들은 해당 시술소에서 시술을 업으로 할 수 있다. 안마사는 「의료법」 제82조에 의해 시각장애인 중 법이 정하는 바에 의해 안마업무를 할 수 있다.

의료인의 의무를 중점으로 하여 그들의 역할을 살펴보면, 첫째, 의료인은 진료를 할 의무가 있다. 그들은 환자에게서 진료를 해 달라는 요구를 받았을 때 정당한 이유 없이

진료를 거부해서는 안된다. 또한 응급환자에 대해서는 「응급의료에 관한 법률」에 따라 최선의 의료를 행하여야 한다. 둘째, 설명의 의무가 있다. 의료인은 환자에게 의료를 행할 때 진단에 대한 결과와 어떻게 치료할 것인지에 대한 치료 방법, 예후는 어떻고 어떤 부작용이 있는지 등을 설명해야 한다. 환자 입장에서 의료는 전문적인 지식을 요하는 것이고 환자의 신체를 침해하는 것이다. 그렇기 때문에 의료인은 설명을 해야 할 의무가 있다. 셋째, 환자 개인에 대한 비밀유지의 의무이다. 의료인은 의료행위를 할 때 환자의 지극히 개인적인 부분의 정보가 필요할 때가 있다. 이런 경우 의료인은 환자의 비밀을 꼭 지켜야 한다. 그럴 때 환자는 의료인을 더욱 신뢰하고 나아가 국민의 건강이 유지, 증진되는 길이 될 수 있다. 넷째, 타 기관에 환자 기록을 넘기는 진료기록에 대한 열람제공의 의무가 있다. 동일한 환자의 진료 기록이 다른 의료기관에서 필요하다고 할 때, 의료인은 이에 응해야 하는 의무가 있다. 그리고 진단서나 증명서 등을 원할 때는 엄격한 기준에 의해 정당한 이유 없이 교부되지 않도록 해야 한다. 다섯째, 진료기록부 등의 작성과 보존의 의무가 있다. 평소에는 환자의 진료보다 연구나 다른 임무를 주로 하는 의료인이더라도 진료를 행했다면 반드시 진료기록부를 작성해야 한다. 여러 명의 의료인이 관여했다면 의료인 모두가 기재하고 서명해야 한다.

(2) 간호사의 윤리와 덕목

수많은 직업 중에서도 간호직은 인간을 대상으로 하는 직업이고, 환자의 간호와 치료에 있어서의 윤리적 의사결정은 전문직의 중요한 역할 중 하나이다. 또한 윤리적인 결정은 전문성을 의미하고 간호사의 전문적 능력은 간호실무의 능력뿐 아니라 윤리적 의사결정능력을 요구하는 것이다. 윤리적 행위를 하기 위해서는 시간과 기술을 요하는 합리적 의사결정과정이 요구되며, 다양한 질문에 대해 반성적이며 비판적인 사고과정을 통해 행동을 해야 하고, 보다 수준 높은 간호를 제공하기 위해서는 먼저 간호사의 윤리적 가치관과 철학이 확립되어야 한다.

간호사의 윤리에 영향을 미치고 있는 것은 윤리강령이다. 간호사의 윤리강령으로 국제간호사협회에서는 1953년에 국제간호사 윤리강령을 채택하여 공표하였고, 1965년 1973년의 두 차례에 걸친 개정작업을 거쳐 오늘에 이르고 있다. 우리나라에서도 국제간호사 윤리강령을 기초로 하여 1972년에 한국간호사 윤리강령을 제정하였고, 1983년 1995년 두 차례에 걸쳐 개정하여 간호업무의 지침으로 삼고 있다. 현재 전 세계의 간호사는 국제간호사 윤리강령과 각 국가에서 제정한 윤리강령을 지침으로 삼고 있다. 한국간호사 윤리선언은 〈표 1-14〉, 한국간호사 윤리강령은 〈표 1-15〉, 간호사 윤리지침은 〈표 1-16〉과 같다.

표 1-14. 한국간호사 윤리선언

한국간호사 윤리선언

제 정 2006. 2. 23.
개 정 2014. 2. 19.

우리 간호사는 인간의 존엄성과 인권을 옹호함으로써 국가와 인류사회에 공헌하는 숭고한 사명을 부여받았다. 이에 우리는 간호를 통한 국민의 건강 증진 및 안녕 추구를 삶의 본분으로 삼고 이를 실천할 것을 다음과 같이 다짐한다.

우리는 어떤 상황에서도 간호전문직으로서의 명예와 품위를 유지하며, 최선의 간호로 국민건강 옹호자의 역할을 성실히 수행한다.

우리는 인간 존엄성에 영향을 줄 수 있는 생명과학기술을 포함한 첨단 과학시술의 적용에 대해 윤리적 판단을 견지하며, 부당하고 비윤리적인 의료행위에 참여하지 않는다.

우리는 간호의 질 향상을 위해 노력하고, 모든 보건의료종사자의 고유한 역할을 존중하며 국민 건강을 위해 상호 협력한다.

우리는 이 다짐을 성심으로 지켜 간호전문직으로서의 사회적 소명을 완수하기 위해 최선을 다할 것을 엄숙히 선언한다.

표 1-15. **한국간호사 윤리강령**

한국간호사 윤리강령

제 정 1972. 5. 12.
개 정 1983. 7. 21.
1995. 5. 25.
2006. 2. 23.
2013. 7. 23.

간호의 근본 이념은 인간 생명의 존엄성과 기본권을 존중하고 옹호하는 것이다. 간호사의 책무는 인간 생명의 시작으로부터 끝에 이르기까지 건강을 증진하고, 질병을 예방하며, 건강을 회복하고, 고통을 경감하도록 돕는 것이다. 간호사는 간호대상자의 자기결정권을 존중하고, 간호대상자 스스로 건강을 증진하는 데 필요한 지식과 정보를 획득하여 최선의 선택을 할 수 있도록 돕는다. 이에 대한간호협회는 국민의 건강과 안녕에 이바지하는 전문인으로서 간호사의 위상과 긍지를 높이고, 윤리의식의 제고와 사회적 책무를 다하기 위하여 이 윤리강령을 제정한다.

I. 간호사와 대상자

1. 평등한 간호 제공: 간호사는 간호대상자의 국적, 인종, 종교, 사상, 연령, 성별, 정치적 · 사회적 · 경제적 지위, 성적 지향, 질병과 장애의 종류와 정도, 문화적 차이를 불문하고 차별 없는 간호를 제공한다.
2. 개별적 요구 존중: 간호사는 간호대상자의 관습, 신념 및 가치관에 근거한 개인적 요구를 존중하여 간호를 제공한다.
3. 사생활 보호 및 비밀유지: 간호사는 간호대상자의 사생활을 보호하고, 비밀을 유지하며 간호에 필요한 정보 공유만을 원칙으로 한다.
4. 알 권리 및 자기결정권 존중: 간호사는 간호대상자를 간호의 전 과정에 참여시키며, 충분한 정보 제공과 설명으로 간호대상자가 스스로 의사결정을 하도록 돕는다.
5. 취약한 대상자 보호: 간호사는 취약한 환경에 처해 있는 간호대상자를 보호하고 돌본다.
6. 건강 환경 구현: 간호사는 건강을 위협하는 사회적 유해환경, 재해, 생태계의 오염으로부터 간호대상자를 보호하고, 건강한 환경을 보전 · 유지하는 데에 참여한다.

II. 전문가로서의 간호사 의무

7. 간호표준 준수: 간호사는 모든 업무를 대한간호협회 업무 표준에 따라 수행하고 간호에 대한 판단과 행위에 책임을 진다.
8. 교육과 연구: 간호사는 간호 수준의 향상과 근거기반 실무를 위한 교육과 훈련에 참여하고, 간호 표준 개발 및 연구에 기여한다.
9. 전문적 활동: 간호사는 전문가로서의 활동을 통해 간호정책 및 관련제도의 개선과 발전에 참여한다.

10. 정의와 신뢰의 증진: 간호사는 의료자원의 분배와 간호활동에 형평성과 공정성을 유지하여 사회의 공동선과 신뢰를 증진하는 데에 참여한다.
11. 안전한 간호 제공: 간호사는 간호의 전 과정에서 인간의 존엄과 가치, 개인의 안전을 우선하여야 하며, 위험을 최소화하기 위한 조치를 취한다.
12. 건강 및 품위 유지: 간호사는 자신의 건강을 보호하고 전문가로서의 긍지와 품위를 유지한다.

III. 간호사와 협력자

13. 관계윤리 준수: 간호사는 의료와 관련된 전문직 · 산업체 종사자와 협력할 때, 간호대상자 및 사회에 대한 윤리적 의무를 준수한다.
14. 대상자 보호: 간호사는 간호대상자의 건강과 안전이 위협받는 상황에서 적절한 조치를 취한다.
15. 생명과학기술과 존엄성 보호: 간호사는 인간생명의 존엄성과 안전에 위배되는 생명과학기술을 이용한 시술로부터 간호대상자를 보호한다.

표 1-16. 간호사 윤리지침

간호사 윤리지침

제1장 총칙

제1조(목적)
이 '한국간호사 윤리지침'(이하 '지침'이라 한다)의 목적은 대한간호협회가 제정한 '한국간호사 윤리선언'과 '한국간호사 윤리강령'의 기본정신을 실천하기 위한 구체적 행동지침을 마련함으로써 국민의 건강 및 안녕을 증진하고 인권 신장에 기여하는 데 있다.

제2조(제반 법령 준수)
이 지침은 국제적으로 공인된 간호윤리에 관한 선언 · 강령 · 지침과 대한민국의 관련 제 법령, 대한민국 정부가 조인하거나 승인한 관련 조약과 국제협약 등을 준수한다.

제2장 일반적 윤리

제3조(간호사의 사명)
간호사는 인간의 존엄성과 인권을 존중하고 옹호하며, 간호대상자의 건강과 안녕을 증진하는 사명을 갖는다(본 윤리지침에서 간호대상자는 개인, 가족, 지역사회를 포함한다).

제4조(인권 존중)
① 간호사는 어떠한 이유에서도 인간을 수단으로 이용해서는 아니 되며, 목적 자체로 대우하여야 한다.
② 간호사는 인간의 윤리적 의무, 법적 권리에 대해 알고 있어야 하며, 그들의 권리를 존중하고 옹호하여야 한다. 특히 다음 각 호의 인권을 존중하여야 한다.
1. 인간은 온전한 인간으로서 존경받으며 태어날 권리를 가진다.
2. 인간은 품위 있는 죽음을 맞이할 권리를 가진다.
3. 인간은 자신의 신체에 대해 양도당하지 않을 권리를 가진다.
4. 인간은 건강한 생활을 누릴 권리를 가진다.

제5조(윤리적 간호 제공)
① 간호사는 선의를 가지고 성실하게 간호대상자를 간호하여야 한다.
② 간호사는 어떤 상황에서도 간호대상자에게 최선의 간호를 제공하기 위해 노력하여야 한다.
③ 간호사는 간호가 필요한 상황에서 어떠한 경우라도 간호대상자를 떠나거나 방치하여서는 아니 된다.
④ 간호사는 간호대상자를 간호할 때 소홀함, 부주의, 고의, 악의, 잘못된 정보제공 등으로 간호대상자에게 해를 끼쳐서는 아니 된다.

제6조(건강 및 품위유지)
① 간호사는 민주사회의 시민으로서 갖추어야 할 품위와 명예를 지키고, 법과 사회상규가 요구하는 사항을 준수하여야 한다.
② 간호사는 주류, 마약, 향정신성 의약품 복용 및 대마 사용의 상태에서 간호에 임해서는 아니 된다.
③ 간호사는 자신의 신체적 건강은 물론 정신적, 사회 심리적, 영적 건강을 위해 건전한 생활을 유지하여야 한다.
④ 간호사는 전문직에 부합하는 단정한 용모와 복장, 언행 등을 갖추어 간호사의 이미지를 향상시켜야 한다.
⑤ 간호사는 교차 감염이나 의인성 질병이 발생하지 않도록 자기의 위생 관리를 철저히 하여야 한다.
⑥ 간호사는 자신의 직위를 이용하여 특혜나 정당하지 않은 이익을 취하여서는 아니 된다.
⑦ 간호사는 간호할 때 간호대상자가 성적 접촉으로 오인하거나 유도될 수 있는 행동과 사적 관계 형성을 피하여야 한다.
⑧ 간호사는 간호직의 품위를 손상시키는 동료의 행위를 개선하기 위하여 노력하여야 한다.

제3장 대상자에 대한 윤리

제7조(평등한 간호제공)
① 간호사는 간호대상자의 국적, 인종, 연령, 성별, 정치적 · 사회적 · 경제적 지위, 성적 지향을 불문하고 차별 없는 간호를 제공하여야 한다.
② 간호사는 간호대상자의 종교와 신념, 사상의 자유를 존중하여야 하며, 자신의 종교적 관점과 신앙 행

위를 강요하여서는 아니 된다.
③ 간호사는 간호대상자의 관습과 문화의 다양성을 이해하고 존중하여야 한다.
④ 간호사는 간호대상자의 질병과 장애의 종류와 정도에 무관하게 동등한 간호를 제공하여야 한다.

제8조(취약한 대상자 보호)
① 간호사는 노인, 여성, 아동, 장애인, 시설수용자, 불법 체류자, 정신질환자, 극빈자 등 자신의 권익을 위한 주장과 의사결정이 어려운 취약한 대상자의 인권을 옹호하여야 한다.
② 간호사는 취약한 환경에 처해 있는 간호대상자들이 의료 자원의 분배나 진료 및 간호의 우선순위 결정 등에서 불이익을 받지 않도록 그들의 권익을 대변하여야 한다.
③ 간호사는 취약한 환경에 처해 있는 간호대상자가 신체적, 정신적, 성적 학대를 받지 않고 그들의 인권이 침해되지 않도록 감시하고 보호하여야 한다.
④ 간호사는 취약한 환경에 처해 있는 간호대상자의 약점을 이용하여 연구가 이루어질 경우, 간호대상자 보호를 위해 적극적으로 활동하여야 한다. 임상실험심의위원회(Institutional Review Board: IRB) 등 관련 기구의 승인을 받은 경우는 심의규정을 준수하는지 감시한다.

제9조(개별적 요구 존중)
간호사는 간호대상자의 신체적, 사회 심리적, 영적 요구 등 개인의 요구에 따라 차별화된 간호를 제공하여야 한다.

제10조(사생활 보호)
① 간호사는 간호대상자의 사적인 환경을 조성하고 이를 유지하도록 도와야 한다.
② 간호사는 간호대상자의 사적인 대화, 간호 처치 및 개인위생 시 사생활이 보호되도록 노력하여야 한다.
③ 간호사는 간호 관련 인력과 간호학생 등이 간호대상자의 사생활을 존중하도록 교육하고 지도하여야 한다.

제11조(비밀 유지)
① 간호사는 간호대상자의 비밀을 유지하며 간호에 필요한 정보 공유만을 원칙으로 한다. 이때의 비밀은 간호사가 간호대상자나 가족, 보건 의료인으로부터 전달받은 사항뿐 아니라 간호사가 관찰한 것, 들은 것, 이해한 것 등을 포함한다.
② 간호사는 인수인계와 보고 시 간호대상자의 정보가 관계자 외의 타인에게 노출되지 않도록 주의하여야 한다.
③ 간호사는 학술 집담회 등에서 사례발표 시 간호대상자의 신분이 노출될 수 있는 정보를 공개하여서는 아니 된다.
④ 간호사는 간호대상자가 타인과 자신에게 해를 가할 우려가 있다고 판단될 때는 법령이 허용하는 범위 안에서 관계자에게 필요한 정보를 제공할 수 있다.
⑤ 간호사는 간호대상자의 서명이나 동의 없이 간호나 치료 상황을 녹음·촬영하여 공개하는 행위를 하

지 말아야 하고, 또한 그러한 상황을 묵인하여서도 아니 된다.
⑥ 간호사는 직원과 간호학생 등이 간호대상자의 비밀을 보장하도록 교육하고 지도하여야 한다.

제12조(의무기록 관리책임)
① 간호사는 의무기록, 전자의무기록 및 건강기록부 등 간호대상자에 대한 기록을 방치하거나 소홀하게 관리해서는 아니 된다.
② 간호사는 간호수행 직후 사실에 근거하여 진실하고 성실하게 의무기록을 작성하여야 하며 허위 기록 및 수정을 요구받을 경우 이를 거부하여야 한다.
③ 간호사는 모든 형태의 의무기록 규정을 준수하여야 한다.

제13조(자기결정권 존중)
간호사는 간호대상자가 제반 간호에 대하여 선택하거나 거부할 권리를 존중하여야 한다. 단, 그 결정이 간호대상자에게 위해를 초래하는 경우는 예외로 한다.

제14조(알권리 존중)
① 간호사는 간호대상자가 자신의 건강상태나 자신에게 수행되는 간호에 대해 정확한 정보를 가질 권리가 있음을 인정하고 이를 존중하여야 한다.
② 간호사는 간호대상자가 자신에게 수행되는 진료 및 간호에 대해 충분한 정보를 가지고 의사결정에 참여할 권리가 있음을 인정하고 이를 존중하여야 한다.
③ 간호사는 간호대상자가 간호전문직의 권한과 책임 이외의 정보를 요구할 때 관계자의 도움을 받을 수 있도록 주선한다.
④ 간호사는 간호대상자에게 간호를 제공할 때, 간호대상자의 요구와 관심, 교육정도, 연령, 심신상태, 이해능력 등을 고려하여 간호의 목적, 방법, 기대되는 결과와 그에 따르는 위험성 등을 설명하여야 한다.
⑤ 간호사는 간호대상자가 의사결정 능력이 없거나 부족한 경우, 의사결정을 할 수 없는 경우, 미성년자인 경우, 기타 이에 상응하는 경우에는 법정 대리인 또는 성년후견인의 동의를 구하여야 한다.

제15조(가족참여 존중)
간호사는 간호대상자의 가족을 간호의 동반자로 인정하고 그들의 참여를 존중하여야 한다.

제16조(건강환경 구현)
① 간호사는 간호대상자의 생명과 안전을 보전하는 건강환경이 위협받을 소지가 있을 때 이를 묵인하여서는 아니 되며, 건강환경 구현을 위해 노력하여야 한다.
② 간호사는 재해위협으로부터 간호대상자를 보호하고, 재난 발생 시 개인적 또는 집단적으로 구호활동을 수행하여야 한다.

제17조(인간존엄성 보호와 생명과학기술)
① 간호사는 과학기술의 발전에 따른 올바른 가치관을 정립하고 인간중심의 간호에 관심을 두어야 한다.
② 간호사는 새로운 생명과학기술을 적용받는 간호대상자를 돌볼 때 해당 과학기술의 목적, 이득, 한계점을 인식할 수 있어야 한다.
③ 간호사는 다양한 과학기술에 관한 의료기관의 방침과 계획에 대해 알고 있어야 한다.
④ 간호사는 기증자에 의한 인공수정, 시험관 아기, 대리출산 등 보조생식술 사용에 대해 도덕적인 정당성을 확인할 수 있어야 한다.
⑤ 간호사는 간호대상자의 유전정보 노출에 따른 제반 문제점을 인식하고 유전정보 유출을 방지하여야 한다.
⑥ 간호사는 생명복제기술의 부작용과 이에 따른 인간의 존엄성 침해에 대해 인식하여야 한다.
⑦ 간호사는 장기 등을 매매하거나 이를 교사 또는 방조하여서는 아니 되며, 이를 알게 된 경우 관련 부서나 기관에 신고하여야 한다.

제18조(연명의료와 간호)
① 간호사는 연명의료와 간호를 받는 간호대상자의 생명에 관련된 문제 등을 간호사 자신의 가치 기준에 의해 판단하여서는 아니 된다.
② 간호사는 연명의료 결정으로 심폐소생술금지 처방이 내려진 간호대상자라도 기본적인 간호는 제공하여야 한다.

제19조(임종과정의 환자 간호)
① 간호사는 임종과정에 있는 간호대상자에게 안위를 제공하고 동반자 역할을 수행함으로써 간호대상자의 존엄성을 유지하도록 한다.
② 간호사는 임종과정에 있는 간호대상자에게도 수분과 영양공급 등 생명유지에 필요한 통상적인 간호는 제공하여야 한다.
③ 간호사는 연명의료를 결정한 간호대상자나 가족, 대리인이 호스피스 · 완화 간호를 요구할 때 이를 제공하여야 한다.

제4장 전문직으로서의 윤리

제20조(간호표준 준수)
간호사는 간호지식과 기술을 바탕으로 전문직 단체에서 개발한 간호실무표준에 따라 간호대상자에게 간호를 제공하여야 한다.

제21조(개인적 책임)
간호사는 자신의 전문적인 판단과 의사결정에 의해 수행한 간호에 대해 그 정당성을 설명하고 책임질 수 있어야 한다.

제22조(간호업무의 위임)
① 간호사는 간호행위를 위임할 경우에 위임받는 자의 자격과 업무능력의 범위를 고려하여야 하며, 그 위임하는 간호행위의 범위와 책임 소재 등을 명확히 정하여야 한다.
② 간호사는 무자격자에 의한 간호행위를 묵인 또는 방조하여서는 아니 된다.
③ 간호사는 교육에 필요한 제한된 범위 내에서 간호사의 지도 · 감독 하에 간호학생에게 간호업무를 수행하게 할 수 있으며, 그 결과에 대한 책임을 받아들여야 한다.

제23조(옹호자 역할 수행)
간호사는 보건의료인, 가족 등의 의사결정이 윤리적으로 정당하지 못하거나 간호대상자에게 불이익을 초래한다고 판단될 경우 간호대상자의 편에 서서 권익을 옹호하여야 한다.

제24조(비윤리적 행위 거부)
간호사는 인공임신중절, 안락사, 뇌사와 장기이식, 임종과정의 환자 치료 및 간호 등과 관련하여 윤리적으로 정당하지 않은 행위에는 참여를 거부하여야 한다.

제25조(비윤리적 행위 보고)
① 간호사는 보건의료인으로부터 불법 행위 또는 비윤리적 행위에 대한 협조 요청이 있을 경우 이를 해당 부서에 보고하여야 한다.
② 간호사는 보건의료인의 부적절한 행위로 인하여 간호대상자의 안녕이 위협받거나 위협받을 우려가 있는 경우, 정해진 절차에 따라 관련 부서나 기관에 보고하여야 한다.

제26조(비공인 간호행위 금지)
간호사는 근거중심의 간호를 수행하여야 하며, 간호학계에서 공인하지 않은 새로운 간호요법과 기술을 환자에게 적용하여서는 아니 된다.

제27조(간호사의 자기계발)
① 간호사는 원만한 인간관계와 효과적인 의사소통기술을 향상시키기 위해 노력하여야 한다.
② 간호사는 건강교육자로서 건강행위의 실천과 모범을 보여야 한다.
③ 간호사는 계속 학습을 통해 직무능력을 유지하고 개발하도록 노력하여야 한다.
④ 간호사는 시 · 도 간호사회, 의료기관, 분야별 학회, 연구회 등에서 주관하는 연수, 보수 교육에 참여하여 새로운 간호지식과 기술을 습득하고 연마하여야 한다.

제28조(간호연구 활동)
① 간호사는 간호지식체계 및 기술 개발을 위해 연구 활동에 참여할 경우, 연구 윤리를 준수해야 하며 연구결과를 실무에 활용하여 간호의 질을 향상시키도록 노력하여야 한다.
② 간호연구자는 연구 참여대상자에게 연구목적을 충분히 설명한 후 자발적인 동의를 받아야 한다.

③ 간호연구자는 연구과정 및 결과와 관련해 연구대상자의 사생활과 익명성을 보장하여야 한다.
④ 간호연구자는 연구방법에 대한 지식을 갖추어 연구과정에서 연구대상자에게 위해를 가하지 않도록 노력하여야 한다.

제29조(전문직 단체 활동)
① 간호사는 전문성 향상 및 권익보장을 위하여 대한간호협회, 한국간호과학회 등 전문직 단체 활동에 적극 참여하여야 한다.
② 간호사는 전문직 단체를 통하여 바람직한 간호실무 환경을 조성하고, 사회 · 경제적으로 공정한 근무조건을 달성하고 유지하기 위한 활동에 참여하여야 한다.
③ 간호사가 전문직 단체행동에 참여할 때는 간호대상자의 안전과 이익을 우선적으로 고려하여야 한다.

제30조(간호정책 참여)
① 간호사는 간호 관련 정책의 형성과정과 입법 활동에 관심을 가지고 참여하여야 한다.
② 간호사는 국민건강을 위한 보건의료환경 조성에 필요한 제도나 정책을 국가와 사회에 요구하여야 한다.
③ 간호사는 국가의 보건의료환경에 관한 제도나 정책의 수행과정을 감시하여야 한다.

제31조(정의와 신뢰의 증진)
① 간호사는 간호대상자에게 필요한 의료자원과 사회 · 경제적 자원이 공정하게 배분되도록 그 과정을 감시해야 한다.
② 간호사는 사회의 요구에 대해 개방적인 태도로 임하며 윤리적인 행위로 반응하되, 간호전문직 가치와의 형평성을 유지하여 공동선을 지향하고 전문직 간호사로서 신뢰를 증진시키는 역할에 참여하여야 한다.

제5장 협력자에 대한 윤리

제32조(관계윤리 준수)
① 간호사는 보건의료인으로서의 고유한 역할과 직무가치를 이해하고 존중하며, 직무상 상호협력적인 관계를 유지하여야 한다.
② 간호사가 다른 보건의료인으로부터 업무를 위임받을 때, 서로 협력하며 책임 한계를 명확히 하여야 한다.
③ 간호사는 다른 보건의료인들과 상호 비방, 모함, 사생활 공개, 폭력 등의 언행을 삼가고 갈등 해소를 위해 노력해야 한다.
④ 간호사는 보건의료인 등 협력자와 갈등이 있을 때 간호대상자의 안전을 최우선으로 여겨야 한다.
⑤ 간호사는 의사의 처방을 수행하기 전에 처방이 간호대상자에게 최선의 이익을 줄 수 있는 것인지를 확인해야 하며, 부적절하다고 판단되는 경우 이를 의사에게 확인하여야 한다.

제33조(대외협력)
① 간호사는 국민의 건강요구 충족을 위한 지역적 · 국가적 · 국제적 노력에 협력하여야 한다.
② 간호사는 사회 재난 및 국가 위급 상황에서 간호사의 협력을 필요로 할 경우 적극적으로 참여하여야 한다.

간호사가 현장에서 수행하는 자신들의 간호행위는 모두 순수하게 간호학적 판단에 근거한다고 생각하기 쉽다. 따라서 간호사는 전문적인 간호행위라는 명분하에 상황을 자세하게 살펴보거나 체계적인 정당화 과정도 없이 환자들에게 자신의 개인적인 가치 판단을 강요할 가능성이 높다. 따라서 임상에서 발생하는 도덕적인 문제를 해결하려면 어떤 문제가 발생했을 때, 그것이 완전하게 간호학적 전문성과 관련된 것인지 아닌지의 여부를 먼저 살펴보아야 한다. 그런 다음 간호사는 그 문제에 최선의 답을 할 수 있는 사람은 누구인가를 생각해 보아야 한다.

간호사가 윤리적 문제를 해결하기 위해서는 윤리덕목을 갖추어야 한다. 여기서 간호사에게 필요한 윤리덕목〈그림 1-3〉, 즉 동정, 정직, 용기, 정의 및 성실에 대해 살펴보면 다음과 같다(심옥주, 2002).

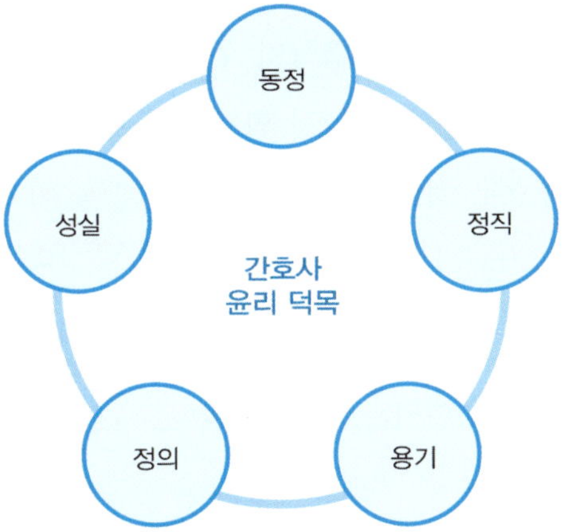

그림 1-3. **간호사 윤리덕목**

① 동정(Compassion)

돌봄은 돌보고 감정적으로 헌신하고 자신과 중요한 관계를 가지는 사람을 대신하여 기꺼이 행동하는 것이다. 동정은 다른 사람의 선과 관계되는 것을 포함하는 이타주의적인 덕이다. 동정은 그런 까닭에 간호와 밀접한 관계가 있다. 그러나 동정은 연민의 정과는 혼동해서는 안된다. 연민의 정은 그것이 자주 인간 평등보다는 지성과 지혜를 가지고 실행되는 것을 필요로 하기 때문이다. 따라서 환자에 대한 진정한 마음이 중요하다.

② 정직(Honesty)

정직의 덕은 사회의 바탕을 이루는 필수적인 덕이라고 볼 수 있다. 의사와 환자의 관계에서나 간호사와 환자의 관계에서나 이들 간의 관계에 있어서 정직을 바탕으로 쌓여지는 상호 간의 신뢰는 원활한 관계형성을 이룰 수 있다. 간호사나 환자나 동료에게 진실을 말해야 할 의무가 도출됨으로써 우리는 타인을 존중할 수 있게 되고 진실을 신뢰할 수 있다.

③ 용기(Courage)

도덕 방침과 행위를 윤리적으로 수행하기 위해서는 개인의 신체적 용기와 도덕적 용기가 필요하다. 간호하는 사람에 있어서 환자를 돌보는 것은 육체적 노동을 필요로 함으로 신체적 용기를 필요로 하고, 좋은 간호의 수행을 이끄는 데 있어서 자신감과 용기를 필요로 한다. 즉, 신체적 용기와 도덕적 용기는 간호사의 올바른 업무수행과 진정한 간호를 위해서 필요하며, 도덕적 용기는 행동을 하기에 앞서서 결정적으로 필요하며, 요구되는 용기이기도 하다.

④ 정의(Justice)

정의는 간호의 공동상황에서 필수적이다. 간호사가 개인의 선호이기 때문에 어떤 환자에 대해 더한 주의를 주는 데 대해서 불공정한 행동을 한다면 그때 간호사는 정당하게 행동하지 않고, 자신의 개인적 신뢰를 배반하는 것이다. 정의는 다른 덕, 즉 용기, 동정, 정직 등의 덕이 나타내 주는 것을 행동으로 동기화하는 것이다. 정의의 덕은 단지 자기 존재의 의미가 아니고 공동의 진취적 정신으로 필수적이라고 볼 수 있다.

⑤ 성실(Integrity)

성실은 개인에 대한 신중한 원리로서 성실에 있어서는 일관됨이 가장 중요하다. 변함없이 일관된 행동이 중요하며, 성실은 다음과 같은 두 가지를 요구한다. 첫째, 그들 자신에게 일관되는 원리 혹은 방침의 구조로 어떤 사람이 동의하게 된다. 둘째, 그 사람이 그들을 포기하도록 도전 받고 혹은 유혹 받을 때, 이들 원리 혹은 방침을 유지시킨다. 성실은 많은 유혹과 도전, 딜레마에 직면했을 때, 자신 스스로 성실됨으로 대하고 성실되게 함이 중요하다.

- 간호사의 윤리덕목 중 당신이 가장 중요하게 생각하는 윤리덕목과 그 이유는 무엇인지 작성해 봅시다.

CHAPTER 02

윤리이론

배울 내용

1. 공리주의
2. 의무론적 윤리
3. 덕윤리적 접근
4. 여성주의 윤리
5. 배려윤리
6. 동물윤리

학습목표

1. 공리주의 이론의 기본 가정과 함의점을 살펴본다.
2. 의무론적 윤리의 기본 가정과 함의점을 살펴본다.
3. 덕윤리적 접근의 기본 가정과 함의점을 살펴본다.
4. 여성주의 윤리의 기본 가정과 함의점을 살펴본다.
5. 배려윤리의 기본 가정과 함의점을 살펴본다.
6. 동물윤리의 기본 가정과 함의점을 살펴본다.

CHAPTER

02

윤리이론

1. 공리주의

공리주의(Utilitarianism)라는 용어는 벤담(Bentham)과 밀(Mill)에 의해 주장된 윤리이론이다. 벤담(Bentham)은 인간의 권리는 인간의 법률, 곧 실정법에 의해 만들어지며, 보장이 가능한 것으로 보았다. 즉, 실정법의 당부(當否)는 자연법에 합치되고 있는가의 여부가 아니라, 그것이 최대 다수의 최대 행복에 합치되는가 혹은 아닌가 하는 실효의 문제이며, 그것은 증거 · 관찰 · 경험이라는 손쉽고 확실한 실험적 방법에 의해 판단을 내리는 것이 가능하다고 주장한다. 벤담(Bentham)은 공리주의를 당시 영국이 개혁과 혁명의 갈림길에 있다는 인식하에서 실제적인 사회개혁의 도구로 적용하고자 하였다. 그는 이기적인 개인과 사회적인 선이라는 상호 배타적인 대립관계를 조절하여 '최대 다수의

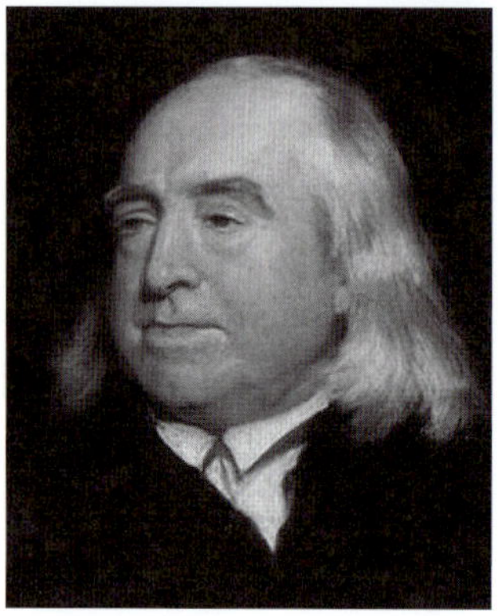

벤담(Bentham, 1748~1832)

공리주의를 체계화한 벤담은 인간 본성에 바탕을 둔 과학적 윤리를 정립하고자 하였다. 그는 도덕이 인간을 위해서 있는 것이지 인간이 도덕을 위해서 있는 것은 아니라고 하면서, 도덕의 목적은 인간의 행복 증진에 있다고 주장하였다. 그리고 벤담은 행복과 쾌락을 동일시하는 쾌락주의 행복론을 제시하였다. 그는 인간은 심리적으로 고통을 피하고 쾌락을 추구하게 되어 있으므로, 쾌락이 유일한 선이고 고통이 유일한 악이라고 주장하였다.

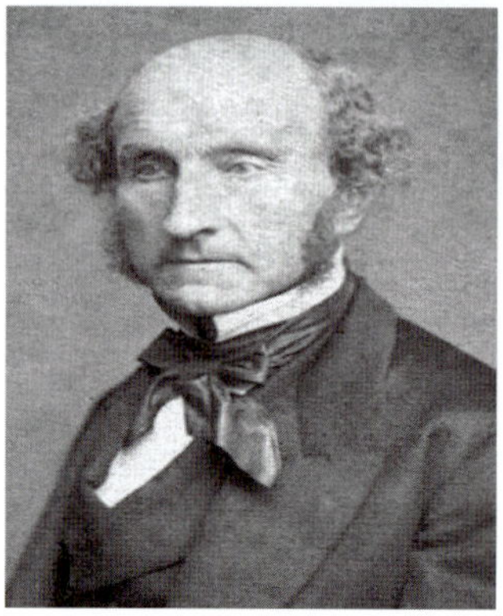

밀(Mill, 1806~1873)

벤담의 후계자인 밀은 벤담처럼 삶의 궁극적인 목적을 행복으로 보고, 행위자 자신만의 행복이 아니라 관련된 모든 사람의 행복을 증진시키는 행위가 옳은 행위라고 주장하였다. 그러나 밀은 벤담과는 달리 쾌락의 양만을 중시할 것이 아니라 질적인 차이도 고려해야 한다고 주장하였다. 예를 들어, 감각적 쾌락보다는 내적 교양이 뒷받침된 정신적 쾌락을 더 수준 높은 쾌락이라고 생각하였다. 그는 "만족한 돼지가 되기보다는 불만족한 인간이 되는 편이 낫고, 만족한 바보가 되기보다는 불만족한 소크라테스가 되는 편이 낫다"라고 주장하였다.

공리주의(功利主義, Utilitarianism)는 19세기 영국을 중심으로 발달한 윤리적 사상이다. 공리주의는 인간 행위의 윤리적 기초를 개인의 이익과 쾌락의 추구에 두고, 무엇이 이익인가를 결정하는 것이 개인의 행복이라고 하며, '도덕은 최대 다수의 최대 행복을 목적으로 한다'고 주장한다. 이를 최대 행복의 원리(Greatest Happiness Principle)라고 부른다. 이 사상은 근대 시민사회의 윤리적 기준이 되었을 뿐만 아니라 영국 고전경제학의 사상적 기초와 자본주의 질서 구축의 토대가 되었다. 그러나 공리주의의 제1원리인 개개인의 사익추구가 공익의 보장과 직결되는 것은 아니며, 오히려 배치될 수도 있다는 점에서 비판을 받고 있다.

최대 행복'이라는 공리주의 도덕규범을 체계화하고, 이를 실현하기 위한 방법을 구체화하려고 하였다. 그 결과 인간의 행복과 덕성의 척도가 쾌락과 고통에 있다고 하는 공리의 원리(the principle of utility)는 '최대 다수의 최대 행복'이라는 원리와 함께 공리주의의 원리로서 사회의 도덕과 입법의 기본원리로 확립되었다. 벤담(Bentham)은 행복의 근원인 쾌락과 고통을 무엇보다도 경험론에 근거한 감각적인 것으로 파악하였고, 따라서 사람들은 쾌락과 고통에 의해서 행동하지만, 그 경우 행위의 결과인 쾌락이 최대량이 되도록 계산하고 행동하는 것으로 보았다. 쾌락의 최대량을 측정하기 위한 쾌락의 계산에 대해서도 벤담(Bentham)은 모든 쾌락과 고통은 동질적인 것으로 수량화할 수 있다고 생각하였다(김용남, 2004).

이에 반하여 벤담(Bentham)의 공리주의를 계승한 밀(Mill)은 벤담(Bentham)의 '모든 쾌락과 고통은 동질적인 것으로서 수량화할 수 있다'라는 쾌락에 대한 일원론적 입장에 대하여 비판적 태도를 보였다. 즉, 벤담(Bentham)은 쾌락을 감각적이고 물질적인 것으로 일원화하는 경향이 있으며 행위의 결과에 대한 자기만족이라고 주장하는 반면, 밀(Mill)은 쾌락에 있어서 인간의 내적 교양이나 시, 예술 등과 같은 정신적 쾌락을 중요하게 간주하였다. 따라서 밀(Mill)에게 있어서 쾌락에는 질적 차이가 있어 간단히 계산할 수 없는 것으로, 쾌락이란 인류의 향상이나 학문과 같은 어떤 다른 목적을 위한 행위의 과정 속에서 달성될 수 있다고 주장하였다.

이상과 같이 고전적 공리주의는 경험에 의거한 쾌락주의에 그 토대를 두고 있다. 이와 같은 쾌락주의 윤리학은 고대 그리스의 에피쿠르스(Epikouros) 학파[1)]에서 그 근원을 찾을 수 있는데, 18세기 영국에서 위와 같은 과정을 거쳐 적용 가능한 사회윤리로서의 쾌락적 공리주의로 새롭게 전개되었다. 고전적 공리주의 이론의 구체적인 내용은 〈표 2-1〉과 같다(박찬구, 2006).

1) 에피쿠로스 학파는 에피쿠로스(Epikouros, 기원전 342~271)가 죽은 뒤 약 600년간 뚜렷한 수정 없이 이어졌다. 제자들을 정원에서 가르쳤기 때문에 정원학파라고 부르기도 한다. 저서로 『자연에 대하여』가 있지만 실제로 저서가 남아 있지 않아서 다른 철학자들의 저작에 인용된 단편을 통해 부분적으로 확인할 수 있을 뿐이다. 제자 루크레티우스(Lucretius)의 저작인 『만물의 본성에 대하여』를 비롯하여 가까운 철학자에게 보낸 편지 속에 그의 원자론과 쾌락설이 소개되어 있다. 이를 통해 주로 자연학과 윤리학에 대한 생각을 접할 수 있다. 에피쿠로스 학파의 철학은 기본적으로 자연학에 기초를 둔다.

표 2-1. 공리주의의 내용

- 행위들은 오직 그 결과에 의해서만 옳고 그름을 판단할 수 있다. 그 외의 다른 요인은 어떤 것도 문제가 되지 않는다. 따라서 옳은 행위란 오로지 최선의 결과를 가져오는 행위이다.
- 결과를 평가하는 데 고려되는 유일한 요인은 행위에 의해 생겨나는 행복과 불행의 양이다. 그 외의 모든 것은 관련이 없다. 따라서 옳은 행위란 불행 또는 고통의 양을 최소화시키고 행복의 양을 최대화시키는 것이다.
- 행복과 불행의 양을 계산할 때 어떤 사람의 행복보다 더 중요한 것으로 계산해서는 안된다. 각 개인의 행복은 똑같이 중요하다. 그러므로 자기 자신의 행복이라고 해서 다른 사람의 행복에 비해 특별한 것으로 취급해서는 안된다.

이러한 공리주의 윤리학은 강점을 지니고 있는데, 공리주의의 긍정적인 특징을 살펴보면 〈표 2-2〉와 같다.

표 2-2. 공리주의 윤리학의 강점

- 공리주의는 단일한 원리, 즉 모든 상황에 대해 잠재적 대답을 가지고 있는 절대적 체계로 이루어져 있다는 것이다. 모든 경우에 적용될 수 있는 단 하나의 행위 인도 원리를 가지고 있는 것은 공리주의의 강점으로 꼽힌다.
- 공리주의는 도덕의 실체를 다루고 있다는 것이다. 공리주의는 형식적인 윤리 체계가 아니라 인간의 행복을 증진시키고 고통을 완화시키라는 핵심적인 내용을 가지고 있다.
- 공리주의가 미래 세대의 문제를 다루는 데 특히 적합하다는 것이다. 공리주의자들이 가진 일반적 행복을 극대화하라는 명제는 그 시점을 장기적인 관점으로 설정했을 때, 우리는 인류를 존속시키고, 그들의 삶의 질을 긍정적으로 만들고 높이는 데 필요한 행동을 해야 할 의무를 지니게 된다는 것이다.

1) 쾌락주의

윤리학의 가장 근본적인 물음 중의 하나는 '선(善), 특히 도덕적 선이란 무엇인가?'라는 것이다. '어떤 행동이 선한 행동인가?'에 대하여 영국의 도덕 실천가들은 쾌락 그 자체를 유일한 선으로 여기고, 행위의 유쾌한 결과를 도덕률의 기준으로 삼았다. 그들은 쾌락주의와 유용성의 원리, 최대 다수의 최대 행복이라는 내용으로 도덕 이론의 기초를 확립하고 이를 공리주의로 체계화하여 사회윤리로 적용하고자 하였다(김용남, 2004).

쾌락과 고통이야말로 본래적 선의 유일한 척도라고 생각한 벤담(Bentham)은 쾌락의 성질에 대하여 쾌락은 비교의 대상이 될 수 있을 뿐만 아니라 측정이 가능한 양적 쾌락주의를 주장한다. 쾌락을 추구하고, 또 많은 쾌락을 가져다주는 행동이 본래적 선(善)이지만, 쾌락은 한 가지 종류 밖에 없으며 양적으로만 차이가 있을 뿐이지 질적으로는 차이가 없다는 것이 그의 양적 쾌락주의 입장이다.

그리고 벤담(Bentham)은 양적 쾌락의 선호에 대해 주장하였는데, 첫째 다른 모든 것이 똑같은 두 개의 쾌락 중에서 보다 강렬한 것이 그렇지 못한 것보다 더 선호되어야 한다. 둘째, 다른 모든 것이 똑같은 두 개의 쾌락 중에서 더 오래 지속되는 쾌락이 그렇지 못한 것보다 더 선호되어야 한다. 셋째, 발생할 것이 확실한 쾌락과 발생할 확률이 100%가 못되는 쾌락 중에서 선호되어야 할 것은 발생할 것이 확실한 쾌락이다. 넷째, 더 많은 쾌락을 가져올 것 같은 쾌락과 고통을 가져올 것과 같은 쾌락이 있을 때, 선호되어야 할 것은 후자가 아니라 전자이다. 다섯째, 두 개의 쾌락이 있을 때 고통이 섞이지 않은 순수한 것이 더 선호되어야 한다고 주장하였다.

또한 벤담(Bentham)은 양적 쾌락의 선호를 구분했을 뿐만 아니라 쾌락을 어떤 양적 단위로 계산하고, 각각의 쾌락이 지니고 있는 일곱 가지 기준에 따라 〈표 2-3〉과 같이 쾌락을 측정할 수 있다고 주장하였다(김용남, 2004).

표 2-3. 쾌락의 일곱 가지 계산 기준

구분	내용
강도	얼마나 강한가?
지속성	얼마나 오래 지속되는가?
확실성	얼마나 확실한가?

구분	내용
근접성	얼마나 빨리 얻을 수 있는가?
생산성	얼마나 반복적으로 얻을 수 있는가?
순수성	고통이나 부작용 없이 얼마나 순수한가?
범위	얼마나 많은 사람에게 미치는가?

쾌락을 그 자체를 유일한 선으로 주장한 벤담(Bentham)의 이론에 많은 학자들은 공리주의를 인간이 쾌락 이상의 목적을 갖고 있지 못한 '돼지에게 알맞은' 이론이라고 반박하였으며, 이에 밀(Mill)은 그런 주장은 잘못된 전제에 기반을 두고 있기 때문이라고 재반박하면서 쾌락의 양과 질을 구분하고 질의 서열을 주장하였다. 즉, 그는 양적 쾌락에서는 인간이 돼지보다 더 높은 쾌락을 가질 수 없다고 가정한다. 그는 "사람들은 짐승의 능력 이상의 재능을 지니고 있으며, 이러한 재능을 만족시키지 않고는 행복할 수가 없다"고 주장하였다. 따라서 밀(Mill)은 물질적인 쾌락과는 개념을 달리하는 '정신적 쾌락'을 강조하였다. 밀(Mill)은 "배부른 돼지가 되기보다는 배고픈 인간이 되는 것이 더욱 바람직하고, 만족스러운 바보가 되기보다는 불만족스러운 소크라테스와 같은 사람이 되는 것이 더 바람직하다"라고 주장하여 쾌락의 질적 중요성을 역설하였다. 다시 말해, 그는 벤담(Bentham)이 쾌락은 단 한 가지 종류라고 주장한 쾌락의 양적 개념에 반대하여 쾌락의 질적 개념을 주장하였다. 즉, 배가 고플 때 맛있는 요리를 먹고 얻은 쾌락과 수준이 높은 철학 도서를 읽음으로써 얻는 지적인 만족과 같은 쾌락이 똑같은 선상에서 비교될 수 없다는 것이다.

이와 같은 벤담(Bentham)과 밀(Mill)의 쾌락 가치에 대한 개념과 정의는 당시 그들이 살고 있던 시대 상황적 여건이 공리주의에 영향을 주었다. 당시 사회는 산업혁명과 자유 방임주의에 의하여 심각한 빈부 격차와 기타 사회적인 문제점이 양산되면서 진정한 자유의 가치와 평등, 그리고 개인의 행복에 대한 새로운 고찰을 요구하고 있었다. 부와 행복은 일부 계층에 편중되어 있었으므로 사회를 구성하고 있는 개개인에게 주어지는 기본적인 여건으로서의 쾌락이 좀 더 많은 사람들에게 분배되어야 한다는 욕구는 간절할 수밖에 없었다. 당시로서는 좀 더 편안한 또 풍요로운 삶을 영위하고자 하는 욕구가 일반 대중에게 만연되어 있었는데, 이 욕구는 삶의 일차적인 조건인 의식주를 비롯한 기초적 여건 및 안전으로의 조건조차 제대로 구비되지 않은 당시의 현실 속에서 생길 수 있는 당연한 것이었다. 결국 그들에게는 그러한 일차적인 욕구가 바로 쾌락으로 이어졌으며, 그 욕구를 충족시켜 보다 나은 삶을 가꾸어 가는 것이 행복으로 간주되었다. 이에 따라 벤담(Bentham)은 '최대 다수의 최대 행복'이라는 명제를 앞에 내걸고서 자신의 양적 쾌락주의를 전개하였으며, 밀(Mill)은 여기서 한 걸음 더 나아가 인간존중에 바탕을 둔 윤리로서 질적 쾌락의 개념을 중시하였다.

2) 최대 다수의 최대 행복의 원리

공리주의는 형식적 규정에 의하면 결과주의를 강조한 윤리학이다. 결과주의는 인간 행위의 결과를 판단의 기준이나 원리로 보는 이론으로 바람직한 결과를 가져오는 행위를 선한 행위라고 하고, 그렇지 못한 경우를 악한 행위라고 규정한다. 따라서 행위의 판단 기준은 오로지 행위의 옳고 그름의 결과 그 자체에 달려 있다고 할 수 있다. 결과주의로서 공리주의는 행위의 좋고 나쁨은 그 행위의 유쾌하거나 불쾌한 결과에 의하여 결정된다. 즉, 선악은 그 결과가 자신이나 다른 사람에게 쾌감을 주었느냐 혹은 불쾌감을 주었느냐에 의해서 판단된다. 그런데 유쾌함과 불쾌함의 결과는 행위의 유용성에 의하여 결정된다. 즉, 유쾌하거나 불쾌한 결과는 행위의 결과가 유용한지 어떤지가 판단의 근거가 된다는 것이다. 이와 같이 공리주의의 유쾌하거나 불쾌한 결과는 행위의 결과가 유용한지 어떤지에 따라서 결정된다. 이는 공리주의는 유용성에 그 판단의 근거를 두고 있으므로 유용성에 관한 규칙들에 의하여 결과를 결정함으로써 도덕규칙을 결정한다는 것을 의미한다(김용남, 2004).

벤담(Bentham)은 개인과 전체의 행복 추구의 근거로 유용성의 원리를 제시하고 유용성에 의한 법과 도덕의 추구를 도덕의 중요한 요소로 간주하였다. 이에 따라 그는 유용성의 밑바탕으로 '최대 다수의 최대 행복'이라는 사회윤리의 개념 정립을 시도하였다. 그의 공리주의는 인간의 본성을 묻는 도덕철학인 동시에 법률이 근거로 삼아야 할 기초를 묻는 법철학으로서 구상되었다. 이처럼 벤담(Bentham)은 법과 도덕이라는 사회윤리의 기초를 유용성이라는 근거 아래 최대 다수의 최대 행복이라는 원리로 구상하였다. 벤담(Bentham)은 이와 같이 구상 아래 유용성의 원리에 행위의 기준을 두고 최대 다수의 최대 행복이라는 공리주의 이론의 체계화를 시도하였다.

2. 의무론적 윤리

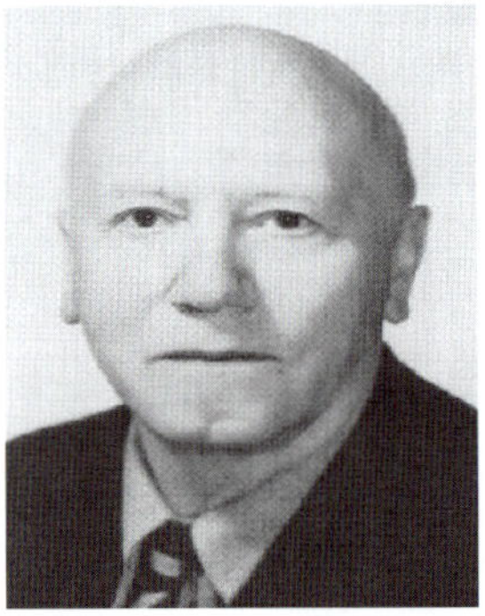

브로드(Broad, 1887~1971)

의무론적 윤리이론은 절대주의적 윤리설과 동일한 의미를 지닌 것으로써 목적론적 윤리이론, 결과론적 윤리이론, 상대주의적 윤리이론과 반대되는 윤리학이다. 의무론적 윤리이론은 두 가지 의미를 갖는데, 첫째는 범문화적 논리에 바탕을 둔 것으로서, 한 사회에서 적용되는 행위의 규칙인 도덕규범은 그것이 무엇이든 간에 시간과 장소를 초월하여 모든 사람에게 적용되는 도덕규범이 있다고 보는 관점이다. 둘째는 도덕규범이 의무론적 혹은 절대적이라는 의미는 그 규범이 어떠한 예외도 갖지 않는다는 의미이다.

의무론이라는 용어는 영국의 철학자 브로드(Broad)가 윤리이론들을 크게 두 가지로 구분하여 의무론적(deontological) 이론과 목적론적(teleological) 이론으로 부른 데서 비롯되었다. 즉, 전자는 칸트의 윤리를, 후자의 대표로는 공리주의를 포함한 범쾌락주의 이론의 영향을 받아 성립된 것이다. 따라서 먼저 의무론적 윤리를 살펴보기 전에 앞에서 살펴본 공리주의와의 차이점을 파악해 보는 것이 필요하다. 공리주의가 표방하는 세 가지 원칙은 결과, 행복, 보편성으로 옳고 그름은 행위의 결과를 통해 판단할 수 있으며, 그 결과는 오직 인간의 행복을 증진하는 방향으로 향해야 하며, 또한 이러한 원칙들은 보편성을 지녀야 한다는 것이다. 이에 비해 의무론적 윤리의 핵심개념은 의지, 도덕법칙, 보편성으로 옳고 그름은 행위자의 의지를 통해 판단할 수 있으며, 그 의지는 오직 도덕법칙을 따르는 것이어야 하며, 이러한 원칙들은 보편성을 지녀야 한다는 것이다. 옳고 그름에 대한 공리주의와 의무론적 윤리의 핵심개념은 〈표 2-4〉와 같이 비교될 수 있다(이승철, 2017).

표 2-4. 공리주의와 의무론적 윤리 개념

구분	공리주의	의무론
판단 대상	결과	의지(동기)
판단 기준	행복(쾌락)	도덕법칙
특수성 여부	보편주의	보편주의

브로드(Broad)에 따르면, 의무론적 이론은 어떤 종류의 행동이 언제나 어떤 종류의 환경에서 그 행동의 결과와 상관없이 옳거나 그르다고 주장하는 이론이며, 목적론적 이론은 행위의 옳고 그름은 언제나 본래적으로 좋거나 나쁜 어떤 결과들을 낳게 될 그 경향성에 의해 결정된다고 주장하는 이론이다. 목적론적 윤리란 말 그대로 우리가 추구하고 또 추구해야 할 어떤 궁극적인 목적이 있음을 전제하는 윤리인데, 그 궁극적인 목적은 넓은 의미로는 행복이고 좁은 의미로는 쾌락이다. 여기서는 최선의 결과를

가져오는 행위가 선하고 옳은 행위이다. 반면 의무론적 윤리란 우리가 추구해야 할 어떤 궁극적인 목적보다는 언제 어디서나 지켜야 할 행위의 근본원칙에 주목하는 윤리이다. 예를 들어, 행복과 의무가 충돌할 경우, 목적론자는 행복 쪽을 선택한다면 의무론자는 의무 쪽을 선택한다고 볼 수 있다. 여기서 우리는 목적론과 의무론이 각기 서로 다른 세계관에 입각한 윤리임을 알 수 있다〈표 2-5〉.

표 2-5. 의무론적 윤리와 목적론적 윤리

구분	특징	내용
의무론적 윤리	의로운 삶 합리적 이성 의도와 동기 정당한 원칙	• 인간이 언제 어디서나 지켜야 할 행위의 근본원칙에 주목하는 윤리 • 행위의 의도와 동기를 기준으로 옳고 그름을 판단함 • 합리적 이성에 대한 신뢰를 바탕으로 함 • 의로운 삶을 중시하고, 공정한 절차와 정당한 원칙을 강조함 • 이성의 보편타당성을 추구함 → 이성을 중시하는 관점
목적론적 윤리	행복(쾌락) 감각과 경험 결과와 유용성 목적 달성	• 인간이 추구하거나 추구해야 할 어떤 궁극적인 목적이 있음을 전제로 하는 윤리 • 결과적으로 행복을 가져오는 행위가 선하고 옳은 행위임 • 감각적 경험에 대한 신뢰를 바탕으로 함 • 행복한 삶을 중시하고, 목적의 성취와 일의 효용성을 강조함 • 경험을 중시하는 관점을 반영하고 있음

요약하면, 서양 윤리사상은 인간의 행위와 관련된 측면을 기준으로 하여 목적론적 윤리와 의무론적 윤리로 나눌 수 있다. 즉, 행위의 옳고 그름의 기준을 결과나 목적 달성 여부로 판단하려는 것이 목적론적 윤리이며, 행위의 옳고 그름의 기준을 결과가 아닌 행위 그 자체의 옳고 그름 및 행위자의 의도와 동기로 판단하려는 것이 의무론적 윤리이다.

3. 덕윤리적 접근

덕윤리학(德倫理學, Virtue Ethics)은 규범윤리학의 세 개의 주요 접근법 중의 하나이다. 윤리이론 중 의무나 규칙(의무론)이나 행위의 귀결(귀결주의, 공리주의)을 강조하는 윤리학과 대비되어 덕이나 성격을 강조하는 것이 덕윤리학이다. 덕윤리는 아리스토텔레스(Aristoteles)의 사상을 따라 행위자의 품성과 덕성을 중요시 여긴다. 따라서 덕윤리는 행위에 초점을 맞추는 의무론이나 행위의 결과에 초점을 맞추는 공리주의를 비판하면서 행위자의 덕(품성)에 따라 도덕적 행동이 결정된다고 본다. 대표적 학자인 아리스토텔레스는 덕윤리를 쉽게 두 가지 덕으로 나누어 설명했는데, 바로 교육을 통해 형성되는 실천적 지혜인 지성적 덕과 반복과 습관을 통해 형성되는 품성적 덕이다. 특히 품성적 덕에 있어서 '중용'을 강조했는데, 한쪽에 치우치지 않는 중용은 그렇다고 해서 정가운데를 계산하는 산술평균은 아니다. 이는 여러 도덕성과 인성 등을 고려하면서 이성적으로 판단해서 합당한 값을 찾아내야 한다는 것이다.

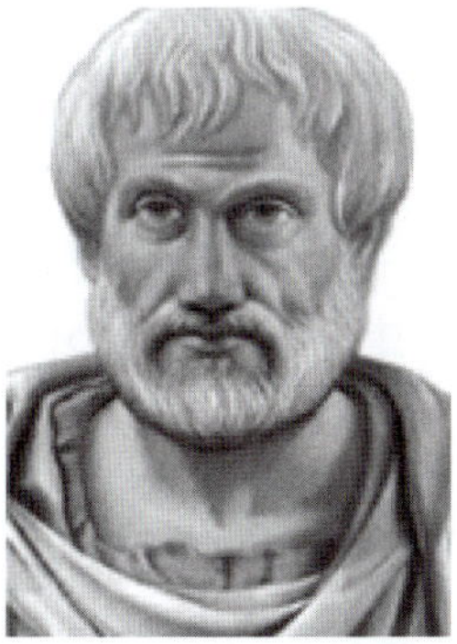

아리스토텔레스(Aristoteles, 기원전 384~322)

아리스토텔레스는 소크라테스(Socrates)와 플라톤(Platon)의 사상적 흐름을 이어받아 이성 중심의 사유를 펼쳤다. 그러나 그는 현실의 세계와 이상(이데아)의 세계를 구분한 소크라테스나 플라톤과 다르게 현실 세계에서 도덕적 이상을 추구하였다. 아리스토텔레스는 인간은 항상 어떤 목적을 추구하는 존재인데, 인간이 추구하는 궁극적인 목적은 행복이라고 하였다. 덕은 행복한 삶을 살기 위한 필수 조건으로 제시된다. 그는 덕을 지적인 덕과 품성적인 덕으로 나누고, 중용은 품성적인 덕과 관련된 것이라고 하였다.

현대 덕윤리학은 근대 윤리학이 인간 내면의 도덕성과 개인의 인성을 무시한 채 도덕적 의무와 도덕법칙만을 강조하고 있다는 비판적 시각에서 출발하였다. 덕윤리학은 아리스트텔레스의 윤리학 모델에 큰 영향을 받았는데, 아리스토텔레스는 인간 행위에 있어 무엇이 바람직하고 무엇이 옳은지는 보편적 규칙이나 원칙을 통해 이해될 수 있는 것이 아니라 오히려 도덕적 사고, 욕구, 행위의 좋은 습관과 결부되어 있는 감수성이나 세련된 식견의 문제라고 보았다(박찬구, 2006).

덕윤리학은 크게 두 가지 핵심적인 특징을 보인다. 첫째, 덕윤리학은 행동에 관심을 갖는 것이 아니라 사람의 성품에 관심을 갖는다. 도덕적 성품은 도덕적 행위를 하려는 성향 내지는 태도로서, 도덕적 행위를 가능하게 하는 중요한 요소로 작용한다. 따라서 덕윤리는 도덕적 원리를 이해하고 도덕적으로 사고한다 하더라도 도덕적 행위의 기반으로서 성품을 갖추지 않으면, 그러한 행위의 유발과 지속성을 보장하기 어렵다고 본다. 둘째로 덕윤리학은 도덕생활에서 몇 가지 도덕적 원리들을 추출할 수 있고, 이 도덕적 원리의 적용만으로 올바른 행동이 가능하다는 윤리학적 이론들을 부정한다. 덕윤리학적인 개념의 맥락에서 작용하므로 올바른 행동을 위한 판단이란 보편적 도덕원리의 적용이 아닌, 각각의 상황에서 무엇이 적절한지를 파악하는 일종의 실천적 지혜를 의미한다(정창우, 2004).

이러한 덕윤리학이 가지는 분명한 장점들이 몇 가지 있다. 우선 덕윤리학은 많은 사람들에게 매력적으로 보이는데, 왜냐하면 그것은 다른 윤리이론들보다 매우 유연하고, 서로 다른 상황에서 더욱 확실히 적용 가능하기 때문이다. 덕윤리학은 또한 이상적 행위자(ideal agent) 또는 실제의 도덕적 귀감자(moral exemplar)의 매력을 통해 쉽게 일반화될 수 있기 때문이다. 따라서 특정 상황에서 어떻게 행동하는 것이 옳은지를 모르는 덕이론가들은 자신들이 직면한 윤리적 딜레마를 해결하는 데 도움을 얻기 위해 〈표 2-6〉과 같은 질문을 할 수 있다(Coleman, 2013).

표 2-6. 윤리적 딜레마를 해결하기 위한 질문들

- 예수님이라면 어떻게 하셨을까?(WWJD: What Would Jesus Do?)
- 아리스토텔레스라면 어떻게 했을까?(WWAD: What Would Aristotle's Do?)
- 조지 워싱턴이라면 어떻게 했을까?(WWGWD: What Would George Washington Do?)

근대 규범윤리가 가진 한계로 경직성 혹은 현실에 대한 대응력 약화를 지적하며 등장한 덕윤리학은 현대사회에서 영향력을 키워 가고 있다. 이에 대한 대표적인 사례가 최근에 강조되고 있는 인성교육(character education)을 위한 준비와 실천군에 관한 것들이다(이승철, 2017).

4. 여성주의 윤리

여성운동(Feminism Movement)은 '여권운동' 혹은 '여성해방운동'으로도 불린다. 이것은 수많은 여성이 조직하여, 자신의 노력과 투쟁을 통해 여성이 억압받는 노예의 지위에서 벗어나, 정치, 경제, 문화, 교육, 결혼, 가족 등 모든 방면에서 남성과 동등한 권리를 누리자는 대중 운동이다.

여성운동은 18세기 서방 자본주의 국가에서 시작되었으며, 지금까지 이미 200여 년의 역사를 가지고 있다. 1830년대와 1840년대에 영국, 프랑스 등 자본주의 국가는 기계와 대공업 시대로 발전하여 여성운동의 발생에 경제적인 조건을 제공했다. 즉, 부르주아 르네상스 운동, 계몽운동과 종교개혁 운동 중의 "자유, 평등, 천부인권" 사상은 자산계급 여성운동의 형성을 위한 사상적 조건을 제공했다. 부르주아 민주주의 사상의 기초에서 생기는 부르주아 민주혁명의 강령적 문건, 예를 들어 미국의 독립 선언과 프랑

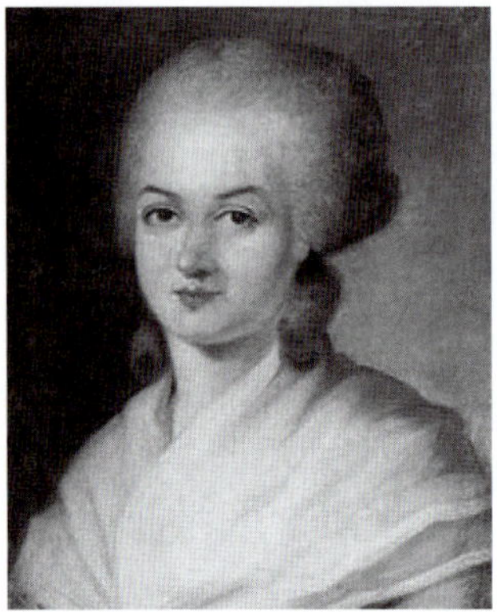

올랭프 드 구주
(Olympe de Gouges, 1748~1793)

올랭프 드 구주는 1748년에 스페인 인근에 위치한 프랑스 시골 마을에서 태어났다. 17세에 나이 많고 돈 많은 남자와 결혼하여 아들 하나를 낳았지만 일찍 남편이 죽어 아들과 파리로 올라와 생활하였다. 이후 결혼은 하지 않았으나 1770년 이후 부유한 군수업자와 동거해 애인이 된다. 애인의 경제적 지원을 바탕으로 여러 희곡과 소설을 발간하게 된다. 그녀는 당시 유행하던 자유주의 사상에 매료되었고 1782년 흑인 노예제를 반대하는 책으로 유명해졌고, 이후 1791년에는 『여성과 시민의 권리선언(Déclaration des droits de la femme et de la citoyenne)』이라는 서적에서 그동안 금기시되었던 여성의 이혼권을 주장하는 글로 명성을 얻게 되었다.

여성주의 윤리 사상가들은 주로 자유주의적 여성주의를 표방하면서, 여성도 남성과 똑같은 인간으로서 동등한 권리와 기회를 누리는 것을 목표로 하였다. 따라서 그들은 결혼, 교육의 기회, 법적 권리, 투표권을 행사하는 데서 나타나는 명백한 성차별을 극복하려고 노력하였다. 1960년대 이후, 명백한 성적 차별뿐만 아니라 성차별주의라 불리는 은밀한 형태의 차별을 폭로하고 극복하고자 등장한 것으로, 남성과 경쟁해서 이기는 것은 여성답지 않다거나, 여성들은 수학이나 과학 분야에 재능이 없다거나, 성폭력을 당한 여성은 스스로 자초한 것이라는 등의 남성 중심주의적 가치관 및 문화를 바로잡아야 한다고 주장하였다.

스의 인권 선언은 자산계급 여성의 평등한 권리 쟁취 투쟁의 각성을 일깨우고, 부르주아 운동이 낳은 직접적인 사상의 근원이자 이론의 기초가 되었다. 프랑스 혁명 이후에, 세계 최초의 여성 권리를 요구하는 올랭프 드 구즈(Olympe de Gouges)의 "여성과 여성 시민의 권리 선언(Déclaration des droits de la femme et de la citoyenne)"은 서방의 여성운동과 여성주의 사조가 본격적으로 형성되었음을 보여 준다.

최초의 여성운동의 목적은 여성의 외적 권익을 쟁취하는 데 여성이 개인의 권리와 사회적 지위를 가져야 한다는 것을 강조한 것이다. 이후 여성운동의 목표는 여성의 지위를 바꾸는 쪽으로 변화하였다. 우선 가정에서 남녀의 지위가 다르고 남성보다 여성이 바친 것은 더 많지만 가정적 지위는 남성보다 낮다는 것을 발견했다. 게다가 가사

노동은 보수를 계산하지 않기 때문에 여성의 가치를 구현할 방법이 없었다. 사회에서는 또 출산을 여성 개인적인 일로 간주하고 있는데, 당연히 해야 할 일이지, 아이를 낳지 않으면 완전한 여자가 아니라고 간주하였다. 따라서 여성운동가들은 남성과 여성은 똑같이 사회적 책임을 지고 사회적 권리를 누리며, 사회와 사업에서 진정한 자기가치를 찾아 여성해방을 실현해야 한다고 주장하였다(닝명, 2019).

여성운동이 전 세계로 확산된 후에 운동의 발기인, 참여자들은 여성 문제가 국제적 한계가 없는, 세계적인 것으로 인식하였다. 각국 여성이 사회와 가정에서의 지위, 억압과 차별, 직면하는 곤경이 이와 같다. 또한 1970년대 세계 과학기술의 진보적 경제발전에 따라 여성문제가 제대로 해결되지 않았다는 사실도 발견했다. 여성의 지위도 제대로 오르지 못했는데, 여성은 여전히 어려움을 겪고 있고, 어떤 문제는 매우 심각하다. 예를 들어, 여성 참정이 어려운 문제, 남녀가 동등하게 사회 자원과 동등한 보수를 누리지 못하는 문제, 교육을 받을 권리를 동등하게 누리지 못하는 문제, 남녀의 가사 노동의 불평등한 문제, 여성 차별, 여성 학대 등이 심각한 문제라고 할 수 있다.

1) 여성주의 윤리학의 주요 내용

여성주의 윤리학은 여성주의 운동에서 유래된 것으로 서양 여성주의 운동의 발전에 따라 여성주의 윤리학 관점을 두 단계로 정리할 수 있다(닝명, 2019). 구체적으로 1단계는 18세기 말에서 20세기 1960년대까지의 여성주의 윤리학이다. 이 단계의 여성주의자들은 윤리학으로 여성주의를 도우려고 하였는데, 여성주의 운동의 발전은 윤리학이 뒷받침돼야 한다는 것이다. 따라서 여성주의 윤리학의 주된 임무는 여성의 천성, 이성, 덕성, 지적 능력을 논증하는 것이므로 사회에서 남자들과 같은 지위와 권리를 부여하지 못할 이유가 없다는 것이다.

2단계는 1960년대 이후의 여성주의 윤리학이다. 이 단계의 여성주의자들은 여성주의로 윤리학을 보완하고자 하였는데, 이에 따르면 현재 윤리학으로는 부족하여 인간의 윤리이론을 구성할 수 없으며 윤리이론의 발전에는 여성주의가 필요하다고 생각하기 때문에 여성주의로 그것을 보충·수정 및 수립해야 한다고 주장하였다.

여성주의 윤리학은 여성주의라는 학술적 시각을 이용하여 윤리 도덕의 측면에서 이전의 각종 학술 이론에 대해 기존 사상을 검토하고 비판함으로써 사회 공평, 여성해방을 목적으로 한 윤리학 이론을 수립하고자 하는 것이다. 그것은 여성에 대한 불공평함, 심지어 여성을 비하하고 차별하는 도덕이론과 행위를 비판하는 것이 목적이므로 결국 우리는 남녀평등의 윤리학 이론을 구축해야 한다고 주장한다.

여성주의 윤리학은 사회생활의 모든 윤리적 문제를 다루는데, 여성해방에 중점을 두고 있다. 여성주의 윤리학은 남녀평등을 강조하고 여성의 공평한 사회정치참여권, 사회공공업무 참여권 부여, 노동보수의 평등 향유권 등을 강조하였다. 더 중요한 것은 여성의 가사노동을 제창하는 것도 사회공공노동의 범주에 들어가야 한다는 것인데, 그것은 모든 여성에 대한 불공평한 관념과 행위가 부도덕하다고 여긴다는 점을 보여 준다. 여성주의 윤리학은 현재 윤리학 분야에서 여성해방을 쟁취하는 새로운 시도로 서양 여성주의의 정치적 목표가 윤리 도덕 영역에서 이루어 낸 노력의 결과이다. 여성주의 윤리학의 특징은 〈표 2-7〉과 같다.

표 2-7. 여성주의 윤리학의 특징

- 여성주의 윤리학과 전통 서양 윤리학은 큰 차이가 있다. 전통윤리는 사람들의 행동의 최종적인 보편 도덕원칙을 발견하고 제안하고 해석하고 지도하는 것이다. 이러한 원칙들은 보편적이고 공정한 것으로 간주되고 있으며, 인종과 계급, 성별을 가리지 않고 모든 사람에게 적용되고 있다. 하지만 여성주의 윤리학은 여성을 오랜 기간의 종속적 지위와 부권제의 울타리에서 해방시키기 위한 것이다.
- 여성주의 윤리학은 전통적인 의미에서 여성들을 압박하기 위해 제정한 일련의 윤리 도덕과 다르다. 그와 반대로 이것은 전통 철학, 윤리학 중 여성의 압박에 반대하기 위해 제기된 것이다.
- 여성주의 윤리학은 여성문제에 대한 연구에만 치우치지 않고, 더 구체적으로 여성의 도덕문제라고 말

하는 것에 한정되지 않는다. 그것은 여성주의적 시각에서 사회생활 속의 모든 도덕적 문제를 연구하는 것이다. 그것은 여성주의를 새로운 학술적 시각으로 삼아 각 학과 영역에 응용하여, 사회에서 존재하는 각종 윤리 도덕 문제를 자세히 살펴본다.

- 여성주의 윤리학의 목적은 우선 전통 윤리학에서 여성의 목소리에 대한 무시를 비판하고, 여성을 억압하는 성격을 지닌 윤리이론을 비판하며, 그다음으로는 자신의 이론을 연구하는 것에서 출발하여 새로운 남녀 양성평등의 윤리이론을 정립하는 것이다.

2) 여성주의 윤리학의 이론적 의의

여성주의 윤리학이 한 일은 윤리학적인 내용의 보완작업도 아니고 여성과 관련해 누락된 도덕업무를 윤리사상사에 채워 넣은 것도 아니다. 그것은 여성의 도덕적 경험으로 윤리학의 기초를 바꾼 것이다. 여성주의 윤리학은 여성을 연구 분야로 하는 윤리학 계열이 아니라 여성주의를 방법론으로 삼아 성별을 분석하는 윤리 탐구이다. 그것은 대부분 여성의 문제를 이야기하지만, 중요한 것은 새로운 입장을 말하는 것을 의식하는 것이다. 여성주의는 여성의 신분에 대한 사고와 현대적 윤리문화의 문제를 결합하여 여성의 신분이 지니는 가치, 의의와 도덕이론을 탐구하는 내용과 구조를 결합하여 현대적 도덕 곤경에 대한 독특한 해석을 제공한다.

여성주의 윤리학 탐구는 현재 진행 중인 과정이다. 그것은 여성의 신분, 여성의 생존상태를 서방의 사회생활을 되돌아보는 하나의 부호로 삼았다. 이것은 과거 윤리학 분야의 주류적 사고 모델에 성 분석 기법으로 도전하는 것이다. 우리는 여성을 억압하는 윤리의식과 모의를 끝내는 것으로 윤리도덕에 대한 보다 합리적인 이해를 얻을 수 있다. 그래서 새로운 여성주의 윤리학파를 직면할 때 무엇보다도 중요한 것은 그것이 어떻게 배려윤리의 패러다임을 만들었으며, 또한 당대의 도덕실천과 윤리학 건설에 대한 영향과 의의를 분석하는 것에 주의하는 것이다(닝멍, 2019).

5. 배려윤리

전통적 윤리학은 여성의 본성을 남성의 본성과 다르게 정의하고 여성의 도덕적 주체로서의 능력과 특성을 부정해 왔다(이나현, 2008). 즉, 전통적 윤리학자들은 여성은 정서적인 반면, 남성은 이성적이라는 이데올로기를 바탕으로 하여 도덕적으로 더 성숙하다고 본 것이다. 여기에 콜버그(Kohlberg)는 도덕적 판단능력에 있어서 여성들이 남성에 비해 열등하다는 도덕발달이론을 내놓으며, 기존의 윤리적 관점을 입증하기도 했다.

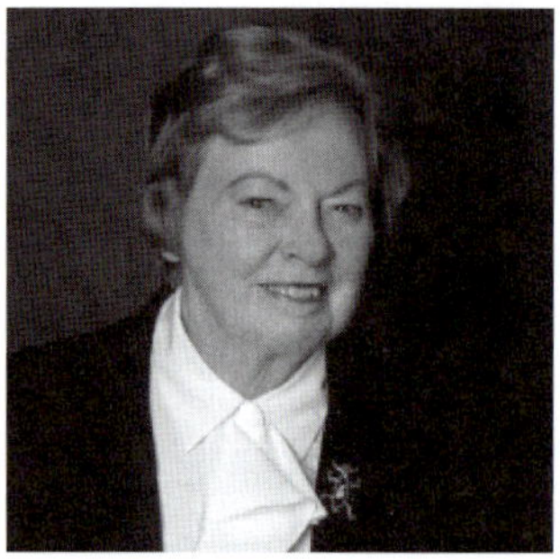

넬 나딩스(Nel Noddings, 1929.1.19.~)

넬 나딩스는 스탠퍼드대학교 명예교수, 존 듀이(John Dewey) 학회 회장, 5명의 아들과 5명의 딸을 둔 어머니로서 배려교육, 행복교육, 평화교육, 생태교육, 민주시민 및 세계시민교육에 대한 관심이 높았다. 저서로는『21세기 교육과 민주주의』,『넬 나딩스의 교육 철학』,『배려 교육론』 등이 있다. 나딩스는 여러 점에서 서양의 전통 윤리학을 비판하는데, 인간 존재는 배려하고 배려받기를 원한다는 사실에 자신의 배려윤리의 토대를 놓고자 하였다. 또한 윤리학이 전통적으로 대부분 도덕원리와 도덕적 추론에 중점을 두어 왔기 때문에 인간의 실제적 활동 영역과 그런 영역 속에 내재한 감정을 비롯한 정의적 영역의 요소들을 무시하였다고 비판하였다. 이에 대한 대안으로 사람의 윤리적 행동을 인간의 정서적 반응에서 비롯되는 것으로 이해하여 배려윤리를 제시하였다.

그러나 콜버그(Kohlberg)의 발달이론은 여러 학자들로부터 지지와 비판을 받게 되는데, 그중 길리건(Gilligan)은 이 이론에 반론을 펼치며 여성의 입장에서 콜버그(Kohlberg)를 비판하고 배려의 도덕성을 주장했다. 구체적으로 길리건(Gilligan)은 도덕성을 남성들의 사고인 정의의 도덕성과 여성들의 사고인 배려의 도덕성으로 구분하고, 두 도덕성은 우열적 관계가 아니라 동등한 가치를 지닌 대등한 도덕적 목소리로 공존한다는 관점을 주장하였다(박병춘, 2002). 그녀에게 이상적인 도덕적 인간은 정의의 윤리와 배려의 윤리를 겸비하고 이를 최고로 발달시킨 인간이므로 남녀 모두 두 도덕성을 통합적으로 조화롭게 발달시켜야 한다고 주장하였다. 이러한 주장은 자율적이고 통합적인 인격을 형성하는 것을 목표로 하는 도덕 교육적 측면에서 의의가 있다(서희영, 2012).

나딩스(Noddings)는 길리건(Gilligan)의 배려윤리의 발전적 계승자이다. 그녀는 모든 사람을 염려할 수 있지만 모든 사람을 배려할 수 없다는 의미로 배려(caring for)와 염려(care about)를 구분하였다. 배려는 내적으로는 전념(engrossment), 외적으로는 행동(action)을 필요로 한다(서희영, 2012). 마음속에서의 염려가 아닌 행동으로 옮겨진 배려가 진정한 배려이며, 배려자가 타인을 단순히 좋아하고 관심을 가지고 있다고 해서 배려라고 할 수 없고, 진심으로 보고 느끼게 되어 돌보는 행동으로 옮겨졌을 때에 주체적인 배려가 된다고 주장한다. 즉, 피배려자를 이해하고 피배려자가 느끼고 생각하는 것을 함께 느끼는 것이 배려자의 관점에서 본 배려의 본질이라고 주장한다(김효정, 2013).

배려윤리의 핵심적인 특성은 배려관계를 강조한다는 것이다. 나딩스(Noddings)는 배려를 배려하는 사람과 배려받는 사람의 관계적 개념으로 이해하고 배려윤리의 핵심을 관계성(relatedness)에서 찾는다(정윤경, 2000). 나딩스(Noddings)에 있어서 관계의 주체는 배려하는 사람과 배려받는 사람 모두가 되고 피배려자가 배려자의 배려노력을 수용할 때 비로소 배려관계는 형성이 된다. 즉, 피배려자에 대한 관심, 참여적 행동, 행동의 유지 및 갱신이 배려자를 통해 지속적으로 이루어지는 것이 배려가 된다고 본 것이다.

우리들 스스로는 자유로울 수 있지만 타인과의 관계에서는 자유롭지만은 않다. 우리는 삶 속에서는 항상 타인과 연결되어 있고 이러한 연결, 즉 근본적인 관계는 우리 존재의 핵심이 된다(Noddings, 2002). 따라서 배려하지 않고 살 수도 있지만 그 결과 타인과의 관계는 단절되고 고독한 존재가 될 수 있다. 그래서 배려는 관계이고 관계는 배려 속에서 이루어진다고 해도 과언이 아니다. 또한 배려관계의 가장 기본적인 형태는 배려자와 피배려자와의 만남, 혹은 두 인간의 연관성이다. 양자가 모두 특정한 방식에 의해 배려에 상호 기여할 때 배려는 완성이 된다. 그러므로 배려의 윤리는 관계의 윤리라고 할 수 있다(김효정, 2013).

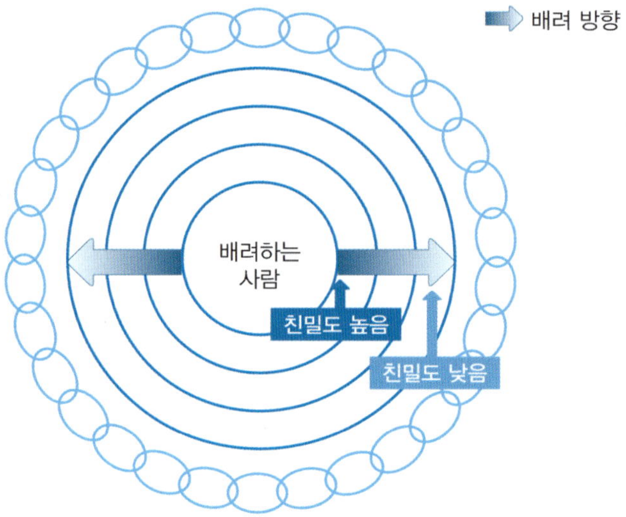

그림 2-1. **배려의 원과 배려의 사슬**

나딩스(Noddings)는 〈그림 2-1〉과 같이, 배려의 원(circle)과 배려의 사슬(chain)이라는 개념을 사용하여 배려가 더 많은 사람들에게로까지 확대될 수 있다고 주장한다(박병춘, 2002). 배려하는 사람은 동심원의 중심에 있고, 중심에서 가까이에 위치한 원 안에 있을수록 친밀감과 배려의 정도가 높다. 예를 들어, 우리가 가장 많이 배려하는 사람은 중심에서 가장 가까운 원 안에 있고, 적게 배려하는 사람은 중심에서 멀리 떨어진 원 안에 있다(박병춘, 2002).

또한 거기에는 원들을 넘어서서 전혀 만나 보지 못했고 배려해 주지 않았던 사람들도 있다. 이들과는 배려의 사슬을 통해 연결되어 개인적이거나 형식적인 관계를 맺고 일부는 잠재적인 배려의 원을 형성하기도 한다. 즉, 우리가 처음 가까이에서 배려해 주었던 사람은 배려의 원을 통해 멀리 있어서 배려해 주지 못했던 다른 사람을 배려하고, 중심에서 바깥쪽에 위치한 내가 만나 보지 못한 사람들은 배려의 사슬을 통해서 멀리 떨어져 친밀하지 않은 사람도 배려할 수 있게 되기 때문에 배려의 대상이 확대될 수 있다고 주장하였던 것이다.

나딩스(Noddings)는 배려의 대상을 사람에게만 국한시키지 않고, 그 외의 존재까지도 확대시켜 논의한다. 먼저 사람에 대한 배려는 자기 자신에 대한 배려로부터 출발한다. 즉, 자기 자신의 육체적 · 정신적 · 직업적 · 여가적 삶에 대한 배려가 도모되어야 한다는 것이다. 이어 친밀한 사람들에 대한 배려를 거쳐 낯선 사람들과 멀리 있는 사람들에 대한 배려로 확대된다. 여기서 친밀한 사람들에 대한 배려는 평등 관계와 불평등 관계로 다시 나뉘는데, 전자의 배려에는 배우자와 연인, 친구와 동료 등이 해당되며, 후자에는 부모와 자식, 교사와 학생들 사이의 배려 등이 포함된다. 그리고 낯선 사람들에 대한 배려는 잘 모르는 타 지역 또는 타 국가 사람들, 어려움에 처해 있거나 도움을 필요로 하는 사람들에 대한 배려가 포함된다.

한편 사람 이외의 대상에 대한 배려는 우선 동 · 식물과 환경에 대한 배려가 있다. 동물과 식물에 대한 배려는 그것이 우리들의 삶과 상호의존적이라는 점, 그리고 인간의 삶의 질이 다른 생명체를 양육하는 조건과 완전히 분리될 수 없다는 점에서 특히 요청되는 것이다. 환경에 대한 배려는 흙에 대한 것으로부터 시작하여 자연환경 전체에 대한 배려로까지 확대되는데, 나딩스(Noddings)는 이와 관련하여 절제, 민감성, 책임 있는 삶의 자세를 특히 강조하고 있다.

1) 배려의 유형

나딩스(Noddings)의 배려윤리는 도덕성의 원천을 감정에서 찾고 있다(정윤경, 2000).

배려가 두 개의 감정(feeling), 즉 자연적 배려와 윤리적 배려의 감정으로 이루어져 있다고 주장하고, 이 두 감정 가운데 자연적 배려의 감정이 더 근원적인 것이며, 윤리적 배려의 감정은 자연적 배려의 감정에 기초해서 나오게 된다고 주장한다. 따라서 배려윤리는 타인에게 전념하는 감정을 바탕으로 한 자연적 배려(natural caring)에서 윤리적 배려(ethicalcaring)로 감정의 전이가 일어나는 것을 의미한다(서희영, 2012). 자연적 배려와 윤리적 배려에 대한 구체적인 내용은 〈표 2-8〉과 같다(박병춘, 2002).

표 2-8. 자연적 배려와 윤리적 배려

구분	내용
자연적 배려	자연적 배려는 다른 사람을 보살피고자 하는 자연스러운 감정에 의거하여 배려하는 것으로 어떠한 윤리적인 노력도 필요로 하지 않는 경우를 말한다. 이러한 배려는 의무감에 의해서가 아니라 다른 사람을 배려하고자 하는 자연적인 성향으로부터 동기화된 것이다. 나딩스(Noddings)는 모성적인 배려의 행위를 자연적 배려의 전형으로 파악하고 있는데, 예로써 아이가 울면 엄마는 본능적으로 달래 주고 싶어 하는 마음이 생기며, 이것은 어떤 윤리적인 의무감에서 일어나는 것이 아닌 전형적인 자연적 배려로서 선(good)으로 정의되는 자연 상태라고 주장한다. 이처럼 원하는 것과 당위가 항상 일치하는 경우에는 아무런 노력을 하지 않고도 자연스럽게 배려를 실행할 수 있게 된다.
윤리적 배려	윤리적 배려는 배려를 해 주고 싶은 욕구가 자연스럽게 일어나지 않는 경우에 배려를 하는 것이 더 좋다는 것을 의식적으로 깨닫게 될 때, 자연적 배려의 감정으로부터 생겨난다. 자연적 배려의 감정과 반드시 배려해야만 한다는 감정이 갈등할 때 요구되는 것이 윤리적 감정이며, 자연적 배려에 의존하여 회복하도록 돕는 것이 윤리적 배려인 것이다. 이러한 윤리적 배려의 감정은 우리가 다른 사람을 배려해 주고 다른 사람에게 배려 받았던 최상의 기억들에 의해 촉진되며, 이러한 기억은 바로 어머니로부터 배려를 받고 자신이 어머니를 배려해 주었던 경험이라고 주장한다.

나딩스(Noddings)는 자연적 배려가 가장 좋은 상태라고 보고 있으며, 윤리적 배려는 자연적 배려에서 시작된다고 주장한다. 관계윤리, 곧 배려윤리는 자연적 배려에 근거를 두고 있으며 자연적인 배려가 일어나지 않을 때 윤리적 배려가 요구되는 것이다. 나딩스(Noddings)의 논문에서도 자연적 배려와 윤리적 배려 간의 관계를 언급하면서

윤리적 배려가 자연적 배려보다 우월하지 않고, 더 나아가 자연적 배려가 윤리적 배려보다 더 우월하다고 보고 있다(김효정, 2013).

2) 윤리적 자아와 윤리적 이상

배려윤리란 자아와 이상에 기초하여 이루어지는 윤리라고 할 수 있다. 윤리적 배려의 근원은 윤리적 자아로부터 배려의 최선의 순간과 배려받는 존재의 경험에 의해 만들어진다. 자기의 이익을 먼저 배려하고 싶은 상황에 직면했을 때, 이러한 욕구를 극복하여 자연적 배려에서 윤리적 배려로 승화할 수 있게 해 주는 것이 바로 윤리적 자아(ethical self)와 윤리적 이상(ethical ideal)인 것이다(김효정, 2013; 박병춘, 2002).

표 2-9. **윤리적 자아와 윤리적 이상**

구분	내용
윤리적 자아	윤리적 자아는 나의 실제적 자아와 이상적 자아 사이에서 이루어지는 능동적인 관계로 규정된다. 그것은 관계성에 대한 근본적 인식으로부터 태어나는 것이며, 나를 다른 사람과 자연적으로 연결해 주고 다시 그 사람을 통해서 자신에게 재연결해 주는 것이다. 즉, 내가 다른 사람을 배려해 줌으로써 나도 그 사람으로부터 배려를 받을 수 있다는 것이다. 그러므로 윤리적 자아는 다른 사람을 배려해 주고 또 배려를 받는 자아, 곧 배려하는 사람이자 배려받는 사람으로서의 자아라고 할 수 있다.
윤리적 이상	윤리적 이상이란 배려하는 사람이 자기 자신을 배려하는 자로서 유지하고 강화하기 위해서 노력하는 최선의 자아상이며 이상적인 그림이라고 할 수 있다. 우리는 도덕적인 그 무엇을 해야 하고 그것에 헌신할 때 우리는 윤리적 이상의 안내에 따르는 자신을 보게 된다. 윤리적 이상은 타인과의 실제적인 관계 안에서 성취될 수 있기 때문에 배려하고 배려받는 우리들 자신의 최선의 모습을 가리키는 것이다. 나딩스(Noddings)는 이러한 윤리적 이상이 우리가 갖고 있는 두 가지 감정으로부터 비롯되는 것으로 본다. 즉, 인간 존재가 서로에 대해 갖는 공감적 동정심과 배려와 부드러움을 유지하고 고양하려는 열망이 그것이다.

윤리적 이상은 배려하는 자로서의 우리 자신의 현실적 모습을 나타내는 것으로 배려 그 자체와 그것을 유지하거나 고양하려고 애쓴다. 즉, 윤리적 이상은 우리가 다른 사람들을 도덕적으로 만나고자 애쓸 때, 이를 안내하고 우리는 우리들의 행동을 지도하는 절대적 원리들을 가지고 있지 못하기 때문에 모든 것은 이러한 윤리적 이상의 본질과 힘에 의존하게 된다는 것이다. 나딩스(Noddings)는 이러한 윤리적 이상을 증진하는 것이 도덕교육의 중요한 과제가 된다고 주장하였다.

3) 배려윤리 교육의 방법

도덕교육의 방법과 관련하여 나딩스(Noddings)는 따뜻한 배려의 공동체(a caring community)를 강조하고 있다. 그 배려공동체는 학교가 되어야 하고 학생들의 윤리적 이상의 고양에 책임을 지고 있는 교사가 무엇보다도 먼저 배려하는 사람이 되어야 한다고 주장하였다. 배려윤리의 관점에서 학교를 따뜻한 배려의 공동체로 만들기 위해서는 다음과 같은 도덕교육의 4가지의 기본적인 구성요소를 고양시켜야만 한다. 그것은 바로 모델링(modeling), 대화(dialogue), 실천(practice), 확증(confirmation)이다(김효정, 2013).

(1) 모델링

모델링은 대부분의 도덕교육에서 중요하지만 특히 배려에 있어서는 가장 핵심적인 방법이다. 나딩스(Noddings)는 교사와 학생과의 만남, 관계 안에서 배려자로서의 교사가 학생들에게 배려의 본보기가 되어 피배려자인 학생들에게 단지 배려하라고 말할 것이 아니라 행동을 통해 배려하는 방법을 보여 주어야 한다고 주장한다. 또한 배려할 수 있는 능력은 배려를 받아 본 경험과 배려를 베풀었던 경험에 의존한다. 배려자가 되기에는 아직 어린 어린아이조차도 배려를 받았던 경험에 의해 어떻게 배려해야 하는

지를 배울 수 있다. 이와 같이 학생들의 요구사항에 우리가 배려자로서 반응해야 할 가장 근본적인 이유는 우리의 도덕적 정향(moral orientation)이 그러한 반응을 촉구하기 때문이다.

(2) 도덕적 대화

도덕적 대화는 나딩스(Noddings)의 도덕교육 방법에 관한 논의에 있어서 가장 핵심적인 개념이다. 그녀는 내용과 형식이라는 두 가지 관점에서 대화의 본질을 규명하고 있다. 첫째, 형식적인 측면에서 볼 때, 도덕적 대화는 교환(exchange)보다는 대화의 상대자(the partner)에 더욱 중점을 두고 있다. 대화의 상대자들은 서로 격려해 주고, 도와주며, 인도해 주고, 추종하게 된다. 대화의 상대자와 그들 사이의 관계에 대하여 이러한 깊은 관심을 나타내는 대화가 바로 도덕적 대화의 형식적인 특징이다. 둘째, 내용적인 측면에서 볼 때, 도덕적 대화는 도덕적 문제들을 아주 개방적인 방식에서 토의하는 것이다. 여기서 특히 중요한 것은 개방적인 방식이라는 점이다. 그는 신(神), 성(性), 살인, 사랑, 두려움, 희망, 증오 등 모든 주제들이 개방적인 방식에서 논의되어야만 한다고 주장한다.

한편 도덕적 대화에서는 대인 관계적 추론(interpersonal reasoning)이 핵심적인 위치를 차지하게 된다. 대인 관계적 추론은 대화의 상대자에 대해 깊은 관심을 기울이며, 어떤 고정된 하나의 목표를 지니고 있지 않다(분석적 추론과의 차이점). 또한 토론에서 이기는 것을 목표로 하는 것이 아니라, 서로가 만족을 할 수 있는 방식에서 주어진 문제를 통해 함께 활동한다는 사실 자체를 중요시 여긴다(대립토의와의 차이점). 따라서 도덕적 대화는 서로에게 만족을 줄 수 있는 결론에 이르기 위하여 대화의 참가자들이 서로에게 따뜻한 배려를 해 줌과 동시에 그들 사이의 관계를 소중히 여기게 된다.

(3) 실천

실천 기회의 부여를 위해서 그녀가 제기하고 있는 가장 대표적인 활동은 바로 다양한 봉사활동 기회의 제공이다. 이를 위해 그녀는 학교에서 정규 봉사활동 교육과정을 채택할 것을 제안하고 있다. 봉사활동의 영역과 관련하여 그녀는 직접적인 활동 기회와 간접적인 활동 기회 모두를 통하여 따뜻한 배려를 위한 실천 기회가 부여되어야 한다고 제안하고 있다. 예를 들어, 병원에서 환자를 돌보아 주는 것은 직접적인 기회이고, 화단을 가꾸는 것은 간접적인 기회이다.

(4) 확증

확증이란 어떤 사람이 다른 사람을 신뢰하는 것으로 아동의 가장 좋은 점을 확인하고 격려해 주는 것이다. 교사는 학생들을 평가함에 있어서 학생들이 지니고 있는 최상의 동기들을 강화시켜 주는 활동이 필요하다. 이를 위해 그녀는 학생의 평가방식에 있어 기존의 남성 중심적인 사고방식인 객관성의 평가방식 대신에 학생 상호 간의 평가 그리고 교사에 의한 주관적 평가 방법을 제안하고 있다. 이 과정에서 교사는 학생들이 행한 행동이나 그들의 학업 성적을 평가함에 있어서 학생들을 그들이 지닌 최상의 동기로 귀인시켜 주는 확증 활동의 중요성을 일깨워 주게 된다.

6. 동물윤리

1960년대 후반부터 환경 재해 및 자연에 대한 착취가 심각한 사회문제로 대두되면서, 이에 대한 철학적 · 윤리적 반성이 싹트게 되었다. 많은 철학자와 환경운동가들은 자연과 동 · 식물에 대한 인간중심주의적인 사고를 모든 문제의 근본 원인으로 지목하며 이러한 한계를 극복하기 위해 새로운 윤리의 필요성을 이야기하였다. 이때, 등장한 동물윤리는 동물에 대한 기존의 태도와 윤리를 수정하여 동물에게도 윤리적 지위를 부여함으로써 당면한 문제에 대한 적절한 대안을 모색하고자 하는 것이었다. 즉, 인간과 동물이 해부학적이고 진화론적 차원에서 유사성이 있으므로 이를 토대로 인간 사이에만 적용되는 윤리를 인간이 아닌 다른 동물들에게도 확장해야 한다고 본 것이다.

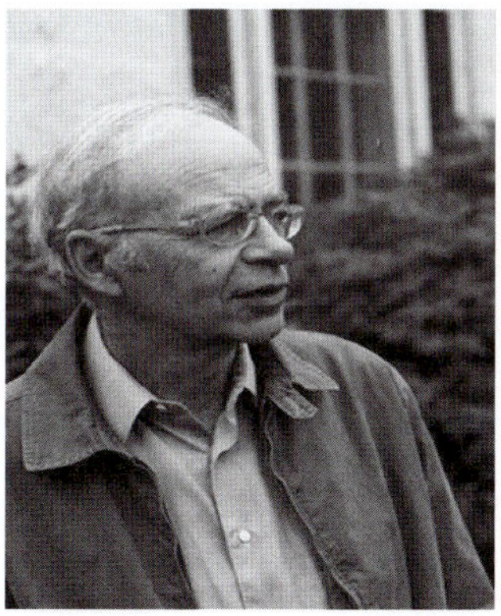

철학자 피터 싱어(Singer)는 오스트레일리아 출생의 철학자이다. 그는 동물권에 관한 공리주의적 사상을 바탕으로 동물해방론을 주장하여 많은 관심을 받았다.

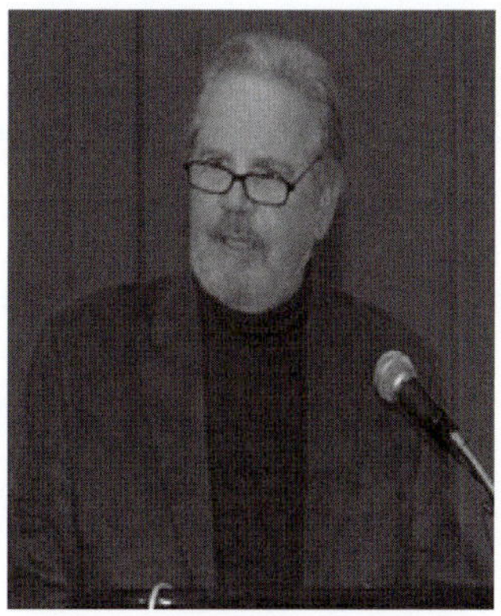

톰 리건(Rigan)은 하나의 생명체로서 본래적 가치를 가지는 비인간동물에 대해 어떠한 고통도 허용될 수 없다는 입장으로 동물권리론을 주장하였다.

동물의 이익이나 권리에 대한 본격적인 논의는 싱어(Singer)가 『동물해방(1975)』을 출판한 것이 그 직접적인 계기가 되었으며, 이후 권리론에 기반한 리건(Rigan)의 『The Case For Animal Right(1983)』가 나오면서 윤리의 적용 범위가 동물에게까지 확대되어야 한다는 주장은 양대 이론체계를 갖추기 시작하였다. 물론 싱어(Singer) 이전에도 테일러(Taylor)나 살트(Salt) 등에 의해 동물의 권리를 다룬 서적들이 출현하기도 했으나 당시에는 인쇄술이 지금처럼 발달하지 않아서 많은 사람들이 접할 수 없었고, 동물의 권리를 바라보는 사회적 의식이 아직 성숙되지 못했던 것도 동물의 지위에 대한 논의가 늦어진 원인으로 작용했다(우소정, 2019).

(1) 싱어(Singer)의 동물해방론

동물해방론의 대표적인 학자인 싱어(Singer)는 선함을 규정하는 기준으로 선호의 만족(preference satisfaction)을 제시하여, 전통적 공리주리적인 관점을 보완하였는데, 유정성이 있는 모든 존재는 선호하는 바를 가지며, 그 선호의 만족을 최대화하는 것이 옳은 행위라고 주장하였다. 싱어(Singer)는 생명의 범주를 크게 세 영역으로 나누었는데, 즉 의식이 있으면서 동시에 자의식을 갖는 존재와 의식은 있지만 비자의식적인 존재, 그리고 비의식적(nonconscious) 존재의 생명으로 구분하였다. 그는 도덕적인 고려의 범위 안에 자의식이 있는 존재뿐만 아니라 의식이 있는 존재 모두를 포함시켜야 한다고 주장하였다.

자의식적인 존재는 인격체(person)라고 할 수 있는데, 이는 단순히 호모사피엔스라는 종족의 구성원(member of the species homo sapiens)이라는 생물학적 의미와 구분된다. 일반적으로 인격체를 인간과 동일한 의미로 사용하기도 하지만 싱어(Singer)는 이것에 대해, 인간이 스스로에게 가지고 있는 종차별주의(speciesism)적인 편견이라고 지적한다. 만약 인격체가 가지는 특성을 어떤 동물들도 가지고 있다면, 비록 그들이 인간은 아니더라도 인격체로서 존중받아야 한다는 것이다. 예를 들어, 태아나 신생아, 식물인간 등은 인격체라는 의미의 인간일 수 없지만 일부 침팬지는 추론하고 반성할 수 있고 다른 때 다른 장소에서 동일한 대상을 동일한 것으로 생각할 수 있는 사유하는 지적인 존재이기 때문에 인격체라고 할 수 있는 것이다(우소정, 2019).

의식적 존재란 인격체가 아닌, 즉 유정성이 있고 쾌락과 고통을 경험할 수 있지만 합리적이지도 자의식적이지도 않은 존재를 의미한다. 싱어(Singer)는 인간과 일부 동물을 제외한 많은 동물들이 이 범주에 속하며 신생아와 약간의 정신적 장애인들도 이 범주에 해당된다고 본다. 그는 고통과 쾌락을 느낄 수 있는 존재, 즉 유정성이 있는 유정체(Sentient Beings)는 모두 보호되어야 할 이익(interests)[2)]을 가지고 있다고 본다.

윤리적 판단을 할 때는 영향을 받는 모든 인간의 이익을 동등하게 고려해야만 하는데, 이것을 이익 평등 고려의 원칙(the principle of equal consideration of interests)이라고 한다. 싱어(Singer)는 모두의 이익을 동등하게 고려해야 한다는 도덕적 원칙이 인간에게 적용되는 것과 마찬가지로 동물에게도 적용되어야 한다고 주장한다. 이 원칙은 우리가 종족이 다르다는 이유로 다른 종족들을 착취하거나 지능이 인간보다 못한 동물들의 이익을 무시해서는 안된다는 것을 뜻한다. 하지만 동물을 인간과 동일하게 대우해야 함을 의미하지는 않는다. 인간은 동물을 비롯한 다른 존재보다 더 큰 자의식과 미래를 예상할 수 있는 능력, 그리고 미래의 행복에 대한 잠재성을 소유하므로 동물보다 더 심하게 고통을 겪는다. 그러므로 인간이 가지는 이해관계가 동물의 이해관계보다 더 중요한 것은 사실이다. 그러나 인간의 이해관계가 동물이 가지는 이해관계보다 더 크다면 인간은 동물보다 우선권이 주어질 뿐이지 동물의 그것을 완전히 무시해야 한다는 것을 의미하지 않는다는 것이다. 동물이 고통을 겪는 한 그 고통의 정도와 강도가 동일하다면 인간의 고통과 동등하게 계산되어야 한다는 것이다(우소정, 2019).

2) 고통을 피하고, 능력을 개발하고, 먹고 자는 기본적인 욕구를 충족시키고, 아이들이 있을 때 그들을 사랑하고 돌보고, 다른 사람과 우정과 애정을 즐겁게 교환하고, 타인들로부터 불필요한 간섭을 받지 않고, 자신의 삶의 계획을 자유로이 추구하는 이익을 의미한다.

특히 동물의 고통이 인간의 이익보다 훨씬 클 것이라고 예측되는 경우 동물에게 고통을 가하는 행위는 정당화될 수 없다. 그는 도덕적 고려대상에 포함되는 동물에 대한 일체의 비윤리적 행위들에 대한 금지를 주장하였는데, 예를 들어 비인도적인 동물사육 방식, 인간의 육식 습관, 취미로 동물의 목숨을 앗아 가는 사냥, 사치스러운 모피 착용 등이 여기에 해당된다. 또한 동물실험에서도 도구로 사용되는 동물이 겪는 고통보다 그로 인한 이익이 더 많아야 그 실험은 정당화될 수 있다. 인간이 동물을 다루고자 할 때에는 인간과 동물 양쪽 모두의 이해관계를 계산하여 최대 총량의 이익이 산출되는 행위를 해야 한다. 싱어(Singer)는 인간의 편리함이나 유용성을 위한 행위가 동물에게 심각한 고통을 초래하는 경우 인간이 그 행위를 최소화하거나 고통을 느끼는 동물에게 불필요한 고통을 주지 않도록 인간의 의무를 이행한다면 동물을 이용하는 많은 부분에서 급진적인 변화가 발생할 것이라고 보았다.

그러나 싱어(Singer)가 동물이 인간과 같은 권리를 가졌다고 본 것은 아니다. 싱어(Singer)는 동물해방과 동물권을 구별한다. 그가 주목한 것은 동물의 권리가 아니라 고통 자체였기 때문에, 어떤 권리를 인정한다기보다 동물의 복지를 증진하는 방식을 택한다. 동물의 도덕적 지위 논쟁에 권리의 개념을 도입한 것은 리건(Rigan)이다. 그는 행위의 결과로 발생하는 고통이나 기쁨이 아니라, 그 결과에 영향을 받는 개별 존재가 중요하다고 보았다. 따라서 싱어(Singer)가 동물의 유정성을 기초로 도덕적 고려 가능성을 이야기했다면, 리건(Rigan)은 동물 그 자체가 지닌 내재적 가치(inherent value)를 근거로 그들을 권리의 소유자로 보았다(우소정, 2019).

(2) 리건(Rigan)의 동물권리론

리건(Rigan)은 칸트(Kant)의 의무론적 윤리를 비판적 기초로 삼아 동물권리론을 제시하였다. 즉, 칸트는 이성을 도덕적 기준으로 삼아 인간만이 직접적인 도덕적 의무의 대상이라 여기며 동물에 대한 의무는 인간에 대한 간접적인 의무에서 비롯되는 것으로 이해하지만 리건(Rigan)은 동물을 수단으로 취급하거나 혹은 인간의 고려가 필요한 대상으로 여기는 것이 아니라, 자체적으로 권리를 가지고 있는 존재라고 주장한다. 또한 칸트는 권리를 확보하기 위해서 선행하는 의무를 수행해야 한다고 주장하지만 리건(Rigan)은 동물이 지니는 권리는 의무의 결과나 수단이 아닌 인간의 도덕적 행위의 목적이 되어야 한다고 주장한다. 왜냐하면 동물이 비록 도덕적 행위자(moral agents)는 아니지만 인간의 도덕적 행위의 목적이 될 수 있는 이유는 인간 사회에서도 모든 사람이 도덕적 행위자는 아니지만 도덕적 보호를 받는 경우가 있기 때문이다. 도덕적 행위자가 아닌 인간, 즉 유아나 정신장애가 있는 사람 또는 혼수상태이거나 식물인간인 경우도 비록 도덕적 행위를 하지 못하지만 도덕적 보호를 받고 있는 것처럼 완전한 도덕적 행위자는 아니지만 인간의 도덕적 행위를 통해 그 지위를 보장받을 수 있다면 동물도 역시 인간의 도덕적 행위의 목적이 될 수 있다고 보았다. 이러한 존중의 원리(respect principle)로부터 평등의 원리(the equality principle)를 구현하고자 하였다(우소정, 2019).

그렇다면 어떠한 존재가 내재적 가치를 갖는 것일까? 리건(Rigan)은 모든 인간이 공통으로 갖는 특성에서 가치의 원천을 발견하는데, 그것은 삶의 주체(subject of a life)[3]라는 특성이다.

리건(Rigan)의 정의에서 삶의 주체라는 말은 싱어(Singer)가 말하는 것처럼 생존하고, 자극을 의식하는 정도의 수준에 머무는 것이 아니라 나름의 믿음, 욕구, 지각, 기억, 자신의 미래를 포함한 미래에 대한 의식, 쾌락과 고통 등의 감정을 느낄 수 있다는 것을 의미한다. 이는 선호와 복지에 대한 이해와 관심, 자기의 욕구와 목표를 위해 행동할 수 있는 능력이 있어 생존해 있다는 것, 그 이상의 의미를 가지고 있으며, 궁극적

3) 개체들의 믿음과 욕구, 지각과 기억, 그들 자신의 미래를 포함한 미래에 대한 의식, 쾌락과 고통의 느낌을 포함한 정서적 삶, 선호와 복지에 대한 관심, 그들의 욕구와 목표를 향해 행동을 개시할 수 있는 능력, 오랜 시간 지속되는 심신의 동일성, 그들의 경험적 삶이 그들에게 좋거나 나쁘다는 의미에서의 개별적 복지 등을 갖는다면, 그것도 이 모든 것들이 다른 것들에 유용하거나 타자가 관심을 기울이는 대상인지와 논리적으로 무관하게 갖는다면, 그들은 삶의 주체이다.

으로 해당 개체도 복지를 가지고 있다는 의미로 해석할 수 있다. 이러한 가치를 지닌 모든 삶의 주체는 그 존재의 가치를 존중받을 권리를 갖는다. 그러나 싱어(Singer)의 입장과 마찬가지로 모든 동물이 이러한 가치를 가진 것은 아니며, 리건(Rigan)은 삶의 주체로서의 대상을 어느 정도 인식이 발달한, 태어난 지 일 년이 넘은 포유동물까지로 한정하였다.

인간이 인권을 가졌듯이 동물들도 침해할 수 없는 권리를 가지고 있다는 리건(Rigan)의 입장은 인간이 다루는 동물들의 여건을 개선해야 하는 것뿐만 아니라 인간의 이용으로부터도 해방시켜야 한다는 것으로 발전한다. 따라서 그는 인간에 의한 모든 형태의 동물착취행위에 대하여 단호한 입장을 취하고 있다. 리건(Rigan)은 공리주의적 접근을 거부한다. 싱어(Singer)가 행위에 따른 이익을 계산하여 전체적으로 더 큰 이익이 산출된다면 육식이나 동물실험도 옹호될 수 있다는 입장을 취한 반면, 리건(Rigan)은 동물을 이용함에 있어서 인간의 이익과 동물의 이익이 상충되는 경우에도 동물의 이익은 존중되어야 한다고 주장한다. 그는 사냥, 교육, 식용, 연구 등의 목적으로 동물을 이용하는 것을 강력하게 비난하면서 이러한 행위 및 활동의 중지를 요구한다. 또한 동물원, 서커스, 심지어 애완동물을 키우는 것까지 허용해서는 안되며, 동물도 인간처럼 고유한 가치를 지니고 있으며, 이것은 존중되어야 하므로 연구 목적을 포함한 모든 종류의 동물실험을 금지시켜야 한다고 주장한다.

현대 동물윤리의 주류 형성에 선두에 섰던 싱어(Singer)와 리건(Rigan)은 각각 유정성과 삶의 주체라는 상이한 윤리공동체 구성원 조건의 기준으로 대치하는 동시에 공통적으로 뚜렷한 탈인간중심주의적 방향을 드러내며 전통적 인간중심주의에 맞서고 있다. 또한 공리주의와 의무론이라는 윤리적 접근방식의 차이에도 불구하고 종차별주의의 비판, 인간과 동물의 우호적 공존, 동물의 도구적 이용의 최소화, 평등의 원리 적용 등 여러 가지 면에서 공통점을 지닌다. 그들의 윤리적 도전은 전통적인 동물관을 수십 년에 걸쳐 서서히 변화시키는 협동적 성과를 만들어 냈다. 비록 윤리공동체의 범위를 동물까지 확장하는 것에 모든 사람의 동의를 얻지는 못했더라도 많은 사람들이 오늘날 동물들을 도덕적으로 고려할 가치가 있는 존재로 대하지 않는 태도에는 옹호할 만한 토대가 결여되어 있다고 생각하게 된 것이다(우소정, 2019).

■ 싱어(Singer)의 동물해방론과 리건(Rigan)의 동물권리론 중 당신이 선호하는 이론과 그 이유는 무엇인지에 대해 작성해 봅시다.

____

____

____

____

표 2-10. 「동물보호법」: 제1장 총칙

동물보호법

법률 제16977호 일부개정 2020. 02. 11.

제1조(목적)
이 법은 동물에 대한 학대행위의 방지 등 동물을 적정하게 보호·관리하기 위하여 필요한 사항을 규정함으로써 동물의 생명보호, 안전 보장 및 복지 증진을 꾀하고, 건전하고 책임 있는 사육문화를 조성하여, 동물의 생명 존중 등 국민의 정서를 기르고 사람과 동물의 조화로운 공존에 이바지함을 목적으로 한다. [개정 2018.3.20., 2020.2.11.]

제2조(정의)
이 법에서 사용하는 용어의 뜻은 다음과 같다.[개정 2013.8.13, 2017.3.21, 2018.3.20, 2020.2.11][[시행일 2020.8.12]]
1. "동물"이란 고통을 느낄 수 있는 신경체계가 발달한 척추동물로서 다음 각 목의 어느 하나에 해당하는 동물을 말한다.
   가. 포유류

나. 조류
다. 파충류 · 양서류 · 어류 중 농림축산식품부장관이 관계 중앙행정기관의 장과의 협의를 거쳐 대통령령으로 정하는 동물

1의2. "동물학대"란 동물을 대상으로 정당한 사유 없이 불필요하거나 피할 수 있는 신체적 고통과 스트레스를 주는 행위 및 굶주림, 질병 등에 대하여 적절한 조치를 게을리하거나 방치하는 행위를 말한다.
1의3. "반려동물"이란 반려(伴侶) 목적으로 기르는 개, 고양이 등 농림축산식품부령으로 정하는 동물을 말한다.
2. "등록대상동물"이란 동물의 보호, 유실 · 유기방지, 질병의 관리, 공중위생상의 위해 방지 등을 위하여 등록이 필요하다고 인정하여 대통령령으로 정하는 동물을 말한다.
3. "소유자등"이란 동물의 소유자와 일시적 또는 영구적으로 동물을 사육 · 관리 또는 보호하는 사람을 말한다.
3의2. "맹견"이란 도사견, 핏불테리어, 로트와일러 등 사람의 생명이나 신체에 위해를 가할 우려가 있는 개로서 농림축산식품부령으로 정하는 개를 말한다.
4. "동물실험"이란 「실험동물에 관한 법률」 제2조제1호에 따른 동물실험을 말한다.
5. "동물실험시행기관"이란 동물실험을 실시하는 법인 · 단체 또는 기관으로서 대통령령으로 정하는 법인 · 단체 또는 기관을 말한다.

제3조(동물보호의 기본원칙)
누구든지 동물을 사육 · 관리 또는 보호할 때에는 다음 각 호의 원칙을 준수하여야 한다.[개정 2017.3.21.][[시행일 2018.3.22.]]
1. 동물이 본래의 습성과 신체의 원형을 유지하면서 정상적으로 살 수 있도록 할 것
2. 동물이 갈증 및 굶주림을 겪거나 영양이 결핍되지 아니하도록 할 것
3. 동물이 정상적인 행동을 표현할 수 있고 불편함을 겪지 아니하도록 할 것
4. 동물이 고통 · 상해 및 질병으로부터 자유롭도록 할 것
5. 동물이 공포와 스트레스를 받지 아니하도록 할 것

제4조(국가 · 지방자치단체 및 국민의 책무)
① 국가는 동물의 적정한 보호 · 관리를 위하여 5년마다 다음 각 호의 사항이 포함된 동물복지종합계획을 수립 · 시행하여야 하며, 지방자치단체는 국가의 계획에 적극 협조하여야 한다.[개정 2017.3.21., 2018.3.20.][[시행일 2018.9.21.]]
1. 동물학대 방지와 동물복지에 관한 기본방침
2. 다음 각 목에 해당하는 동물의 관리에 관한 사항
가. 도로 · 공원 등의 공공장소에서 소유자등이 없이 배회하거나 내버려진 동물(이하 "유실 · 유기동물"이라 한다)
나. 제8조제2항에 따른 학대를 받은 동물(이하 "피학대 동물"이라 한다)
3. 동물실험시행기관 및 제25조의 동물실험윤리위원회의 운영 등에 관한 사항

4. 동물학대 방지, 동물복지, 유실 · 유기동물의 입양 및 동물실험윤리 등의 교육 · 홍보에 관한 사항
5. 동물복지 축산의 확대와 동물복지축산농장 지원에 관한 사항
6. 그 밖에 동물학대 방지와 반려동물 운동 · 휴식시설 등 동물복지에 필요한 사항

② 특별시장 · 광역시장 · 도지사 및 특별자치도지사 · 특별자치시장(이하 "시 · 도지사"라 한다)은 제1항에 따른 종합계획에 따라 5년마다 특별시 · 광역시 · 도 · 특별자치도 · 특별자치시(이하 "시 · 도"라 한다) 단위의 동물복지계획을 수립하여야 하고, 이를 농림축산식품부장관에게 통보하여야 한다.[개정 2013.3.23. 제11690호(정부조직법)]

③ 국가와 지방자치단체는 제1항 및 제2항에 따른 사업을 적정하게 수행하기 위한 인력 · 예산 등을 확보하기 위하여 노력하여야 하며, 국가는 동물의 적정한 보호 · 관리, 복지업무 추진을 위하여 지방자치단체에 필요한 사업비의 전부나 일부를 예산의 범위에서 지원할 수 있다.[신설 2017.3.21.][[시행일 2018.3.22.]]

④ 국가와 지방자치단체는 대통령령으로 정하는 민간단체에 동물보호운동이나 그 밖에 이와 관련된 활동을 권장하거나 필요한 지원을 할 수 있다.[개정 2017.3.21.][[시행일 2018.3.22.]]

⑤ 모든 국민은 동물을 보호하기 위한 국가와 지방자치단체의 시책에 적극 협조하는 등 동물의 보호를 위하여 노력하여야 한다.[개정 2017.3.21.][[시행일 2018.3.22.]]

제5조(동물복지위원회)

① 농림축산식품부장관의 다음 각 호의 자문에 응하도록 하기 위하여 농림축산식품부에 동물복지위원회를 둔다.[개정 2013.3.23. 제11690호(정부조직법)]
1. 제4조에 따른 종합계획의 수립 · 시행에 관한 사항
2. 제28조에 따른 동물실험윤리위원회의 구성 등에 대한 지도 · 감독에 관한 사항
3. 제29조에 따른 동물복지축산농장의 인증과 동물복지축산정책에 관한 사항
4. 그 밖에 동물의 학대방지 · 구조 및 보호 등 동물복지에 관한 사항

② 동물복지위원회는 위원장 1명을 포함하여 10명 이내의 위원으로 구성한다.

③ 위원은 다음 각 호에 해당하는 사람 중에서 농림축산식품부장관이 위촉하며, 위원장은 위원 중에서 호선한다. [개정 2013.3.23. 제11690호(정부조직법), 2017.3.21.][[시행일 2018.3.22.]]
1. 수의사로서 동물보호 및 동물복지에 대한 학식과 경험이 풍부한 사람
2. 동물복지정책에 관한 학식과 경험이 풍부한 자로서 제4조제4항에 해당하는 민간단체의 추천을 받은 사람
3. 그 밖에 동물복지정책에 관한 전문지식을 가진 사람으로서 농림축산식품부령으로 정하는 자격기준에 맞는 사람

④ 그 밖에 동물복지위원회의 구성 · 운영 등에 관한 사항은 대통령령으로 정한다.

제6조(다른 법률과의 관계)

동물의 보호 및 이용 · 관리 등에 대하여 다른 법률에 특별한 규정이 있는 경우를 제외하고는 이 법에서 정하는 바에 따른다.

CHAPTER 03

생명윤리의 원칙과 적용

배울 내용

1. 생명윤리의 원칙
2. 생명윤리의 적용

학습목표

1. 생명윤리의 원칙을 파악하고 중요성을 인식한다.
2. 생명윤리의 적용에 있어 구체적인 사례를 통해 윤리적 문제점을 파악한다.

CHAPTER

03

생명윤리의 원칙과 적용

1. 생명윤리의 원칙

오늘날의 생명윤리는 개인적인 영역에서만 다루어지는 것이 아니고, 보다 더 넓은 범위에서 다루어져야 하며 특정 학문에 국한되어서는 안된다고 주장한다. 이처럼 생명윤리가 생명체를 둘러싼 전반적인 사회적 논쟁을 다루는 것에 입각하여, 생명윤리의 범위는 인간에서 시작해서 동물, 그리고 환경까지 광범위하다. 이러한 생명윤리에는 원칙들〈그림 3-1〉, 즉 자율성 존중의 원칙, 선의의 원칙, 정의의 원칙 및 동의의 원칙이 중요한 요인으로 작용하고 있다(임우열, 2007).

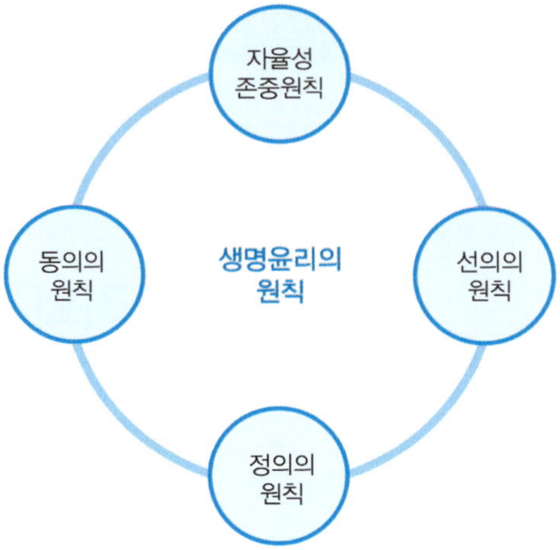

그림 3-1. 생명윤리의 원칙

1) 자율성 존중의 원칙

개인은 누구나 자신의 일을 결정할 자율권을 가지고 있으며, 그것은 타인에게 피해를 주지 않는 한 어느 누구도 그 권리를 침해받아서는 안되는 권리로 인식된다. 즉, 생명윤리는 일차적으로 진료행위나 실험과정에서 발생할 수 있는 피해로부터 환자나 실험대상자를 보호하는 데 그 목적이 있으며, 이러한 원칙의 배후에는 인간 존중의 사상이 깔려 있다는 것이다. 이러한 인간 존중과 인간의 자율성 존중을 역설한 대표적인 철학자로는 임마누엘 칸트(Kant)와 존 스튜어트 밀(Mill)이 대표적이다.

인간 존중은 최소 두 가지의 윤리적 신념을 하나로 묶는다. 첫째, 인간은 자율적 존재로 취급되어야 하며, 둘째, 자율 능력이 부족한 인간은 보호를 받을 권리가 있다는 것이다. 그러므로 인간 존중의 원칙은 두 가지 서로 다른 도덕적 요구로 분리될 수 있는데, 그 하나는 자율성 인정에 대한 요구이고, 다른 하나는 자율성이 부족한 인간에 대한 보호의 요구이다.

표 3-1. 칸트와 밀의 인간 존중 사상

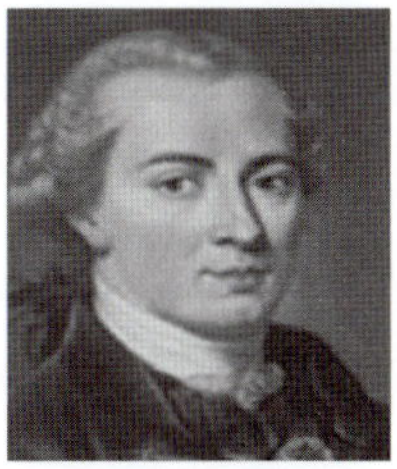 칸트(Kant)	칸트는 「도덕 형이상학의 근본 원리(Fundamental Principle of Moral Metapysics)」에서 모든 인간은 무조건적 가치를 지니며, 더 나아가 자신의 운명을 스스로 결정할 능력을 가지고 있기 때문에 한 개인을 목적이 아니라 단지 수단으로 다루는 것은 이러한 개인의 자율성을 침해하게 된다고 주장하였다.
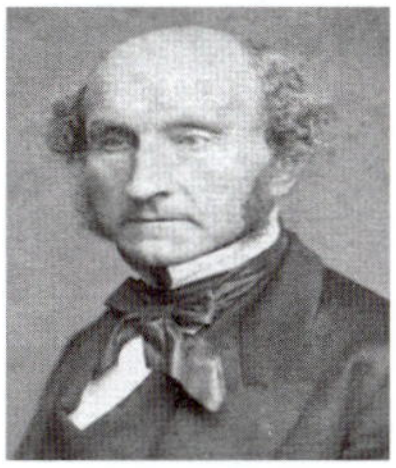 밀(Mill)	밀은 「자유론(OnLiberty)」에서 공리주의 원리에 근거하여 자유를 옹호하는 논리를 펴고 있다. 그는 자유를 사상의 영역과 행위의 영역으로 구분하여 서로 다른 기준을 제시하였다. 즉, 밀은 사상의 영역에서 개인은 절대적 자유를 누리는 반면, 행위의 영역에서는 타인에게 피해를 끼치지 않는 한 자유가 허용되어야 한다는 자유주의의 기본 원칙을 명백히 밝히고 있다. 왜냐하면 개인은 누구나 행복을 추구하는데, 그 개인마다의 자율적인 행위가 보장되지 않고서는 행복을 기대할 수 없기 때문이다.

자율적인 인간은 자의적으로 자신의 목적을 숙고할 능력 그리고 그 방향으로 행동할 능력이 있는 개인이다. 자율성 존중이란 자율적인 인간의 숙고된 의견과 선택을 그들의 행동이 다른 이들에게 명백한 피해를 주지 않는 한 방해하지 않고 존중하는 것이다. 불가피한 이유가 없는 데도 도덕 행위자의 숙고된 판단을 무시하거나, 그 숙고된 판단에 따라 행위할 자유를 부인하거나, 숙고된 판단을 내리는 데 필요한 정보를 감추는 것은 자율적 도덕 행위자를 존중하지 않는 것이다. 하지만 모든 인간이 자기결정능력을 가지고 있는 것은 아니다. 자기결정능력은 성장과 더불어 증대되며 어떤 사람들은 질병, 정신이상, 또는 자유가 심하게 제한되는 상황 등으로 인해, 이 능력의 전체 또는 일부분을 상실한다. 미성년자와 무능력자에 대한 존중은 그들이 성장해 가는 동안, 또는 그들이 장애를 가지고 있는 동안 그들을 보호할 것을 요청한다.

인간 피험자와 관련이 있는 대부분의 연구에서 인간 존중은 그 피험자가 충분한 정보를 가지고 자발적으로 연구에 참여하기를 요구한다. 그러나 어떤 상황에서 이 원칙의 적용은 그리 분명하지 않다. 피험자로서 죄수의 참여는 교육적인 예를 제공한다. 한편으로는 인간 존중의 원칙이 죄수도 연구에 자발적으로 참여할 수 있는 기회를 박탈당해서는 안 됨을 요구하는 것처럼 보인다. 다른 한편으로는 자원하지 않았을 연구에 참여하도록 미묘한 압력을 받거나 부당한 영향을 받을 수도 있다. 그렇다면 인간 존중의 원칙은 죄수가 보호받아야 함을 요구한다. 대부분의 곤란한 사례에서 인간 존중은 종종 그 원칙 자체에 의해 요구되는 것과 대립하는 주장들 사이의 균형을 잡아가는 일이다.

2) 선행의 원칙

사람들이 윤리적으로 대우하는 방식에는 그들의 결정을 존중하고 위험으로부터 보호하는 것 외에도 그들의 복지를 보증하려고 노력하는 방식이 있다. 이때, 후자의 대접 방식은 선행원칙의 범주에 포함된다. 선행(beneficence)이라는 용어는 엄격한 의무를 넘어서는 친절, 또는 자선을 의미하지만 생명윤리에서의 선행이란 그보다는 좀 더 강한 의미로서, 즉 하나의 의무로 이해해야 한다. 이런 의미의 선행에 대한 일반적인 규칙은 〈표 3-2〉의 두 가지의 상호보완적인 표현으로 나타낼 수 있다.

표 3-2. 선행에 대한 일반적인 원칙

- 해를 입히지 말 것
- 가능한 한 이익을 극대화하고 가능한 한 해악을 극소화할 것

'해를 입히지 말라'라는 히포크라테스(Hippocrates)의 격률(格率)은 오랫동안 의료윤리의 기본적인 원칙이었다. 클로드 베르나르(Claude Bernard)는 이를 연구의 영역까지 확장시켜, 타인에게 이득이 되는지 여부를 불문하고 누구에게든 해를 입히지 말라고 주

장하였다. 그러나 해를 입히지 않기 위해서는 무엇이 해악인지를 먼저 알아야 한다. 그리고 이런 정보를 얻는 과정에서 사람들은 해악의 위험에 노출되기 마련이다. 더욱이 히포크라테스 선서는 의사들에게 최선의 판단에 따라 환자들에게 이득을 줄 것을 요구한다. 사실상 무엇이 이득이 될 것인가를 알기 위해서 사람들을 위험에 노출시켜야 하는 경우도 있다. 이런 정언적 명령이 제기하는 문제는 위험에도 불구하고 특정한 이득을 추구하는 것이 정당화될 수 있는 경우와 위험 때문에 이득을 포기해야만 하는 경우를 결정해야 한다는 것이다.

선행의 의무는 개별 연구자와 사회 일반 모두에게 영향을 미치는데, 왜냐하면 선행의 의무가 특정 연구 프로젝트는 물론 연구 행위 전반에까지 확장되기 때문이다. 특정 프로젝트의 경우, 연구자와 그 기관의 종사자들은 그 연구로부터 생길지도 모르는 해악을 최소화하는 한편 이득을 극대화하기 위해 사전에 숙고해야만 한다. 일반적인 과학연구의 경우 사회구성원들은 장기적인 관점에서 지식의 발전, 새로운 의학적, 심리치료적, 사회적 과정의 발달로부터 야기될 수 있는 이득과 위험을 인식해야만 한다.

3) 정의의 원칙

누가 연구에서 생기는 이득을 누리고, 누가 그 부담을 감당해야 하는가? 이것은 분배의 공정성, 또는 합당한 응분이라는 의미에서, 정의의 문제이다. 자격이 있는 사람에게 어떤 이득이 정당한 이유 없이 부인되거나 또는 어떤 부담이 부당하게 지워질 때 불의가 발생한다. 정의의 원칙을 이해하는 또 다른 방법은 동등한 것은 동등하게 취급해야 한다는 것이다. 정의의 문제는 오랫동안 처벌, 과세, 그리고 정치적 대의(代議)제도와 같은 실천과 관련성이 있었다. 얼마 전까지만 해도 이런 문제들은 과학연구와는 대개 관련이 없었다. 예를 들어, 19세기와 20세기에 연구 피험자로서의 부담은 주로 가난한

병동 환자들의 몫이었으며, 반면 연구에 따른 의학적 진보의 이득은 대개 부유한 환자들에게 돌아갔다.

그리고 나치 수용소 수용인들에 대한 착취는 특히 극악한 불공정의 예로 비난을 받았다. 미국에서는 1940년대에 터스키지 매독 연구(syphilis experiment)에서, 치료받지 않을 경우 그 병의 진행과정을 연구하기 위해 결코 이 병이 그들에게만 국한된 문제가 아니었음에도 불구하고 시골의 가난한 흑인 남성들을 이용하였다. 연구의 계속적인 수행을 이유로 이 피험자들에게는 효과적인 치료가 제대로 제공되지 않았는데, 그러한 치료방법이 일반에 널리 보급된 이후에도 그러했다.

이런 역사적인 배경에 비추어 본다면, 정의라는 개념이 인간 피험자 연구와 어떻게 관련되는지 알 수 있다. 예를 들어, 연구대상의 선정이 특정 계층(생활보호대상자, 소수민족과 특정 인종, 또는 시설 수용자 등)의 연구주제와 직접적으로 관련이 있기 때문이 아니라, 그들이 단지 시간이 많고 처지가 어려우며 조종하기 쉽다는 이유로 체계적으로 선택된 것은 아닌지의 여부를 세밀히 검토하여야 한다. 또한 공공 기금의 지원을 받는 연구가 치료기술이나 장치의 개발을 목적으로 할 때에는 그것들을 활용할 여유가 있는 사람에게만 편익이 되어서는 안되며, 그 연구결과의 적용을 받는 수혜자가 될 가능성이 없는 집단에서 그런 연구의 피험자를 부당하게 뽑아서는 안된다는 것을 정의는 요구한다.

4) 동의의 원칙

환자나 연구대상자가 치료 또는 연구의 내용을 실질적으로 이해하고 또한 타인에 의한 강요 없이 환자 스스로의 의사나 연구자에게 무엇을 하도록 위임한 경우를 충분한 정보에 근거한 동의라고 할 수 있다. 다시 말해, 이는 환자나 연구대상자의 자율적인 선택을 의미한다. 충분한 정보에 근거한 동의는 3가지 요소, 즉 동의자의 능력, 자발성, 정보요소로 이루어진다(임우열, 2007).

(1) 동의자의 능력

충분한 정보에 근거한 동의가 가능하려면 자율적으로 생각하고 판단할 수 있는 의사결정능력(competence)이 전제되어야 한다. 즉, 자율적 의사표현능력은 충분한 정보에 근거한 동의의 필요조건이라 할 수 있다.

생명의료윤리학에서는 치료나 실험과정을 이해할 수 있고, 그와 관련된 주요한 이해득실을 따질 수 있으며, 이러한 심사숙고에 의해서 결정을 내릴 수 있는 사람을 의사결정능력이 있는 자로 간주한다. 만약 이런 의사결정능력 중 어느 하나라도 결여되어 있으면 그 사람의 동의에 대해 의심하게 된다. 그러나 현실적으로 어떤 사람이 이러한 능력을 지녔는가를 판단하는 데 있어서 그 답이 모호한 경우가 많이 있다. 위에서 말한 생명의료윤리학에서의 의사결정능력에 관한 일반적 정의를 그대로 능력 · 무능력을 구분하는 잣대로 수용하는 데에는 어려움이 있으며, 또한 이런 정의를 정책결정에 이용하게 되면 위험스럽기까지 할 것이다. 그러므로 위의 일반적 정의를 좀 더 구체화할 필요가 있다. 그래서 생명의료윤리 학자들은 위의 정의를 〈표 3-3〉과 같은 일곱 가지 잣대로 세분하여 설명하고 있다(동아대학교 생명윤리연구회, 2005).

표 3-3. 동의자 판단능력 기준

- 선호나 선택의 표현 내지 의사소통을 할 수 없음
- 자신의 상황과 그 결과를 이해할 수 없음
- 관련 정보를 이해할 수 없음
- 이유를 제공할 수 없음
- 합리적인 이유를 제공할 수 없음
- 손해 · 이익과 관련된 이유를 제공할 수 없음
- 합당한 결정을 내릴 수 없음

이 일곱 가지 잣대의 물음에 대해 '아니오'라는 판단이 내려지면, 그 사람은 의사결정 능력이 있는 자로 간주할 수 있다. 물론 동의에 필요한 의사결정능력은 동의가 요구되는 상황의 복잡성에 따라 다소 융통성이 있을 수도 있다(김일순 외, 1999).

(2) 자발성

충분한 정보에 근거한 동의에는 동의자의 자발성이 전제된다. 이 자발성이라는 전제 조건은 자율성이란 개념으로 곧바로 귀결된다. 자발성이란 개념은 정확한 지식, 심리적 강요의 부재, 외적 강제의 부재 등으로 설명될 수 있다.

타인에 대한 통제는 모두 타인에게 영향력을 행사하게 된다. 그러나 모든 영향력이 통제의 형태를 가지는 것은 아니다. 사랑, 위협, 교육, 거짓말, 조작적인 제안, 감정적 호소 등이 모두 이러한 영향력 범주에 속한다. 이들 영향력은 크게 강요, 설득, 조작의 세 가지 범주로 유형화될 수 있다. 강요는 어떤 사람이 타인을 통제하기 위해 물리적인 힘이나 해악의 위협을 의도적으로 사용할 경우에만 일어난다. 설득은 강요와는 달리 어떤 행위의 필요성을 제시함으로써 상대방의 동의를 얻어 내는 방법이다. 조작은 강요나 설득 이외의 방법으로 타인의 영향력을 행사하는 것이다. 의료 행위에 있어서 중요한 조작의 형태는 정보 조작이다(김일순 외, 1999). 가장 흔한 정보 조작의 형태는 거짓 정보 제공, 정보 제공의 보류, 핵심 사항을 빠뜨린 정보 제공, 오해의 여지가 있는 과장 등이 있다. 게다가 정보를 제공할 때의 목소리, 즉 톤, 제스처, 태도(긍정적인 태도 혹은 부정적인 태도) 등도 환자의 인식과 반응에 직·간접적으로 영향을 미친다.

위에서 밝힌 정보 조작 외에도 조작에는 위협, 징계, 보상, 제안 등이 있다. 그리고 이 모든 조작 행위가 항상 자발성 조건에 배치되는 것은 아니다. 다시 말해, 의료 관행에 있어서 때로는 조작도 정당화되기도 한다. 따라서 '자발성과 양립 가능한 조작 행위와 그렇지 않은 조작 행위를 어떻게 구별할 수 있는가?' 라는 물음이 제기된다. 특히 이런 어려움은 보상, 제안, 격려 등과 관련되어 일어난다.

(3) 정보요소

정보요소는 환자의 측면에서 보면 환자의 알 권리와 관련된 문제이며, 의료인의 측면에서 보면 정보제공의 의무와 관련된 문제라고 할 수 있다. 적절한 정보전달이 없이는 환자나 실험대상자가 올바른 결정을 내릴 수 없다. 전문인의 관점, 의견, 충고가 환자나 실험대상자의 생각, 상호이해에 중요한 영향을 미친다(동아대학교 생명윤리연구회, 2005). 그러므로 전문인은 〈표 3-4〉와 같은 핵심정보를 알려 줄 책임이 있다.

표 3-4. 정보요소

- 의학적 치료나 연구에 대한 승낙 여부를 결정지을 때, 환자나 연구대상자에게 중요하다고 생각한 사실과 해석
- 전문인 자신이 중요하다고 믿는 정보
- 전문인의 충고
- 승낙을 구하는 이유 및 승낙이 갖는 권한 위임의 성격

진료나 연구의 목적이 무엇이며, 담당자가 누구인가 등에 관한 추가적인 보충설명이 요구될 수도 있다. '진료나 연구과정에서 일어나는 위험과 부정적인 결과에 대해서는 무엇을 알려 주어야 하는가?' 라는 연구라면, 연구대상자 선발기준에 대한 설명이 있어야 하고, 질문의 기회가 있다는 것을 알려 주어야 하며, 언제라도 결정을 철회할 수 있다는 것을 알려 주어야 한다. 여기서 중요한 도덕적 관점은 전달 항목의 나열이 아니라, 연구대상자나 환자가 정보를 필요로 한다는 점이다.

충분한 정보에 근거한 동의 물음에는 환자나 연구대상자의 정보이해가 중요하게 된다. 아무리 정보를 제공하여도 환자나 실험대상자가 그 정보를 이해하지 못한다면 아무런 의미가 없기 때문이다. 환자나 연구대상자가 이해능력을 지니고, 의사는 관련 정보를 충분히 제공했다고 해서 이해에 대한 문제가 해결되는 것은 아니다. 의료행위나 연구는 과학자의 전문적인 일에 속하기 때문에 전문적인 용어와 담론 절차가 있을 수

있다. 따라서 환자나 연구대상자는 정보를 듣고도 무슨 말인지 이해하지 못하는 경우가 발생할 수 있다. 이런 점에 있어서 의사나 간호사들이 사용하는 의학적인 전문용어(대부분이 영어나 라틴어)를 우리말화 하는 작업이 요구된다.

용어와 담론의 구조로 인한 어려움보다 더 심각한 것은 의사소통체계이다. 특히 질병의 예방이나 치료에 있어서 심리적 요인이 차지하는 중요성은 아무리 강조해도 지나치지 않는다. 즉, 의료인에 대한 환자의 신뢰성이 중요하다. 그러나 신뢰성은 환자가 신뢰하고자 마음먹으면 그냥 얻어지는 것이 아니다. 환자와 의료인 사이에 의사소통이 제대로 가능하려면, 무엇보다 의사나 간호사와 환자 사이의 원만한 의사소통체계가 선행되어야 한다.

표 3-5. 「생명윤리법」: 제3장 인간대상연구 및 연구대상자 보호

제15조(인간대상연구의 심의)

① 인간대상연구를 하려는 자는 인간대상연구를 하기 전에 연구계획서를 작성하여 기관위원회의 심의를 받아야 한다.

② 제1항에도 불구하고 연구대상자 및 공공에 미치는 위험이 미미한 경우로서 국가위원회의 심의를 거쳐 보건복지부령으로 정한 기준에 맞는 연구는 기관위원회의 심의를 면제할 수 있다.

제16조(인간대상연구의 동의)

① 인간대상연구자는 인간대상연구를 하기 전에 연구대상자로부터 다음 각 호의 사항이 포함된 서면동의(전자문서를 포함한다. 이하 같다)를 받아야 한다.

1. 인간대상연구의 목적
2. 연구대상자의 참여 기간, 절차 및 방법
3. 연구대상자에게 예상되는 위험 및 이득
4. 개인정보 보호에 관한 사항
5. 연구 참여에 따른 손실에 대한 보상
6. 개인정보 제공에 관한 사항
7. 동의의 철회에 관한 사항
8. 그 밖에 기관위원회가 필요하다고 인정하는 사항

② 제1항에도 불구하고 동의 능력이 없거나 불완전한 사람으로서 보건복지부령으로 정하는 연구대상자가 참여하는 연구의 경우에는 다음 각 호에서 정한 대리인의 서면동의를 받아야 한다. 이 경우 대리

인의 동의는 연구대상자의 의사에 어긋나서는 아니 된다.

1. 법정대리인
2. 법정대리인이 없는 경우 배우자, 직계존속, 직계비속의 순으로 하되, 직계존속 또는 직계비속이 여러 사람일 경우 협의하여 정하고, 협의가 되지 아니하면 연장자가 대리인이 된다.

③ 제1항에도 불구하고 다음 각 호의 요건을 모두 갖춘 경우에는 기관위원회의 승인을 받아 연구대상자의 서면동의를 면제할 수 있다. 이 경우 제2항에 따른 대리인의 서면동의는 면제하지 아니한다.

1. 연구대상자의 동의를 받는 것이 연구 진행과정에서 현실적으로 불가능하거나 연구의 타당성에 심각한 영향을 미친다고 판단되는 경우
2. 연구대상자의 동의 거부를 추정할 만한 사유가 없고, 동의를 면제하여도 연구대상자에게 미치는 위험이 극히 낮은 경우

④ 인간대상연구자는 제1항 및 제2항에 따른 서면동의를 받기 전에 동의권자에게 제1항 각 호의 사항에 대하여 충분히 설명하여야 한다.

제17조(연구대상자에 대한 안전대책)

① 인간대상연구자는 사전에 연구 및 연구환경이 연구대상자에게 미칠 신체적 · 정신적 영향을 평가하고 안전대책을 마련하여야 하며, 수행 중인 연구가 개인 및 사회에 중대한 해악(害惡)을 초래할 가능성이 있을 때에는 이를 즉시 소속 기관의 장에게 보고하고 적절한 조치를 하여야 한다.

② 인간대상연구자는 질병의 진단이나 치료, 예방과 관련된 연구에서 연구대상자에게 의학적으로 필요한 치료를 지연하거나 진단 및 예방의 기회를 박탈하여서는 아니 된다.

제18조(개인정보의 제공)

① 인간대상연구자는 제16조제1항에 따라 연구대상자로부터 개인정보를 제공하는 것에 대하여 서면동의를 받은 경우에는 기관위원회의 심의를 거쳐 개인정보를 제3자에게 제공할 수 있다.

② 인간대상연구자가 제1항에 따라 개인정보를 제3자에게 제공하는 경우에는 익명화하여야 한다. 다만, 연구대상자가 개인식별정보를 포함하는 것에 동의한 경우에는 그러하지 아니하다.

제19조(기록의 유지와 정보의 공개)

① 인간대상연구자는 인간대상연구와 관련한 사항을 기록 · 보관하여야 한다.

② 연구대상자는 자신에 관한 정보의 공개를 청구할 수 있으며, 그 청구를 받은 인간대상연구자는 특별한 사유가 없으면 정보를 공개하여야 한다.

③ 제1항 및 제2항에 따른 기록 · 보관 및 정보 공개에 관한 구체적인 사항은 국가위원회의 심의를 거쳐 보건복지부령으로 정한다.

2. 생명윤리의 적용

생명윤리의 적용을 일반인을 대상으로 하는 실험, 환자를 대상으로 하는 실험, 태아를 대상으로 하는 실험, 어린이를 대상으로 하는 실험, 수형자를 대상으로 하는 실험 및 동물을 대상으로 하는 실험으로 구분하여 살펴보면 다음과 같다.

1) 일반인을 대상으로 하는 실험

모든 인체실험은 각 개인의 자유의사에 따른 동의를 전제로 행해져야 한다. 실험대상으로는 우선 연구자 자신이나 동일한 분야에 종사하는 동료 또는 의학도들이 실험대상자로 받아들여질 수 있다. 인체실험에 주 관심을 갖는 이 집단만으로는 필요한 인체실험이 충족될 수 없으므로 그밖에 다른 자원자들의 참여가 꼭 필요하다. 그러나 단지 도덕적 혹은 사회적 호소를 통한 홍보만으로는 충분한 자원자를 모집할 수 없기 때문에, 실험대상자를 확보하는 데 어려움이 있다.

연구자가 실험을 함에 있어, 인간의 고통에 대한 연민, 인류의 건강을 증진시키고자 하는 열의, 또는 지식에 대한 애착이 한 역할을 할 수 있다. 한편 실험의 형식적인 조건으로서 실험대상자의 동의와 자유의사가 전제된 경우, 그 실험은 일반적으로 용인받지만, 실험대상자 선정에 있어서는 엄격한 제한이 따라야 한다. 예를 들어, 생활이 빈곤한 사람들에게 지나친 금전적인 대가를 약속해서는 안되며, 자유의사에 의한 동의를 하기에는 제약이 있거나 타인의 영향을 받을 수 있는 어린이, 수감자, 정신박약자들은 원칙적으로 실험대상에서 제외해야 한다. 왜냐하면 처방과 치료에 유용성을 가져오지만 당사자의 의지에 반해 이루어지는 전쟁포로에 대한 실험이나, 본인의 동의하에 이루어지지만 가난한 사람이나 감옥에 수감된 자의 경우에는 그들이 실험을 거부할 수 없는 상태에서 이루어지므로 실험자체가 도덕적 정당성을 획득할 수 없기 때문이다(임우열, 2007).

일반인을 대상으로 실시된 인체실험의 문제는 독일과 일본이 전쟁 중에 여러 가지 목적으로 인간을 대상으로 실험을 한 것이 알려지면서 논란이 되었다. 인간을 대상으로 한 실험에 참가한 많은 사람들은 고통을 받으면서 죽어 갔다.

표 3-6. 독일의 인체실험

독일은 극한 상황에서 인간이 얼마만큼 견뎌 낼 수 있는지의 실험을 실행하였다. 즉, 질병에 걸린 병사를 치료하기 위한 실험 등을 군사적 목적으로 인체실험을 했으며, 이 실험으로 많은 사람들이 고통을 받으며 죽어 갔다. 제2차 세계대전 후 23명의 나치 의사와 과학자들은 강제 수용소 수감자들을 대상으로 실시된 실험에 대해 '살인혐의'로 전범재판에 기소하였는데, 이것이 뉘른베르크 전범재판이다. 이 재판에서 23명 중 15명이 유죄판정(7명에게는 교수형, 8명에게는 각종 종신형에서 10년에 이르는 징역형이 선고), 8명은 사면되었다. 뉘른베르크 전범재판을 통해 인간대상 연구에서 연구자가 반드시 지켜야 할 10가지 윤리적 기본원칙이 제정되었다.

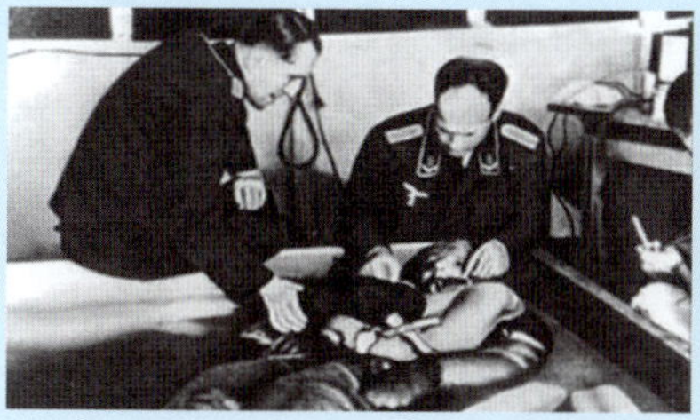

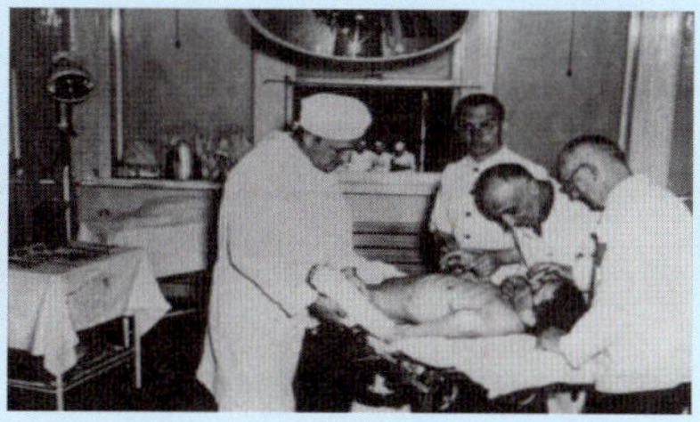

표 3-7. 일본 731 부대 생체실험

일본의 731 부대는 중국 헤이룽장성 하얼빈에 있던 관동군 산하 세균전 부대이다. 이 부대에서 1936년에서 1945년 여름까지 중국인과 한국인 등 3,000명을 대상으로 각종 세균실험과 약물실험을 자행하였다. 731 부대 예하에는 바이러스, 곤충, 동상, 페스트, 콜레라 등 생물학 무기를 연구하는 17개 연구반이 있었으며, 각각의 연구반에는 마루타라고 불리는 인간을 생체실험용으로 사용하였다. 1940년 이후 해마다 600명의 마루타들이 생체실험에 동원되어 최소한 3,000여 명의 한국인, 중국인, 러시아인, 몽골인 등이 희생된 것으로 추정되며, 1945년 제2차 세계대전이 끝나자 만행의 흔적을 없애기 위해 살아남은 150여 명의 마루타들까지 모두 처형하였다. 종전 후 이시이 시로를 비롯한 부대원들은 세균전 연구결과를 모두 미국으로 넘기는 조건으로 전범재판에 회부되지 않고 면책되었다. 즉, 미국 점령군 사령부가 일본 실험 수행자들의 기소 면제권과 생물학 전쟁에 대한 정보를 교환하여 이런 사실은 오랫동안 비밀로 숨겨졌다.

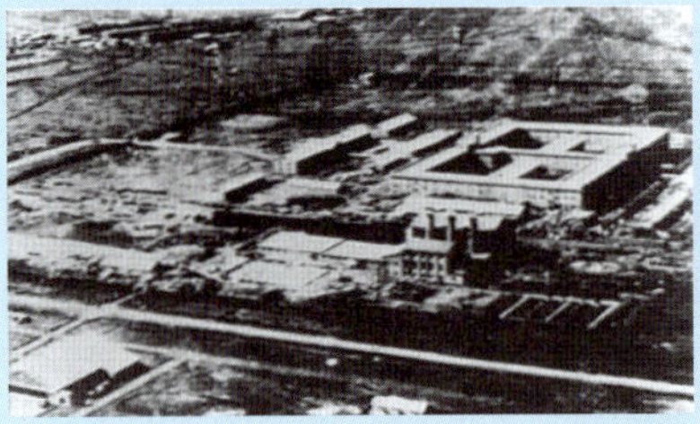

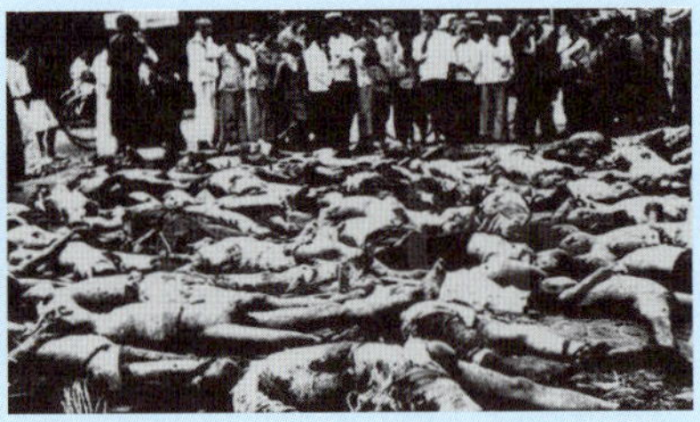

■ 독일과 일본의 인체실험에서 제기될 수 있는 윤리적 문제는 무엇이라고 생각하십니까?

독일과 일본이 실시했던 인체실험의 윤리적 문제로는 결과론적 사고[1]의 문제, 인간

1) 결과주의는 행위의 옳고 그름이 결과의 좋고 나쁨에 의존한다는 이론으로 행위란 본질적 가치를 지니고 있지 않으며 그것이 옳고 그른가는 주어진 상황에서 그것이 가져올 결과에만 달려 있다고 보는 것이다. 따라서 어떤 일의 원인이나 과정은 생각하지 않고 오직 결과만 가지고 논의하게 된다.

의 자율적인 자기결정능력 존중(실험대상자의 자발적 동의 아래에서 이루어져야 함), 실험에 대한 충분한 이해와 지식의 제공(실험을 결정하기 전에 실험에 대한 충분한 지식 제공), 보상의 문제(보상이 부족할 때에는 착취의 문제가 발생, 보상이 과도할 때에는 보상의 유혹 때문에 자율성이 훼손되는 문제가 발생) 등의 윤리적 문제가 제기될 수 있다.

표 3-8. 밀그램(Milgram)의 복종실험

예일대학교 심리학과 교수 스탠리 밀그램(Stanley Milgram)은 1963년 인간이 권위에 대해서 어디까지 복종이 가능한지를 알아보고자 실험을 실시하였다. 그는 2차 세계대전 동안 수용소에서 수많은 사람들이 윗사람의 명령에 의해 학살당하는 장면을 보고 이런 의문을 품었다. 그들은 지원자 40명을 모집한 뒤, 교사와 학생으로 나눈다고 말한 뒤, 제비 뽑기를 한다. 하지만 모든 제비에 '교사'라는 단어만 적혀 있을 뿐 학생은 단 1명이었고, 그는 밀그램이 사전에 섭외한 가짜 '학생'연기를 위한 사람이었다. 이렇게 교사와 학생을 두 방으로 나눈 뒤(서로 볼 수 없는), 학생에게 문제를 내 주고 틀릴 때마다 전기 충격을 준다. 물론 전기 충격은 가짜였고, 그 충격으로 고통스러워하는 학생의 연기도 가짜였다. 학생이 문제를 틀릴 때마다 교사는 전기 충격 버튼을 하나씩 올리며 눌렀는데, 교사는 전기 충격이 실제라고 생각하며 버튼을 누를 때마다 괴로운 표정을 지었다. 전기 충격의 정도는 15볼트(경미)부터 450볼트(심각)까지 였다. 실험을 설계했던 연구자들은 대부분의 참가자들이 중간에 실험을 멈추지 않을까 예상했지만, 실제는 전혀 달랐다. 40명의 참가자 중 300볼트 이하로 그만둔 교사들은 아무도 없었고, 26명이나 450볼트(심각) 단계까지 눌렀다. 중간중간 연구자들이 참가자들에게 '실험을 계속해야 한다'는 이야기를 하긴 했지만, 자신의 선택으로 학생이 고통받는 것을 알면서도 그저 연구자들의 말에 따라 버튼을 끝까지 눌렀던 것이다. 이 실험은 굉장한 파장을 일으켰다. 명령에 복종한 사람들이 윤리의식 없이 얼마나 잔인해질 수 있는지 가늠할 수 있는 실험이었다.

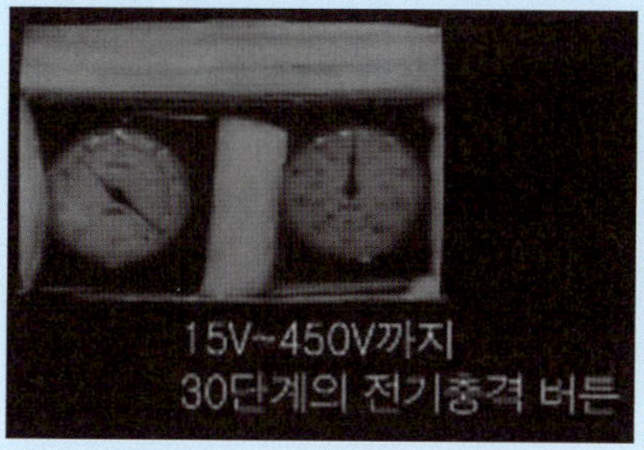

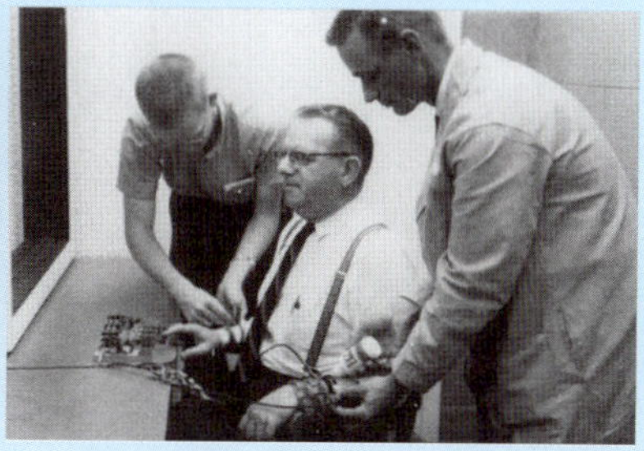

■ 밀그램(Milgram)의 복종실험에서 제기될 수 있는 윤리적 문제는 무엇이라고 생각하십니까?

밀그램(Milgram)의 복종실험은 피험자들에게 심리적 외상을 줄 수 있음에도 불구하고 이를 미리 알리지 않았다는 이유로 윤리적으로 많은 비판을 받을 수 있으며, 기만연구(deception study)의 특성에 맞은 동의방법 고려와 심리적 피해에 대한 대책 수립 미흡(기만연구는 사후 동의 방법이 있지만 연구윤리심의위원회(IRB)의 승인을 받는 전제 조건이 필요함. 또한 이런 기만연구는 사후에 디브리핑(debriefing) 과정을 통해 설명을 해 주고 피험자의 동의 없이는 연구결과를 사용 않겠다고 말을 해 주어야 함) 등의 윤리적 문제가 제기될 수 있다.

표 3-9. 프로젝트 MKUltra

프로젝트 MKUltra는 인간행동 공학을 실험한 CIA가 후원하는 연구운영의 코드 명이다. 1953년부터 1973년까지 이 프로그램은 미국과 캐나다 시민의 정신 상태를 조작하기 위해 다양한 방법들을 사용하였다. 이 무의식적인 인간실험은 LSD[2] 및 기타 정신변화 약물, 최면, 감각 박탈, 고립, 언어 및 성적 학대, 다양한 형태의 고문을 실시하였다. 연구는 주로 대학, 병원, 교도소 및 제약 회사에서 이루어졌다. 이 프로젝트는 은밀한 작업에 사용할 수 있는 화학적 물질을 개발하려고 하였지만, 결국 프로젝트 MKUltra는 미국 내 CIA 활동에 대한 의회 의뢰 조사로 중단하게 되었다.

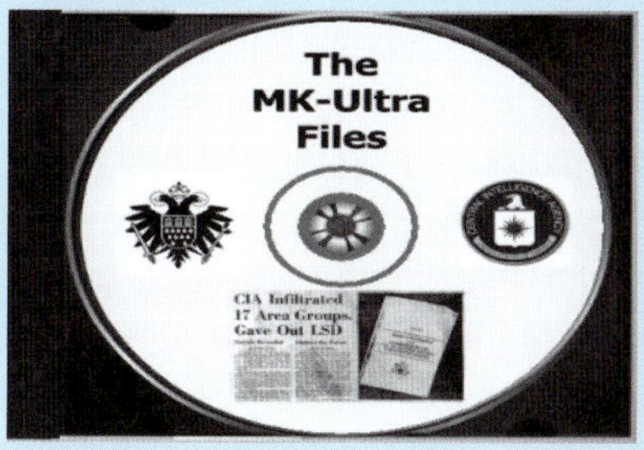

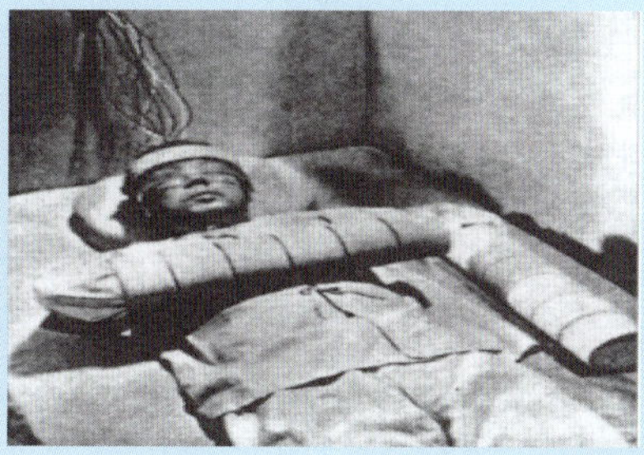

■ 프로젝트 MKUltra에서 제기될 수 있는 윤리적 문제는 무엇이라고 생각하십니까?

____

____

____

____

2) LSD는 환각효과가 코카인의 100배에 달하는 것으로 알려진 무색무취의 마약이다. 알버트 호프(Albert Hofmann)만 박사가 1938년 분만 촉진을 목적으로 개발했으나, 그의 목적과 다르게 미국 히피족 등에서 퍼지며 환각제로 사용되게 되었다. LSD를 남용하면 뇌와 염색체가 손상되는 등 부작용이 심각한 것으로 알려져 있다.

프로젝트 MKUltra의 연구에서는 실험대상자에게 심각한 해를 입힐 수 있는, 즉 환각 효과가 있는 LSD 혹은 정신변화 약물을 사용한 점과 연구대상자에게 충분한 설명 없이 동의를 구하지 않고 실험이 이루어졌다는 윤리적 문제가 제기될 수 있다.

표 3-10. 다방(Tearoom) 사건

다방 사건은 공공장소에서의 행동관찰 연구에 대한 것으로 여기에서 다방이란 동성애자들의 만남의 장소인 공중화장실을 의미한다. 1970년 험프리(Laud Humphreys)는 「남자화장실 안에서의 거래: 공공장소에서의 비개인적 성행위(Tearoom Trade: Impersonal Sex in Public Places)」라는 연구를 발표하였다. 험프리(Humphreys)는 낯선 사람들이 공원 안 공중화장실에서 만나 동성애 행위를 하는 것을 연구하고 싶었는데, 이 사람들은 동성애 행위를 목적으로 공원 안 공중화장실을 사용한다는 것을 알게 되었다. 연구에 대한 관찰을 하기 위해 험프리(Laud Humphreys)는 공중화장실에 나타나 망보는 사람 노릇을 해 주기 시작하였다. 험프리는 망보는 사람으로서의 관찰에서 더 나아가 그가 관찰하고 있던 사람들에 대해 더 알기를 원했다. 많은 참여자들은 자신의 동성애를 비밀로 붙이고 싶어 하는 기혼 남성들로 면접에 응하지 않으려고 했기 때문에 그는 그들에게 면접을 요청하는 대신 그들의 차량 번호판을 적어 두고, 경찰의 도움을 통해 그들의 이름과 주소를 알아냈다. 그다음 험프리는 알아채지 못하게 변장을 한 후, 그들의 집을 방문하여 자신이 설문조사를 하고 있다고 하면서 남자화장실 안에서 얻을 수 없었던 개인적 정보를 수집하였다.

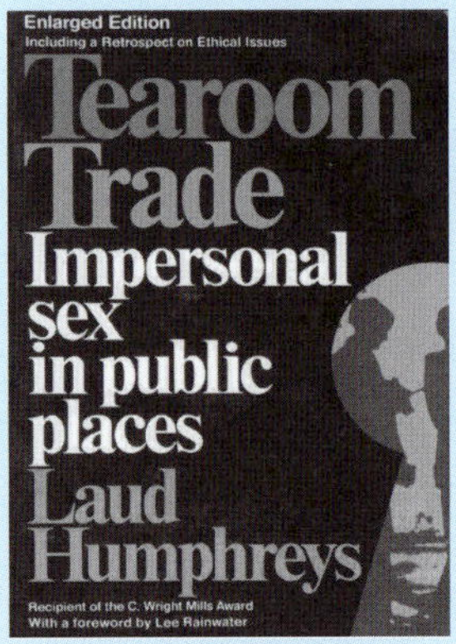

■ 다방(Tearoom) 사건 실험에서 제기될 수 있는 윤리적 문제는 무엇이라고 생각하십니까?

다방(Tearoom) 사건 실험에서는 연구참여에 대한 동의의 부재, 사생활(privacy) 침해, 개인정보의 부당한 추적 등의 윤리적 문제가 제기될 수 있다.

표 3-11. San Antonio 피임연구

1971년 텍사스 주 San Antonio에서는 수많은 멕시코계 미국 여성들을 대상으로 경구피임약 부작용을 확인하고자 하는 연구가 진행되었다. 구체적으로 연구에 참여한 여성들은 단순 피임약을 처방받으러 온 멕시코계(상대적으로 소수) 미국 여성들이었다. 그들은 위약과 피임약에 대한 설명 없이 기간을 설정하여 피임약을 제공받았다. 사전에 연구에 대한 자세한 설명 없이 참여 여성의 절반은 처음에는 경구피임약을 받고 이후에는 위약을 처방받았다. 그 결과 실험 대상자 76명 중 10명이 위약 복용 중 임신을 하게 되었다.

■ San Antonio 피임연구에서 제기될 수 있는 윤리적 문제는 무엇이라고 생각하십니까?

____

____

____

____

San Antonio 피임연구에서는 충분한 설명에 근거한 동의의 부재, 취약한 환경의 연구대상자를 이용하였고, 연구대상자에게 발생 가능한 위험이 이득을 초래하게 되었다는 등의 윤리적 문제가 제기될 수 있다.

2) 환자를 대상으로 하는 실험

실험대상으로 적합한 마지막 대상은 환자가 될 것이다. 왜냐하면 환자는 치료 중이며 상태를 관찰받고 있으므로 가장 접하기 쉽기 때문이다. 그러나 이 경우 의사와 환자의 관계상 의존할 수밖에 없는 것이 환자의 입장이므로, 완전한 자유의사에 의한 동의인지 여부를 실험을 주관하는 의료진의 양심에 따라 신중히 판단해야 한다. 사회, 특히 의료진의 보호 아래 있으며, 이미 질병으로 인한 고통을 겪고 있는 환자에게 부담과 위험을 과중시키는 일은 용납되어서는 안된다.

전체적으로 볼 때, 환자들의 경우도 정상적인 실험대상자들의 경우와 같은 동일한 원칙들이 적용된다. 그러나 그러한 조건들은 본래 환자의 경우에는 충족되기 어렵다. 환자의 육체적 상태, 정신적 곤궁함, 의사와 간호사 같은 타인에의 의존성 등 금치산 선고에 비유할 수 있는 건강상태와 그 정황이 환자로 하여금 건강인과 똑같이 자주적 인간으로 존재하는 것을 불가능하게 만든다. 질병에 속박되어 그 치유에만 관심을 가질 수밖에 없는 환자의 심리적 상태와 제한되고 축소된 자유로 인해 환자의 자율적인 동의는 제대로 이루어지기 어렵다. 그럼에도 불구하고 환자를 대상으로 하는 실험은 더욱더 허용되고 있는 추세이다(임우열, 2007).

실험의 절대 조건은 환자가 실험대상이 되려면, 단지 자신의 질병과 관련된 실험만 해야 한다는 점이며, 그 이상의 불필요한 실험은 결코 시행되어서는 안 된다는 점이다. 왜냐하면 자신의 질병과 관련된 실험으로부터는 환자가 어떤 유용성을 얻을 수 있을지 모르지만, 자신의 질병과 무관한 실험으로부터는 어떠한 치료상의 이로운 점을 얻을 수 없기 때문이다(Munson, 2001). 즉, 치료의 일부로서의 실험이 환자 자신을 도울 것이라 기대되는 경우 외에는, 환자를 대상으로 하는 실험이 허용되어서는 안된다는 것이다.

정신장애자의 경우에는 문제가 좀 더 복잡해진다. 정신장애자를 대상으로 하는 연구는 약자인 이들을 착취로부터 보호해야 한다는 요청과 장애를 극복하기 위해서는 이들을 대상으로 하는 연구가 중요한 만큼 참여기회를 완전히 박탈해서는 안된다는 주장이 맞서고 있기 때문이다. 정신장애자는 스스로 연구 참가 여부를 결정할 의사능력이 없거나 미비하므로 그들을 대상으로 한 연구가 불가피한 경우에는 대개 가족구성원의 대리 동의를 받는 것이 일반적이다. 이 경우 무능력의 정도와 그 판정 주체, 대리 동의자를 정하는 문제, 또 허용 가능한 위험을 어느 정도로 볼 것인지 등이 문제가 된다(임우열, 2007).

표 3-12. 터스키기 매독 실험(syphilis experiment)

터스키기 매독 실험(syphilis experiment)은 1932년에서 1972년 사이에 미국 공중보건국이 매독을 치료하지 않고 내버려 두면 어떻게 되는지 알기 위해서 앨라배마의 농촌지역의 흑인들을 대상으로 시행한 악명 높은 생체실험이다. 즉, 가난한 아프리카계 미국 흑인 남성들을 대상으로 매독의 자연경과를 기록하려는 목적을 가진 연구이다. 이 연구에는 매독에 감염된 수백 명의 남성(실험군)과 매독에 감염되지 않은 건강한 수백 명의 남성(대조군)이 연구에 참여하였고, 연구에 참여한 대상자들은 자기도 모르는 사이 매독에 감염되고 방치된 피해자들은 정부의 무료 건강관리를 받는 것이라고 기만당했다. 공중보건국은 대공황 중이던 1932년 앨라배마의 유명 흑인대학교 터스키기 연구소와 공조하여 실험을 시작했다. 실험에 사용된 피험자들은 600명으로 주로 메이컨군에 거주하는 빈곤한 소작농들이었다. 이들 중 399명은 실험 시작 이전에 이미 매독에 감염된 바가 있었으며, 201명은 매독에 감염된 적이 없었다. 피험자들에게는 무료로 의료, 식사가 제공되었으며 죽었을 경우 상조 비용도 제공되었다. 피험자들 중 실험의 정체에 대해 아는 사람은 한 명도 없었고, 1947년에 이미 매독을 치료할 수 있음이 밝혀진 페니실린 주사를 맞은 사람도 한 명도 없었다. 피험자들에게는 매독, 빈혈, 피로증을 모두 통틀어 말하는 지역 방언인 "나쁜 피(bad blood)"를 치료한다는 정보만이 주어졌다. 그 결과 28명의 사망자와 100여 건의 장애, 그리고 19건의 선천적인 매독을 초래하게 되었다.

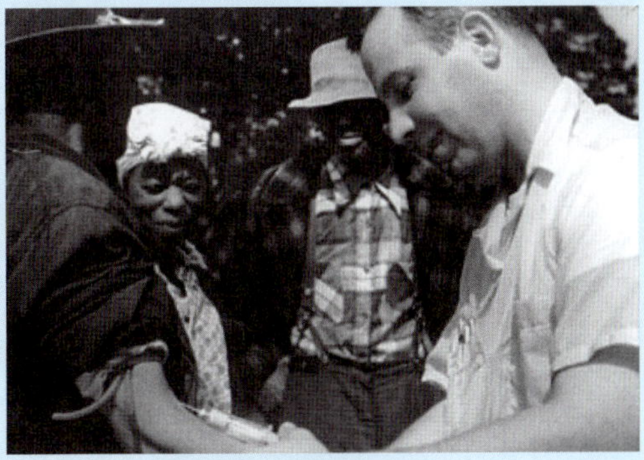

■ 터스키기 매독 실험에서 제기될 수 있는 윤리적 문제는 무엇이라고 생각하십니까?

터스키기 매독 실험(syphilis experiment)에서는 충분한 설명에 근거한 동의의 부재, 기만, 이용 가능한 치료의 보류, 연구대상자와 그 가족들을 위험에 방치, 연구참여로부터 이득을 얻지 못하는 취약한 환경의 연구대상자에 대한 착취 등의 윤리적 문제가 제기될 수 있다.

표 3-13. 유대인 만성 질환 병원 연구

유대인 만성 질환 병원 연구(1963)는 암에 대한 면역 연구의 일환으로 살아 있는 암세포를 노년 환자에게 자신도 모르는 사이에 주입한 실험이다. 연구자들은 세포가 거부될 것이라고 믿음이 있었으며, 연구자들은 환자를 놀라게 하고 싶지 않았기 때문에 환자에게 알리거나 동의를 구하지 않고 연구를 진행하였다.

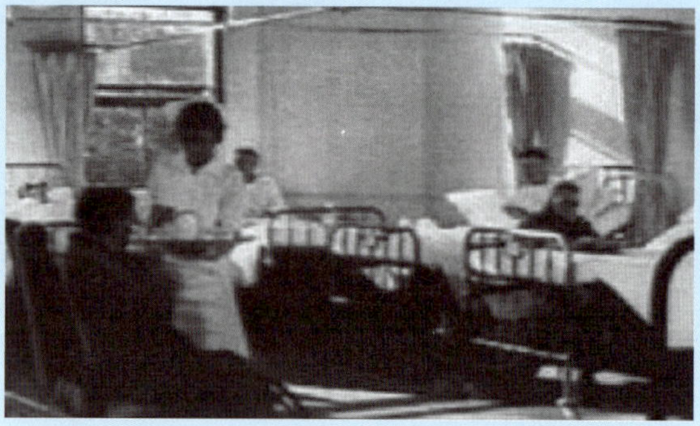

■ 유대인 만성 질환 병원 연구에서 제기될 수 있는 윤리적 문제는 무엇이라고 생각하십니까?

유대인 만성 질환 병원 연구에서 제기될 수 있는 윤리적 문제로는 취약한 대상을 연구대상으로 하여 동의가 부재되었다는 문제점, 그리고 연구참여로부터 이득을 얻지 못하는 연구대상자에 대한 착취 등의 문제점을 지니고 있다는 것이다.

3) 태아를 대상으로 하는 실험

태아에 대한 연구는 최근에 급증하고 있는 추세이다. 즉, 태아 발육 연구, 자궁 안의 태아에 대한 연구, 태아 조직 이식 연구 외에도 최근에는 사람의 질병을 연구하기 위한 동물 모델을 만드는 연구에도 태아를 사용하는 것으로 알려지고 있다. 이러한 연구들은 낙태와 연관될 수 있고, 더 나아가 연구의 이름으로 낙태를 당연시하는 분위기를 만들 수 있다는 점에서 심각한 문제를 안고 있다(Munson, 2001).

자궁 안의 태아는 임신 여성과 연계되어 있기 때문에, 그 연구가 후자에 영향을 미친다는 점에서, 그리고 어느 한쪽에 유익한 연구가 다른 한쪽에는 해로울 수 있다는 점에서 문제가 된다. 미국은 '태아, 임신여성, 시험관 수정과 관련된 연구 개발 기타 활동에 관한 보건복지부의 추가적 보호 규정(Subject, 1981)'을 통해서 이러한 연구 활동들이 적절한 윤리기준에 따르고 중요한 사회적 필요에 연관되어 수행되도록 규정하고 있다. 또한 이러한 추가적 보호 규정과 관련하여 장관의 자문에 응하기 위해서 윤리자문위원회(Ethical Advisory Boards)[3]를 두도록 했다.

자궁 안의 태아를 대상으로 하는 연구 활동은, 첫째, 연구활동의 목적인 특정 태아의 건강상 필요를 충족하기 위한 것이고, 둘째, 그 태아가 그러한 필요를 충족하는 데 필요한 최소한의 범위 안에서만 위험에 놓이게 되는 경우, 셋째, 태아에 대한 연구의 위험이 최소한에 그치고, 연구활동의 목적이 다른 방법으로는 얻을 수 없는 중요한 생명의료지식에 대한 개발을 위한 경우에만 허용될 수 있다(임우열, 2007).

생존 불가능한 태아를 포함하여, 자궁 외 태아를 대상으로 하는 연구 활동은 그 연구활동으로 인하여 태아에 대한 추가적 위험이 없고, 연구활동의 목적이 다른 방법으로 얻을 수 없는 중요한 생명의료지식의 개방을 위한 경우, 또는 연구활동의 목적이 특정 태아의 생존가능 시점까지의 생존가능성을 증진시키기 위한 경우 가능하다. 특히 생존 불가능한 태아는 태아의 생활 기능이 인공적으로 유지되지 않고, 그 자체로 태아의 심장박동이나 호흡을 멎게 하는 실험방법을 사용하지 않고, 연구활동의 목적이 다른 방법으로 얻을 수 없는 중요한 생명의료지식의 개발을 위한 것일 때만 가능하다고 규정하고 있다.

---

3) 이 자문위원회는 의학적 · 법적 · 사회적 · 윤리적 기타 관련 문제를 다룰 수 있는 자격을 갖춘 자로 구성되며, 공공 이익의 대표자뿐만 아니라, 과학자 · 의사 · 심리학자 · 사회학자 · 교육자 · 법률가 · 윤리학자를 포함할 수 있다.

표 3-14. 임산부의 방사성 물질

제2차 세계대전 직후, 냉전의 최전선이 임박한 미국인들의 마음에 많은 의학 연구자들은 방사능과 전쟁이라는 개념에 몰두하게 되었다. 밴더빌트 대학의 한 실험에서 829명의 임산부에게 비타민 음료가 주어졌고, 태아의 건강을 개선할 것이라고 설명하였다. 하지만 연구자들의 설명과는 다르게 음료에는 방사성 철분이 포함되어 있었고 연구원들은 방사성 동위 원소가 태반으로 얼마나 빨리 교차하는지를 연구하고 있었다. 이 실험으로 최소 7명의 아이가 나중에 암과 백혈병으로 사망했으며, 여성들은 발진, 타박상, 빈혈, 머리카락과 치아의 손실, 암을 경험하게 되었다.

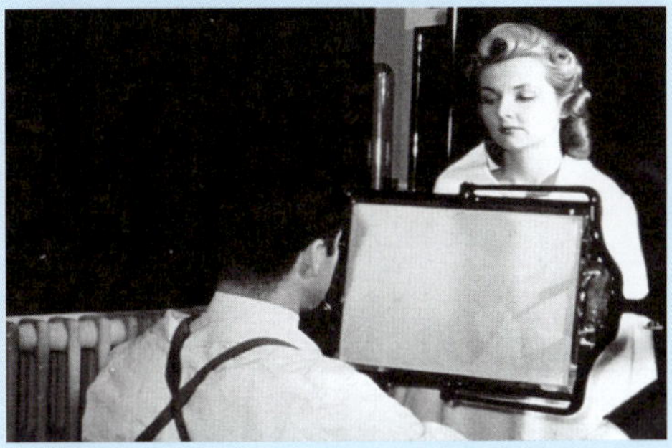

- 임산부의 방사성 물질 연구에서 제기될 수 있는 윤리적 문제는 무엇이라고 생각하십니까?

임산부의 방사성 물질 연구에서는 피험자와 태아 모두에게 심각한 문제를 발생할 수 있음에도 불구하고 사전에 그들에게 충분하게 연구에 대해 설명하지 않고 동의를 구하지 않았다는 점과 기만에 의한 연구라는 윤리적 문제가 제기될 수 있다.

표 3-15. 탈리도마이드(Thalidomide)

탈리도마이드(Thalidomide)는 1957년 독일 제약회사 그뤼넨탈이 개발하여 판매를 시작한 약이다. 이 약은 특히 임신부들에게 입덧 완화제로 판매되었다. 무독성이라는 특징을 가진다고 당시에 알려져 많은 사람들이 복용을 하게 되었다. 하지만 이 약에는 치명적인 부작용이 있었는데, 바로 약을 복용한 산모에게서 사지가 없거나 짧은 신생아들이 태어났다는 점이다. 당시 이 약을 먹은 여성들은 팔, 다리뼈가 없거나 극단적으로 손발이 몸통에 붙어 있는 1만명 이상의 기형아를 출산하였다. 약을 출시하기 전 쥐와 개, 고양이를 대상으로 한 실험에서는 이러한 부작용을 보이지 않았다. 추후 인간과 좀 더 유사한 원숭이를 대상으로 실험한 결과 기형아를 낳는 결과를 보였고, 약은 결국 시장에서 퇴출되었다. 이 사건을 콘테르간 스캔들(제품명이 콘테르간)이라고 부르며 현대의학 역사상 최악의 사건으로 불리고 있다. 다만 전 세계적인 피해가 발생했음에도 불구하고 미국에서는 17건만의 사례만 보고되었는데, 그 이유는 미국식약품안전청(FDA)에서 많은 자료의 미비, 임상시험 자료의 부족으로 승인을 거부하였기 때문이다.

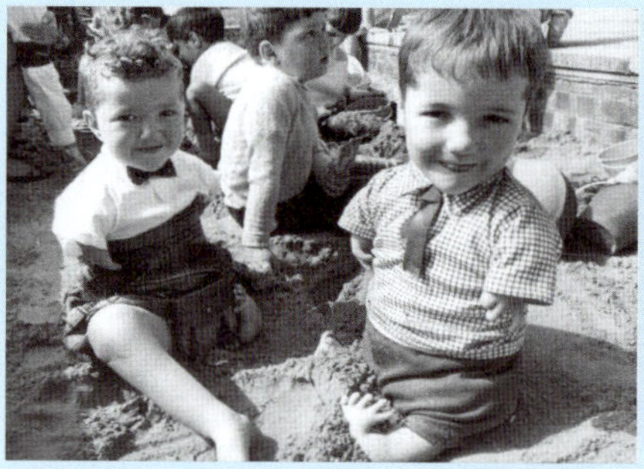

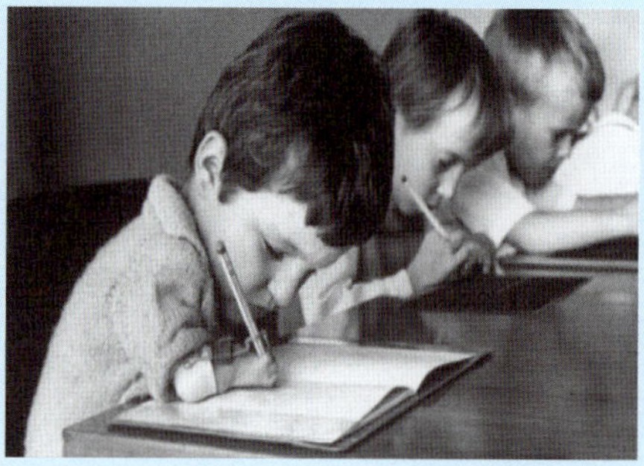

■ 탈리도마이드 연구에서 제기될 수 있는 윤리적 문제는 무엇이라고 생각하십니까?

탈리도마이드 연구에서는 동물실험을 전제로 한 독성 실험 결과가 인간실험에서는 전혀 다른 불행한 결과를 나타낼 수 있으며, 제약회사의 숨기기 및 이윤추구를 위한 비처방 약물로 출시했다(이유는 비처방약물로 출시함으로써 식약품안전청으로부터 승인을 받지 않아도 되기 때문)는 등의 윤리적 문제점이 제기될 수 있다.

4) 어린이를 대상으로 하는 실험

어린이를 대상으로 하는 연구의 역사는 천연두 백신 개발을 위해서 자기 아들을 인체실험 대상으로 삼았던 제너(Edward Jenner)에까지 거슬러 올라간다. 대개 백신 개발을 위해서 어린이를 해당되는 질병에 노출시켜 백신 테스트를 하는 식의 연구 사례가 보고된다. 이 경우 대개 보호시설 어린이들을 상대로 실험이 실시되어 논쟁의 대상이 되고 있다. 연구자들이 시설에 수용된 어린이들에 대한 유혹을 떨치지 못하는 이유는 이들이 일정 시설에 수용되어 집단적인 생활을 함으로 생활조건을 표준화하기 쉽기 때문이다(박은정, 2000).

어린이 대상 실험의 중요성은 최근 소아과 의사들을 중심으로 강조되고 있다. 생물학적으로 어린이는 작은 어른이 아니다. 어린이의 몸은 커지고 성숙해지는 과정 중에 있는 것이다. 해부학적인 차이뿐만이 아니라 대사와 생화학적인 반응도 다르다. 동물실험에서 나온 결과를 바로 사람에게 적용할 수 없는 것과 마찬가지로, 어른에게 알아낸 소견들을 단순하게 어린이에게 연장해서 적용할 수가 없기 때문이다(Munson, 2001).

어린이를 대상으로 하는 연구에서는, 한편으로는 어린이는 특히 침해받기 쉬운 존재인 만큼 특별히 보호해야 한다는 요청과 다른 한편으로 어린이도 연구참여를 통해 새로운 과학 혜택에 대한 동등한 권리를 누릴 수 있어야 한다는 요구 사이에 적절한 조화점을 찾는 일이 중요하다. 최근 소아과학에서는 점차 늘어나는 어린이 질병의 극복과

복지를 위해서는 어린이를 대상으로 하는 연구를 확대해야 한다는 목소리가 커지고 있다. 이러한 분위기에서 '어린이들을 착취로부터 보호하는 문제와 과학 연구 증진 사이의 균형을 어떻게 잡을 것인가?' 하는 문제가 중요하게 떠오르고 있다(임우열, 2007).

어린이를 대상으로 하는 연구가 성인을 대상으로 하는 연구와 다른 점은 의사결정능력이 미비하거나 없기 때문에 당사자의 동의를 구할 수 없는 만큼, 부모나 기타 친권을 대리할 수 있는 법정 후견인의 대리동의가 필요하다는 것과 각별한 인권 보호 요청에 따라서 실험에 따르는 위험과 이익을 평가할 때, 더 엄격한 기준을 요한다는 점이다(박은정, 2000).

표 3-16. 신생아 실험

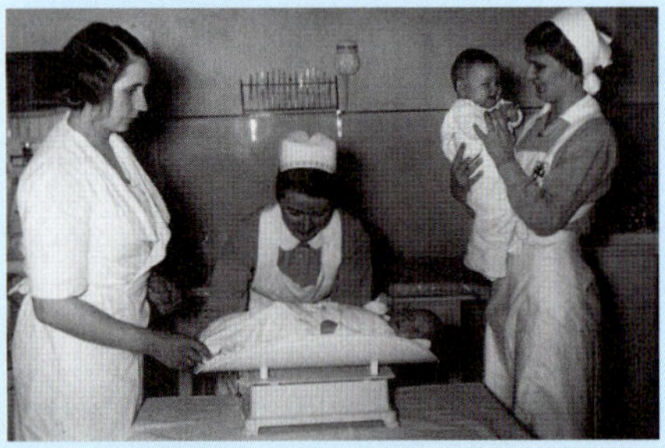

1960년대 캘리포니아 대학의 연구원들은 혈압과 혈류의 변화를 연구하기 위한 실험을 시작하였다. 연구진은 1시간에서 3일 사이에 113명의 신생아를 실험대상으로 사용했다. 한 실험에서 제대 동맥을 통해 대동맥에 카테터를 삽입했다. 그런 다음 신생아의 발을 대동맥 압력 테스트를 위해 얼음물에 담근다. 또 다른 실험에서는 최대 50명의 신생아를 개별적으로 포경 수술 판에 묶은 다음 기울여서 혈액이 머리로 흘러가고 혈압을 관찰하는 실험을 실시하였다.

- 신생아 실험에서 제기될 수 있는 윤리적 문제는 무엇이라고 생각하십니까?

1960년대 캘리포니아 대학의 연구원들에 의해 실시된 신생아 연구는 신생아들에게 위험한 상황을 초래할 수 있는 실험임에도 실험을 수행했다는 점(신생아에게 실험을 위해 카테터를 삽입)과 충분한 설명과 동의를 구하지 않았다는 점 등이 윤리적 문제점으로 제기될 수 있다.

표 3-17. Willowbrook 간염 연구

1955년, 뉴욕 Staten Island에 위치한 정신지체아들을 위한 시설에서는 바이러스성 간염의 자연경과를 조사하고, 감염 예방을 위한 접종 물질로써 gamma globulin의 효능을 입증하기 위한 연구가 시행되었다. 연구자들은 고의적으로 아동들을 약한 형태의 간염 바이러스에 감염시켰다. 연구자들은 연구를 위해 고의적으로 아동들을 감염시키지 않았더라도, 시설에 새로 온 아동들 대부분은 시설에서 지내는 처음 6~12개월 안에 바이러스에 감염될 수 있다고 주장하면서 자신들의 연구를 변호했다. 부모들로부터 아동들의 연구참여에 대한 사전 허가를 받긴 했지만, 부모들은 연구와 관련해 발생 가능한 위험요소들에 대한 충분한 정보를 제공받지 못했다. 또한 부모가 동의서에 서명하지 않으면, 아동들이 해당 시설에 입소하지 못할 것이라고 부모들이 믿도록 유도한 증거들도 발견되었다.

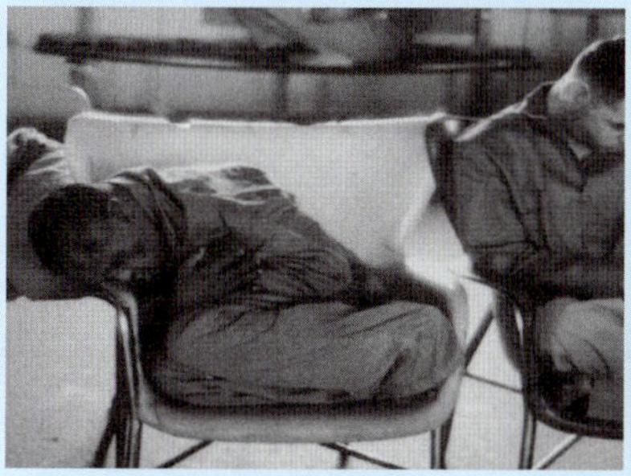

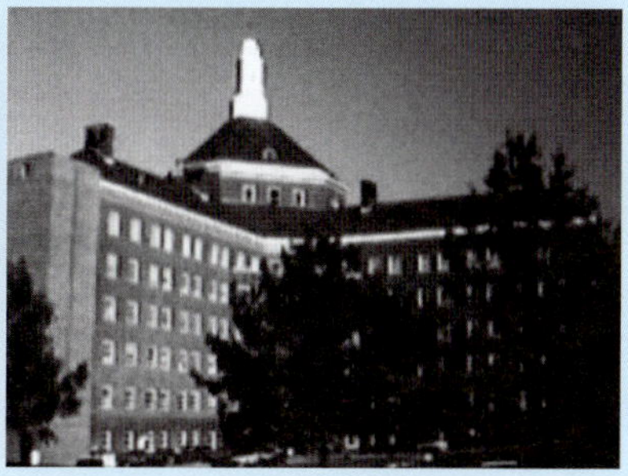

■ Willowbrook 간염 연구에서 제기될 수 있는 윤리적 문제는 무엇이라고 생각하십니까?

Willowbrook 간염 연구에서는 취약한 환경의 연구대상자에 대한 착취, 위험에 대한 정보제공의 보류, 아동들을 자발적으로 참여하도록 부모들에게 가해진 부당한 압력이나 강요 등의 윤리적 문제점이 제기될 수 있다.

5) 수형자를 대상으로 하는 실험

수형자는 어떤 의미에서 사회에서 추방된 사람들이다. 즉, 사회의 법을 위반한 죄인들이며, 그 결과 사회로부터 쫓겨난 것이다. 비교적 최근까지도 죄수들은 낙인이 찍히고 격리된 사람들로서 인간 이하의 취급을 받았다. 이런 타락하고 부패한 인간들을 자기들이 잘못을 저지른 사회의 구성원들에게 이익을 가져다줄 수 있는 연구의 대상으로 삼는 것은 합리적인 일로 여겨졌다(Munson, 2001). 그러므로 연구의 과학적 효용성 면에서는 예나 지금이나 매혹적인 실험대상일 수 있다. 게다가 실험에 참가하기를 원하는 사람을 확보하기도 어렵지 않다. 대개는 감옥 생활보다는 실험실 환경이 더 낫다고 볼 수 있기 때문이다. 예를 들어, 수형자들은 더 편한 수감생활, 조기 석방, 돈 등을 기대하고 일반인들보다는 더 기꺼이 실험대상이 되기를 원하는 경우도 많다. 실제 미국에서는 제2차 세계대전 후에 많은 제약 회사들이 교도소 안에 연구센터를 세우기까지 했다(Jessica, 1973).

수형자를 대상으로 하는 연구는 금하거나 극히 제한적으로 허용해야 한다. 무엇보다도 이들은 자발적으로 동의권을 행사할 수 있는 환경에 있다고 보기 어렵기 때문이다. 이들은 별 이득은 없이 위험에 노출됨으로써 이익과 위험이 공정하게 분배되어야 한다는 원칙에 반하는 처우를 받을 수 있다(임우열, 2007). 예를 들어, 이들은 자율성 원리와 공정성 원리에 반하는 처우를 받을 수 있다.

표 3-18. 교도소의 실험연구

구분		내용
홈즈 버그 감옥	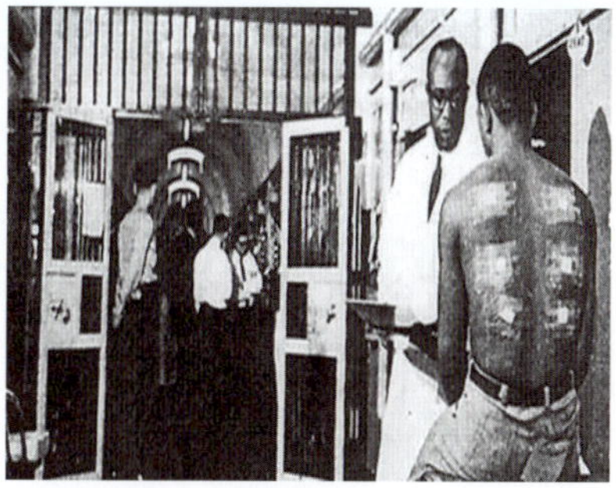	1951년 펜실베이나아 대학의 피부과 의사인 클리그만(Kligman) 박사는 필라델피아의 홈즈 버그 감옥에서 수감자들을 대상으로 실험을 실시하였다. 그들은 20년 동안 클리그만의 치약, 탈취제, 스킨 크림, 세제, 액체 식단, 점안액, 풋파우더 및 헤어 염색과 관련된 실험에 참여하였다. 하지만 수감자 중 누구도 장기적인 피해를 입지는 않았다.
Stateville 교도소	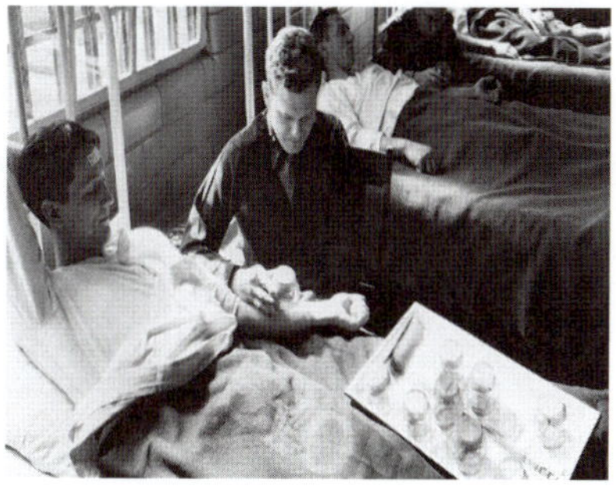	제2차 세계대전 동안 말라리아와 같은 열대성 질병은 태평양에서 미군의 노력을 방해하는 요인이었다. 이에 일리노이 주 졸리엣에 있는 Stateville 교도소에 말라리아 연구 프로젝트가 설립되었다. 시카고 대학의 의사들은 441명의 자원봉사자 수감자들을 말라리아에 감염된 모기에 물린 것에 노출시켰다. 한 수감자가 심장마비로 사망했지만 연구원들은 그의 죽음이 연구와 관련 없다고 주장하였다. 이 실험은 29년 동안 계속되었으며 말라리아 및 폐포자충 폐렴 치료에 사용되는 약물인 Primaquine에 대한 최초의 인체검사가 포함되었다.

<table>
<tr><th colspan="2">구분</th><th>내용</th></tr>
<tr><td>수감자에 대한 의료 실험</td><td>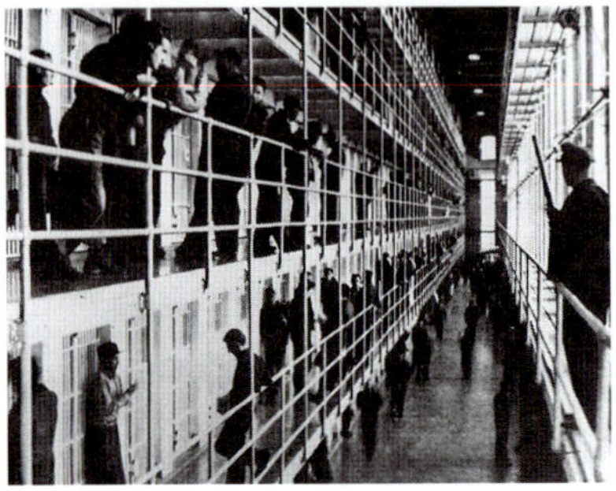</td><td>캘리포니아의 San Quentin 교도소에서 수감자가 됨으로서 얻을 수 있는 이점 중의 하나는 유명한 Bay Area 의사와 쉽게 접촉할 수 있다는 것이다. 하지만 단점은 의사들이 쉽게 수감자들에게 접근할 수 있다는 것이다. 1913년부터 1951년까지 San Quentin의 수석 외과의 의사인 레오 스탠리(Leo Stanley) 박사는 다양한 기괴한 의학 실험에서 수감자를 실험 대상으로 이용하였다. 스탠리는 사형수와 경우에 따라 염소와 멧돼지의 고환을 사용하여 살아 있는 수감자에게 고환 이식을 수행하였다.</td></tr>
</table>

■ 교도소의 실험연구에서 제기될 수 있는 윤리적 문제는 무엇이라고 생각하십니까?

교도소의 수감자들을 대상으로 실시되는 실험은 연구참여에 있어 일반인과 동등한 참가 권리를 가지지 못할 가능성과 매우 위험한 실험에 노출될 가능성이 높다는 윤리적 문제가 제기될 수 있다.

6) 동물을 대상으로 하는 실험

최근 우리나라 한 대학의 연구팀(2021)이 학술지에 발표한 논문을 두고 국내 · 외에서 동물실험 관련 연구윤리 문제가 불거져 논란이 되었다. 연구는 비글 개 암수 두 마리의 한쪽 눈을 각각 적출한 뒤 3D프린팅 기술을 활용해 개발한 콘택트렌즈 형태의 인공 눈과 안와임플란트(적출 후 빈 곳을 메워 주기 위한 이식물)를 넣는 방식으로 진행되었으며, 실험 후 실험에 사용된 개는 모두 안락사되었다. 이 연구는 많은 독자로부터 연구윤리 문제와 함께 실험에 사용된 동물의 고통을 줄이기 위한 적절한 조치를 하지 않았다는 비판을 받았다. 즉, 연구팀이 개발한 인공 눈이 기존 적출방법보다 임상적으로 유용한지, 또 연구목적을 이루기 위해 아무 문제가 없는 개를 사용했어야 하는지에 대한 문제가 제기되었다.

이처럼 동물실험의 대상이 되는 동물의 숫자는 해마다 증가하고 있는 실정이다〈그림 3-2〉. 즉, 우리나라에서는 2014년 241.2만 마리에서 2018년 372.7만 마리의 동물이 동물실험에 이용된 것으로 나타났다.

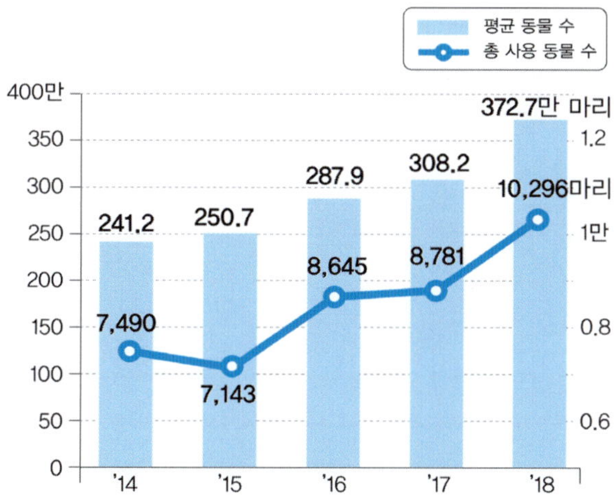

그림 3-2. 동물실험 사용 동물 수 추이

출처: 농림축산검역본부(2019). 실험동물 보호 · 복지 관련 실태조사.

동물실험에 대표적으로 이용되는 동물은 토끼와 비글, 설치류이며, 토끼는 눈 깜빡임과 눈물이 적어 마스카라 생산을 위한 실험에 많이 이용된다. 이를 트레이즈 테스트(Draize Test)라고 하며, 결국 토끼는 팔다리를 움직이지 못하게 목을 고정시켜 3천 번 이상의 테스트에 이용되다가 죽음을 맞이하게 된다.

동물을 대상으로 실험을 하는 것에 대한 찬성과 반대의 입장이 명확하게 구분이 된다. 구체적으로 동물실험을 찬성하는 입장은, 첫째, 동물과 인간을 철저하게 분리하여 생각하기 때문이다. 즉, 인간은 존엄하지만 동물은 인간보다 하등한 동물이기 때문에 인간을 위해 이용될 수 있으며, 식량으로도 활용할 수 있다는 관점이다. 둘째, 동물실험을 통해 신약을 개발하면 인간에게 발생할 부작용을 최소화할 수 있기 때문이다. 실제 이런 동물실험을 통해 새로운 의약품이 개발되었으며, 그 결과 인간은 많은 혜택을 받게 되었다.

이와 반대로 동물실험을 반대하는 입장은, 첫째, 인간과 동물은 윤리적으로 보호받아야 할 동등한 개체라는 점을 강조한다. 즉, 인간과 동물은 모두 생명 존엄이 있으며, 어느 한쪽을 일방적으로 이용하거나 학대할 수 없다는 입장을 취하는 것이다. 둘째, 동물실험을 한다고 해서 인간에게 미치는 부작용이 완전히 없어지는 것은 아니다. 대표적인 예가 앞에서 살펴본 1953년 탈리도마이드 약 사건이다.

표 3-19. 인간 대신 우주로 간 라이카와 펠리세트

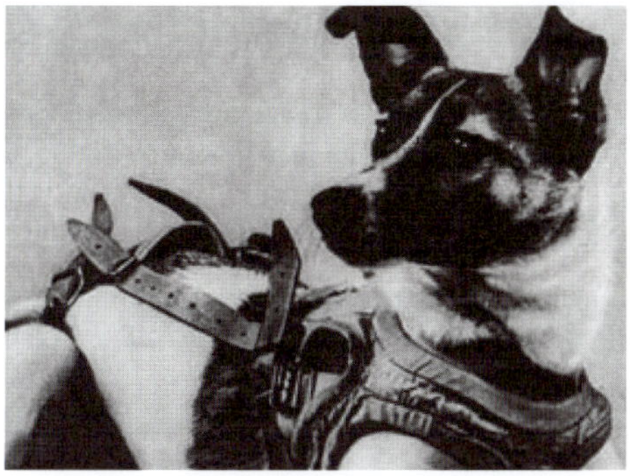 최초로 우주에 간 개 라이카(Laika)	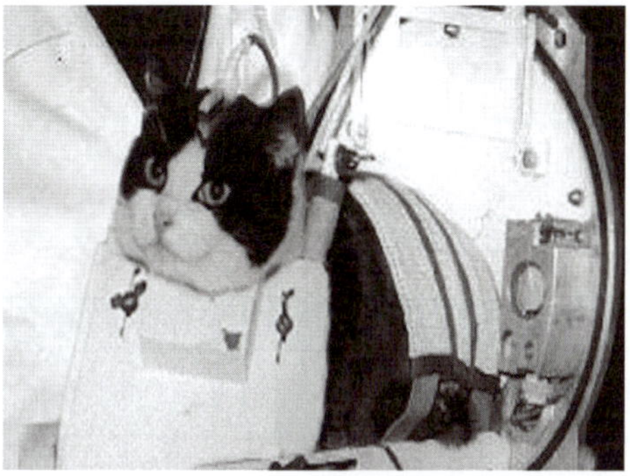 최초로 우주에 간 고양이 펠리세트(Fellicet)
냉전시대 당시 미국과 소련의 우주 경쟁 도중에 희생된 동물 중 하나이다. 소련의 연구진들은 스푸트니크 1호를 성공적으로 발사한 후 스푸트니크 2호에 개를 태워, 인간 대신 우주로 내보내 생물체를 실은 우주선의 가능성 여부를 확인하려고 하였다. 사실 우주로 인간을 바로 보냈다가는 무슨 일이 벌어질지 장담할 수 없었기 때문에 미국과 소련은 먼저 각종 동물을 우주 공간으로 내보냈는데, 소련은 라이카라는 개를, 미국은 햄이라는 침팬지를 보냈다.	프랑스 우주 프로젝트에 이용된 14마리의 고양이 중 하나로 이름은 만화 "요술고양이 펠릭스"에 나오는 암컷 캐릭터에서 이름을 땄다. 고된 훈련 끝에 성격이 온화하고 체중이 알맞는 등의 이유로 우주로 가게 되었다. 1963년 10월 18일 비행하여 약 13분 동안 지구에서 160km 떨어진 우주에 갔다 왔고, 세계를 뒤흔들 만할 업적을 가져왔지만 프랑스의 우주 프로젝트가 흐지부지해져 주목을 받지는 못했다. 이후 건강이 악화되어 1964년 초 안락사했다.

■ 라이카(Laika)와 펠리세트(Fellicet)와 같이 다양한 동물실험에서 제기될 수 있는 윤리적 문제는 무엇이라고 생각하십니까?

동물실험에서 제기될 수 있는 윤리적 문제는 앞에서 기술한 동물실험을 반대하는 입장으로 설명될 수 있다. 따라서 동물실험을 할 경우 동물실험 원칙[4]을 고려하여 실시하는 것이 중요하다.

표 3-20. 「동물보호법」: 제3장 동물실험

제23조(동물실험의 원칙)

① 동물실험은 인류의 복지 증진과 동물 생명의 존엄성을 고려하여 실시하여야 한다.

② 동물실험을 하려는 경우에는 이를 대체할 수 있는 방법을 우선적으로 고려하여야 한다.

③ 동물실험은 실험에 사용하는 동물(이하 "실험동물"이라 한다)의 윤리적 취급과 과학적 사용에 관한 지식과 경험을 보유한 자가 시행하여야 하며 필요한 최소한의 동물을 사용하여야 한다.

④ 실험동물의 고통이 수반되는 실험은 감각능력이 낮은 동물을 사용하고 진통 · 진정 · 마취제의 사용 등 수의학적 방법에 따라 고통을 덜어 주기 위한 적절한 조치를 하여야 한다.

⑤ 동물실험을 한 자는 그 실험이 끝난 후 지체 없이 해당 동물을 검사하여야 하며, 검사 결과 정상적으로 회복한 동물은 분양하거나 기증할 수 있다.[개정 2018.3.20.][[시행일 2018.9.21.]]

⑥ 제5항에 따른 검사 결과 해당 동물이 회복할 수 없거나 지속적으로 고통을 받으며 살아야 할 것으로 인정되는 경우에는 신속하게 고통을 주지 아니하는 방법으로 처리하여야 한다.[신설 2018.3.20.][[시행일 2018.9.21.]]

⑦ 제1항부터 제6항까지에서 규정한 사항 외에 동물실험의 원칙에 관하여 필요한 사항은 농림축산식품부장관이 정하여 고시한다.[개정 2013.3.23. 제11690호(정부조직법), 2018.3.20.][[시행일 2018.9.21.]]

제24조(동물실험의 금지 등)

누구든지 다음 각 호의 동물실험을 하여서는 아니 된다. 다만, 해당 동물종(種)의 건강, 질병관리연구 등 농림축산식품부령으로 정하는 불가피한 사유로 농림축산식품부령으로 정하는 바에 따라 승인을 받은 경우에는 그러하지 아니하다.[개정 2013.3.23. 제11690호(정부조직법), 2020.2.11.]

1. 유실 · 유기동물(보호조치 중인 동물을 포함한다)을 대상으로 하는 실험
2. 「장애인복지법」 제40조에 따른 장애인 보조견 등 사람이나 국가를 위하여 봉사하고 있거나 봉사한 동

4) 동물실험에는 3R 원칙이 있다. 즉, 대체(Replacement), 감소(Reduction) 및 개선(Refinement)이다. 구체적으로 대체는 동물을 이용하지 않는 실험을 최우선시하고, 부득이하게 동물실험을 할 수밖에 없다면, 고등동물보다는 하등동물을 활용하자는 원칙이다. 감소는 실험동물의 수를 줄이자는 것이며, 개선은 동물의 고통을 최소화하는 등 비인도적 처치를 자제하자는 것을 의미한다. 이러한 3가지 모두의 원칙을 적용한 것이 동물대체시험법이다. 즉, 동물대체시험법은 실험에 사용되는 실험동물의 희생을 최소화하고 동물의 고통을 경감시키기 위하여 동물실험 대신에 세포 수준에서 의약품, 식품, 화장품 등의 효능과 독성을 평가하는 시험법으로, 과학적이고 객관적인 검증을 거쳐 시행하게 된다.

물로서 대통령령으로 정하는 동물을 대상으로 하는 실험

제24조의2(미성년자 동물 해부실습의 금지)
누구든지 미성년자(19세 미만의 사람을 말한다. 이하 같다)에게 체험 · 교육 · 시험 · 연구 등의 목적으로 동물(사체를 포함한다) 해부실습을 하게 하여서는 아니 된다. 다만, 「초 · 중등교육법」 제2조에 따른 학교 또는 동물실험시행기관 등이 시행하는 경우 등 농림축산식품부령으로 정하는 경우에는 그러하지 아니하다.[본조신설 2018.3.20.][[시행일 2020.3.21.]]

제25조(동물실험윤리위원회의 설치 등)
① 동물실험시행기관의 장은 실험동물의 보호와 윤리적인 취급을 위하여 제27조에 따라 동물실험윤리위원회(이하 "윤리위원회"라 한다)를 설치 · 운영하여야 한다. 다만, 동물실험시행기관에 「실험동물에 관한 법률」 제7조에 따른 실험동물운영위원회가 설치되어 있고, 그 위원회의 구성이 제27조제2항부터 제4항까지에 규정된 요건을 충족할 경우에는 해당 위원회를 윤리위원회로 본다.
② 농림축산식품부령으로 정하는 일정 기준 이하의 동물실험시행기관은 다른 동물실험시행기관과 공동으로 농림축산식품부령으로 정하는 바에 따라 윤리위원회를 설치 · 운영할 수 있다. [개정 2013.3.23. 제11690호(정부조직법)]
③ 동물실험시행기관의 장은 동물실험을 하려면 윤리위원회의 심의를 거쳐야 한다.

제26조(윤리위원회의 기능 등)
① 윤리위원회는 다음 각 호의 기능을 수행한다.
  1. 동물실험에 대한 심의
  2. 동물실험이 제23조의 원칙에 맞게 시행되도록 지도 · 감독
  3. 동물실험시행기관의 장에게 실험동물의 보호와 윤리적인 취급을 위하여 필요한 조치 요구
② 윤리위원회의 심의대상인 동물실험에 관여하고 있는 위원은 해당 동물실험에 관한 심의에 참여하여서는 아니 된다.
③ 윤리위원회의 위원은 그 직무를 수행하면서 알게 된 비밀을 누설하거나 도용하여서는 아니 된다.
④ 제1항에 따른 지도 · 감독의 방법과 그 밖에 윤리위원회의 운영 등에 관한 사항은 대통령령으로 정한다.

제27조(윤리위원회의 구성)
① 윤리위원회는 위원장 1명을 포함하여 3명 이상 15명 이하의 위원으로 구성한다.
② 위원은 다음 각 호에 해당하는 사람 중에서 동물실험시행기관의 장이 위촉하며, 위원장은 위원 중에서 호선(互選)한다. 다만, 제25조제2항에 따라 구성된 윤리위원회의 위원은 해당 동물실험시행기관의 장들이 공동으로 위촉한다.[개정 2013.3.23. 제11690호(정부조직법), 2017.3.21.][[시행일 2018.3.22.]]
  1. 수의사로서 농림축산식품부령으로 정하는 자격기준에 맞는 사람
  2. 제4조제4항에 따른 민간단체가 추천하는 동물보호에 관한 학식과 경험이 풍부한 사람으로서 농림축산식품부령으로 정하는 자격기준에 맞는 사람

3. 그 밖에 실험동물의 보호와 윤리적인 취급을 도모하기 위하여 필요한 사람으로서 농림축산식품부령으로 정하는 사람

③ 윤리위원회에는 제2항제1호 및 제2호에 해당하는 위원을 각각 1명 이상 포함하여야 한다.

④ 윤리위원회를 구성하는 위원의 3분의 1 이상은 해당 동물실험시행기관과 이해관계가 없는 사람이어야 한다.

⑤ 위원의 임기는 2년으로 한다.

⑥ 그 밖에 윤리위원회의 구성 및 이해관계의 범위 등에 관한 사항은 농림축산식품부령으로 정한다.[개정 2013.3.23. 제11690호(정부조직법)]

제28조(윤리위원회의 구성 등에 대한 지도 · 감독)

① 농림축산식품부장관은 제25조 제1항 및 제2항에 따라 윤리위원회를 설치한 동물실험시행기관의 장에게 제26조 및 제27조에 따른 윤리위원회의 구성 · 운영 등에 관하여 지도 · 감독을 할 수 있다.[개정 2013.3.23. 제11690호(정부조직법)]

② 농림축산식품부장관은 윤리위원회가 제26조 및 제27조에 따라 구성 · 운영되지 아니할 때에는 해당 동물실험시행기관의 장에게 대통령령으로 정하는 바에 따라 기간을 정하여 해당 윤리위원회의 구성 · 운영 등에 대한 개선명령을 할 수 있다.[개정 2013.3.23. 제11690호(정부조직법)]

CHAPTER 04

유전공학과 생명복제

배울 내용

1. 인간복제
2. 대리모
3. 유전자 조작

학습목표

1. 인간복제의 의미와 찬반론의 입장을 살펴본다.
2. 대리모의 개념과 이득 및 불이익을 파악한다.
3. 유전자 조작의 의미와 장단점을 파악한다.

CHAPTER

04

유전공학과 생명복제

1. 인간복제

1) 생명복제의 역사

생명공학은 생물이나 그 일부분을 변형함으로써 인간에게 이로운 생산물을 만드는 것으로, 즉 인간에게 좀 더 이로워지도록 세포에 대한 지식을 이용해서 생물의 활동을 변형시키는 것이라고 할 수 있다(Herren, 2005). 최초의 생명복제동물은 1952년 미국 워싱턴에 있는 카네기 연구소에서 브릭스와 킹(Briggs & King)의 개구리 실험을 통해 탄생되었다. 그들은 수정된 난자에서 핵을 제거하고 할구세포의 핵을 난자의 세포질 내로 이식하여 성체로 발생시키는 데 성공하였다. 그리고 1962년 영국 옥스퍼드 대학의 존 거든(John Gurdon)은 올챙이의 창자 세포를 탈핵된 미수정란에 이식함으로써 핵 제공자인 올챙이와 유전자가 완전히 동일한 개구리를 복제하는 데 성공하였다.

포유류에 있어서는 상당한 시간이 흐른 후인 1980년대부터 생식세포를 이용한 복제가 이루어졌다. 구체적으로 1983년 맥그래스와 솔터(Mcgrath & Salter)가 생쥐의 난자에 할구세포를 융합시키는 데 성공했으며, 1984년 윌라드센(Willadsen)은 배아의 할구세포를 탈핵시킨 난자에 핵 이식하여 유전자가 똑같은 양을 만들었다. 1996년 미국 오리건 영장류연구센터에서는 생식세포를 이용해 원숭이를 복제하는 데 성공하는 등 생명복제 연구는 꾸준히 이어졌다. 그러나 그때까지의 연구는 미분화된 생식세포를 이용한 복제였으나, 1996년 복제 양 돌리(Dolly)의 탄생으로 분화된 세포의 생명복제시대가 열리게 되었다고 할 수 있다(이은정, 2005).

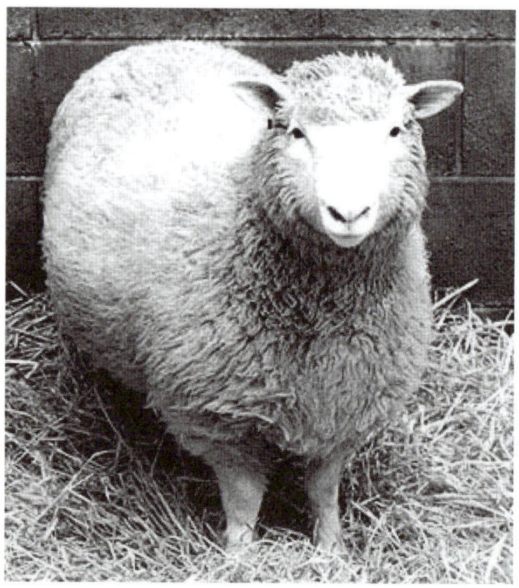

그림 4-1. **돌리(Dolly, 1996.7.5.~2003.2.14.)**

그 이후 영국의 로슬린(Roslin) 연구소의 윌멋(Wilmut) 박사와 캠벨(Campbell) 교수는 성숙한 양의 젖에서 적출한 세포를 가지고 그 양과 유전적으로 동일한 양을 만들어 내는 데 성공하였다. 그 당시 이 연구팀의 연구자들은 그러한 종류의 복제가 의학기술적 측면에서 볼 때, 미래에는 양 뿐만 아니라 다른 포유동물들에게도 적용 가능하며, 결국 인간에게도 가능하게 될 것임을 시사하게 되었다(구인회, 2002). 즉, 복제 양 돌리(Dolly)의 출현은 포유류의 체세포 핵 이식 복제가 가능해지는 시대의 출발을 의미하게 된 계기가 되었다.

우리나라의 경우도 미국, 영국 등 선진국에서 개발된 생명복제기술을 빠른 속도로 받아들여, 1999년 2월에 국내 최초의 복제 젖소인 '영롱이'가 탄생하게 되었다. 영롱이가 태어남으로써 한국은 영국(양), 일본(소), 뉴질랜드(소), 그리고 미국(쥐)에 이어 다섯 번째로 체세포 핵 이식에 의한 동물복제에 성공한 나라가 되었고, 젖소를 복제한 것으로는 세계 최초의 나라가 되었다(김훈기, 2004).

체세포 핵 이식을 통한 동물복제 실험의 성공 이후, 인간복제에도 많은 사람들이 관심을 갖게 되었으며, 이에 인간복제의 허용가능성에 대한 논란이 일어났다. 복제 양 돌리(Dolly)가 탄생하게 된 체세포 핵치환 복제는 이론적으로는 인간에게 적용하면 인간복제도 가능하다고 한다. 현대인들은 생명공학의 발전이 앞으로 더욱 가속화된다면, 미래에 태어나는 인간은 어느 기획자에 의해 우수한 유전자를 복제한 맞춤 인간으로 태어날 수 있을 것이라고 예측을 하고 있다. 우수한 유전자를 복제한 맞춤인간은 질병에 강하고 탁월한 능력을 지닐 것이다. 이러한 예측과 함께 인간복제는 인간의 존엄성을 훼손할 수 있다고 주장하며 전 세계적으로 철학자, 종교인, 정치인들은 인간복제를 반대하는 의사를 보이고 있다.

우리는 이제 복제인간을 단순하게 공상과학영화나 소설 속에서가 아닌, 실제 상황에서 마주할 수 있음을 생각해야 한다. 무조건 장밋빛 미래를, 아니면 그 반대로 암흑의 잿빛 미래를 상상하며 인간복제를 찬성 혹은 반대할 때는 이미 지났다. 좀 더 이성적이고 합리적인 시각을 갖고 인간복제기술에 대해 정확히 알고 올바른 생명윤리관에 입각하여 사고할 수 있도록 노력하는 것이 더 중요하다(도봉희, 2008).

최근 인간줄기세포에 대한 관심이 높아지면서 인간배아복제에 대한 관심이 한층 높아지고 있는 것이 사실이다. 인간배아연구를 통해 얻어 낸 줄기세포는 난치병과 희귀병 환자의 치료에 도움이 될 것이라고 많은 과학자들은 예견하고 있다.

오늘날의 생명공학기술은 동물복제가 성공한 이후 사람들로 하여금 인간 개체복제 연구가 우리사회에서 과학적 · 의학적으로 많은 발전을 가져올 것으로 기대를 갖게 하며, 인간배아줄기세포 연구에 의한 인간생명의 연장과 함께 난치병과 희귀병 환자의 치료에 희망을 갖게 한다. 생명공학기술의 발전은 단순히 과학의 발전만이 아닌 사회 전반에 영향을 미칠 것이며, 의학자 · 과학자만이 아닌 사회구성원들 모두가 생명공학기술에 관심을 가져야 하는 시기에 놓여 있는 것이다.

2) 인간복제의 방법

생명과학이 발전하면서 이제는 인간복제시대가 올 것이라는 조심스러운 예견이 나오고 있다. 인간개체복제란 생명복제기술을 인간에게 적용하여, 한 인간과 유전적으로 동일한 다른 인간을 만들어 내는 것을 의미한다. 따라서 인간개체복제는 자연적으로 아이를 낳을 수 없는 부부에게 아이를 가지게 하거나 의도적으로 동일한 유전자를 지닌 인간을 만들어 내기 위해 사용될 수 있는 방법이다.

인간개체복제를 하는 방법에는 크게 수정란 분할과 체세포 핵 이식법의 두 가지 기술이 있다. 먼저 수정란 분할법은 수정란이 4~8개의 세포로 분열한 상태에서 각각의 할구(세포)들을 물리, 화학, 생물학적인 여러 수단을 사용하여 분리해 내는 기술이다. 이렇게 갈라진 세포들은 다시 완전한 개체로 분화할 수 있는 능력이 있으므로, 각각을 자궁에 착상시킨다면 인공적인 일란성 쌍둥이들이 나오게 되는 것이다(도봉희, 2008).

체세포 핵 이식법은 복제 양 돌리(Dolly)를 만드는 데 사용된 것과 마찬가지로 성체의 체세포를 이용하는 방법이다. 즉, 성체의 체세포 핵을 분리해 내어 여러 가지 처리를 통해 재프로그래밍시킨 후, 수핵 세포질과 수정시켜 새로 분화하게 만드는 방법이다. 이 수정란을 자궁에 착상시킨다면, 핵을 제공한 성체와 유전적으로 동일한 새로운 아기가 탄생하게 된다. 이 방법을 적용하면 일반적인 유성생식과 달리 단성생식의 방법으로 동일한 개체를 수없이 만들어 낼 수 있는 것이다(이진우 외, 2004).

인간개체복제는 출생의 범주에 속한다. 일반적인 출생이 갖는 의미를 고찰해 보면, 일상적인 출산은 남자와 여자의 성교에 의해서 이루어진다. 이러한 '유성생식(sexual reproduction)'은 인간이 선택한 방식도 아니고, 또 문화나 전통의 산물도 아닌, 포유동물이 취하는 하나의 자연적인 생식방식이다. 그러나 체세포 핵 이식을 통한 인간개체복제는 양성생식이 아니라 '무성생식(asexual reproduction)'이라는 점에서 전혀 다른 새로운 생식방식이다(김상득, 2000). 이는 단순히 생식방식의 차이에 그치지 않고, 인간 삶에 전혀 다른 의미를 제공한다.

나를 복제한 복제인간은 나와 어떤 관계이며, 사회에서 어떤 법적 지위를 가지고 사회구성원들과 함께 어떻게 어울려 살 수 있을지에 관한 문제는 쉽게 해답을 구하기 어렵다. 즉, 인간개체복제기술은 단순한 과학기술만의 문제가 아니므로 우리 사회에서는 〈표 4-1〉과 같이 인간개체복제에 관한 여러 가지 윤리적 물음이 제기하게 된다(도봉희, 2008).

표 4-1. 인간개체복제에 대한 윤리적 질문들

- 체세포 핵 이식을 통한 인간개체복제가 이루어진다면 복제인간의 개체성, 정체성을 완벽하게 인정할 수 있을까?
- 인간개체복제가 가능하게 된다면 인간의 생식은 '태어남'의 개념에서 '제조'의 개념으로 바뀌게 될 수 있는데, 이것이 윤리적으로 허용 가능한가?
- 부모가 자신의 자녀까지도 마음대로 만들고 조작할 수 있는 부분까지 권리를 가지고 있는가?
- 생식의 자율권은 자녀의 태어날 권리와 태어나지 않을 권리를 앞서는 것인가?
- 인간복제가 상업적으로 또는 우생학적 목적으로 이루어진다면 어떠한 상황이 펼쳐질 것인가?
- 복제인간은 체세포에서 유전자를 제공한 사람과 어떤 관계에 있는가?

3) 인간 불임치료의 발달

자식을 낳고자 하는 것은 인간의 본능이며 기본적인 욕구이고, 인간의 기본권이자 가족과 사회를 구성하는 기본 요건이기에, 불임부부의 고통을 덜어 주고 가정의 화목을 유지하기 위하여 자녀를 가질 수 있도록 하는 불임치료는 매우 발달하게 되었다.

임신이 되는 첫 단계는 정자와 난자가 만나는 것이다. 정자는 1초에 1천 마리(1년에 3백억 마리)라는 경이적인 숫자로 생산된다. 1회 사정 시에 정자는 2~3억 마리가 배출되어 이 중에 한 마리만의 정자가 나팔관 팽대부에서 난자와 만나 수정이 된다. 국제보건기구(WHO, 1992)에서 임신이 가능했던 남성의 정액검사 결과를 통계처리하여, 정상 정액치를 정액 양은 2ml 이상, 정자 수는 20×106/ml 이상, 형태는 정상 난원형이 30%이상, 운동성은 50% 이상 등으로 하였다. 즉, 비정상 정액 소견을 보이면 자연적으로 임신이 되지 않으므로 임신이 가능하도록 도와주는 보조 생식술이 발달하게 되었는데, 보조 생식술의 다양한 방법들을 살펴보면 〈표 4-2〉와 같다.

표 4-2. 보조 생식술의 방법들

구분	내용
냉동기술의 이용	정자와 수정란은 액화질소에 냉동시켰다가 해동시키면 생명이 유지된다. 이 기술은 아직 난자에서는 불가능하다. 1866년 만테가짜(Mantegazza)는 소의 정자가 냉동보존 후 실제 사용 가능함을 알았고, 액화질소를 사용할 수 있게 됨에 따라 1938년 자넬(Janelle)이 액화질소 이용법을 개발하였다. 인간에서는 1940년대 말부터 시도되었으며, 1952년에 냉동정액으로 최초로 소를 출산했으며, 1954년에 미국에서 최초로 냉동 보존된 인간의 정액을 이용하여 인공수정(Artificial Insemination)으로 정상분만에 성공한 이후로 냉동정자에 의한 인공수정을 불임부부 치료방법의 하나로 이용하기 시작하였다. 냉동된 수정란으로 1972년에 최초로 쥐가 태어났으며, 1973년에 소에서도 성공하였다. 1984년에는 인간에서도 성공하여 최초의 냉동인간으로 호주의 한 소녀 조이(Zoe)가 태어났다. 특히 시험관 아기의 탄생(1978년)을 계기로 정자의 냉동기술이 획기적으로 발달되어 정자를 장기간 보존할 수 있는 정자은행(Semen Bank)의 이용이 보편화되었다. 정자은행이란 정액을 채취한 후 냉동 보존액과 혼합하여 작은 용기에 넣고 냉동시켜서 −196℃의 액체질소탱크에 보관하였다가 필요시에 필요량만 꺼내어 녹여서 인공수정에 이용하는 보관시설과 방법을 말한다. 1986년에 세워진 미국의 매우 큰 냉동정액회사 중에 하나인 페어팩스 크라요뱅크사에서의 냉동정액에 관한 판매광고에는 정액 공여자의 종족, 혈액형, 나이, 키, 몸무게, 피부색, 홍채 색상, 두모의 색상과 종류(직모 혹은 곱슬), 교육정도, 직업, 취미 등에 대한 정보에 따라 주문하도록 되어 있다. 정자의 슈퍼마켓이 운영되고 있는 것이다.
난자의 다량 채취 방법	난자는 출생 전 7개월부터 시작되어 출생 시 평생 사용할 난모세포 약 2백만 개를 갖고 태어나서 사춘기가 되면 약 40만 개로 줄어들고 한 달에 한 개씩 성숙한 난자를 배출한다. 실제 배란되는 숫자는 500~1,000개 정도밖에 안되며 이 중에서 생명으로 발전하는 것은 2~3개라고 할 수 있다. 정상 여성은 자연주기에 의해 한 개의 난자가 배란되지만, 배우자에게 호르몬을 투여하여 여러 개의 수정능력을 갖는 난자를 얻기 위해 과배란을 유도하게 된다. 다수의 배자를 얻어 자궁 내 이식함으로써 임신율이 증가되었고, 자연주기의 여러 가지 어려운 문제점들 때문에 현재 대부분의 체외인공수정 프로그램에서는 과배란 유도주기를 이용하고 있다. 1981년에 트루선 등이 최초로 크로미펜을 이용하여 다수의 배자를 자궁 내 이식하여 정상적인 임신을 시킨 후, 여러 가지 호르몬들(Clomiphene, hCG, hMG, GnRH)의 다양한 조합으로 투여하는 방법을 개발하였다.
난자의 체외에서의 성숙기술	난소 내에서 난자가 제대로 성숙하지 않는 여성은 미성숙한 난자를 초음파를 이용하여 체외로 추출하여 실험실에서 성숙시킨다. 따라서 난소에 문제가 있는 여성들도 아기를 가질 수가 있게 되었다.

구분	내용
체외에서의 인공수정	1959년에 동물에서 최초로 체외수정이 성공하여 토끼가 태어났으며, 사람에서는 최초로 시험관 아기(test tube baby)가 1978년 7월 25일 영국의 올드햄에서 태어났다. 영국 캠브리지 의대의 스텝토와 에드워드(Steptoe & Edwards)에 의하여 성공을 거두었고 태어난 아이는 루이스 브라운(Louise Brown)이라 불렸다. 이와 같은 체외인공수정은 체외에서 정자와 난자를 수정을 시켜서 수정란을 만드는 기술을 말한다. 이렇게 수정된 수정란을 대개 2~3일 성숙시킨 후에 자궁에 넣어 주게 되는데, 최근에는 1주일 정도 성숙시킨 후에 자궁 내에 주입함으로써 착상율을 증가시켰다는 보고(호주, 모나시 의대)가 있다. 성공률은 아직까지 20~30% 정도이다.
미세 현미경 조작기술	난자 생성에는 문제가 없으나 체외에서조차 수정이 불가능할 정도로 정자의 상태가 나쁘면 현미경 조작에 의해서 난자에 구멍을 뚫어 정자를 주입하여 수정을 시킨다. 동물에서 널리 이용되고 있는 이와 같은 시술은 현재 매우 보편화되어 대부분의 전문 불임치료소에서 이루어지고 있다. 이 시술이 발달함에 따라 고환 내에 있는 미성숙 정자나 정자가 되기 전의 미성숙한 정자인 정아세포(spermatid)로도 임신이 가능해졌으며, 전에는 임신이 가능하리라고는 상상할 수도 없었던 정자형성이 거의 되지 않는 질환들(예를 들어, Sertoli cell only syndrome)[1)]에서도 수정이 가능하게 되어 임신이 성공되고 있다.

1) 고환장애의 하나인 세르톨리세포단독증후군(Sertoli cell only syndrome)은 선천성 또는 유전성 왜소고환이나 외과적 수술, 방사선, 화학요법, 염전(torsion) 등으로 인한 고환손상, 고환으로 내려오는 망상정맥총이 확장 울혈되어 음낭 내 온도가 상승하고 정자 형성에 해로운 독소가 생성되어 정자 형성세포를 파괴하는 정계정맥류(varicosele/pampinocele), 잠복고환증(cryptorchism), 음낭수종(scrotal hydrocele), 승마기수나 운동선수들의 거고대(suspensory) 장기 착용, 꼭 조이는 내의, 고온노동자 · 조리사 · 사우나 이용자 등에게서 볼 수 있듯이 고환의 온도가 높아지는 고환온도조절실조(thermoregulatory disorders) 등이 원인이다. 그리고 이 증후군은 남성불임의 가장 중요한 원인이다. 정자 수는 동일인에서도 때에 따라 차이가 많으나 임신에 필요한 정상치는 정액 1mℓ당 2×107개 이상, 전체 사정액 중에는 108개 이상이 있어야 한다. 정자는 고환에서 생성되어 길이 360~600㎝의 부고환을 통과하는 평균 12일(3~21일) 동안 완전히 성숙되면서 수태능력을 갖추게 된다. 따라서 고환에서의 정자형성에 이상이 있거나 생성된 정자가 통과하는 경로가 폐쇄되었을 때 무정자증이 된다. 치료는 전신요법 · 약물요법 · 외과요법 · 인공수정 등으로 나눌 수 있는데 원인에 따라 적절한 방법을 선택한다. 전신요법은 원인요소 제거, 생활환경 조절, 음식물이나 기호품 조정, 피로 예방 등 일반요법이다. 약물치료는 3개월 지속하는 것을 1치료 단위로 하며, 매월 정액검사를 반복 실시한다.

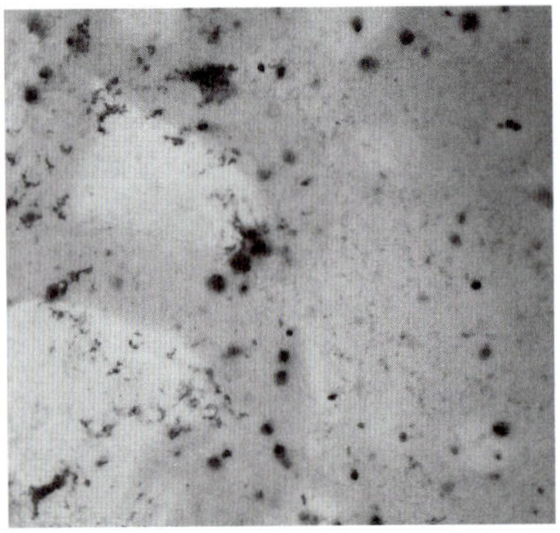

무정자증(azoospermia)

4) 인간복제에 대한 찬반론

인간개체복제는 당장에 실현되기에는 기술적으로 미흡하며, 현재의 기술적 문제가 생명공학의 발전에 따라 앞으로 해결된다 하더라도 많은 윤리적 문제점을 던지게 될 것이다. 그럼에도 불구하고 일부 공리주의자들을 비롯한 결과주의자들이나 의학, 생명공학에 종사하는 과학자들은 인간개체복제를 생명과학의 발전과 인간복지의 향상에 기여한다는 이유를 내세워 찬성하는 입장을 보인다. 인간개체복제를 찬성하는 사람들은 인간복제기술에 따른 과학적 · 의학적 발전으로 인간 수명의 연장과 함께 많은 희귀병 · 난치병들의 치료 방법이 개발되어 인간 삶의 질이 전반적으로 향상될 것이라고 주장한다. 따라서 이들은 사회 전반에 이로움을 가져다줄 수 있는 인간개체복제 연구가 계속해서 진행되어야 한다고 주장한다. 인간복제에 대해 찬성하는 입장은 〈표 4-3〉, 인간복제에 대해 반대하는 입장은 〈표 4-4〉와 같다(구인회, 2002; 도봉희, 2008; 박충구, 2001).

표 4-3. 인간복제에 찬성하는 입장

구분	내용
인간의 자녀 출산권	인간복제가 불임치료책이자 입양에 대한 좋은 대안이 될 수 있기 때문에 일정한 조건, 즉 결혼한 부부 아래에서 아내가 임신녀가 되어 출산하여 자녀에 대해 공동으로 양육책임을 지는 경우에 한해서 허용되어야 한다고 주장한다. 그 이유는 이러한 조건 하에서의 아기 복제는 결혼이나 가족관계에서 전통적으로 출산하는 아기와 다르지만, 아무런 문제를 야기하지 않을 것이기 때문이라는 것이다.
장기이식을 위한 복제	인간복제기술은 세포, 조직, 장기의 이식기술을 한층 더 발전할 수 있게 해 줄 수 있는 측면이 있다. 인간복제기술을 통해 현재 부족한 수의 세포, 조직, 장기의 문제를 해결할 수 있을 것이다. 이 같은 공헌을 강조하여 인간개체복제를 긍정적으로 보고 있다.
사회적 유익을 위한 복제	인간개체복제는 위대한 재능, 천재성, 인격 등 귀감이 될 만한 품성을 지닌 개인을 복제하여 사회적인 차원에서 많은 혜택을 불러올 수 있다고 주장한다. 예를 들어, 모차르트, 아인슈타인, 간디, 슈바이처, 테레사 수녀 등 사회적으로 긍정적인 영향력을 행사하며 인류의 역사를 위해 무언가를 할 수 있는 비범한 천재성을 가진 사람들을

구분	내용
	인간복제로 재현시키는 것은 사회 전체의 이익을 가져다줄 수 있다는 것이다. 천재적인 능력을 복제한 복제인간이 탁월한 능력을 발휘하여 다시 새롭게 인류사회의 발전을 위해 노력할 수 있을 것이라고 주장한다.
복제인간의 고유한 정체성	복제인간은 유전자 제공자와 다른 인격체라고 주장되기도 한다. 복제를 통해 태어난 인간은 유전자를 제공한 원본인간과 유전자적으로 똑같아서 외모뿐만 아니라 성격, 생각, 가치 등도 동일하며, 따라서 원본인간과 똑같은 인생을 살아갈 것이라고 생각한다. 하지만 똑같은 유전자에 의한 복제인간이라 하더라도 살아가면서 다른 인격체로 성장해 나간다는 것이 그 같은 주장의 근거이다.

표 4-4. 인간복제에 반대하는 입장

구분	내용
인간의 존엄성 훼손	인간개체복제가 실현될 경우 일어날 수 있는 문제들 중 가장 먼저 제기되는 문제는 인간개체복제가 인간의 존엄성을 파괴한다는 것이다. 복제인간은 과학자나 복제인간을 원하는 다른 인간에 의해 임의적으로 만들어진다. 생명공학기술에 의해 복제인간은 상품을 생산하듯이 생산자가 기술적으로 생명을 디자인하여 조작 발생시켜 내는 것이라는 점에서, 상품생산 행위와 유사한 구조 속에서 인간의 생명을 다루는 것이라고 말할 수 있다. 이렇게 되면 인간은 '태어나는 존재'가 아니라 '만들어지는 존재'로 전락함으로써 인간의 존엄성은 훼손되고, 인간이 도구화, 수단화가 될 수 있다.
인간의 개체성 파괴	인간의 탄생과정을 보면 한 인간은 아버지와 어머니, 두 사람으로부터 각기 다른 유전형질을 물려받기 때문에 아버지와 어머니의 유전형질과 다른 유일한 유전형질을 갖게 된다. 그리하여 인간은 고유한 개성, 개체성을 가지게 된다. 이러한 개체성은 누구와도 대치 불가능하며 고유한 인격체로 존중받을 수 있다. 그러나 복제인간은 유전적 요인을 획일화하는 행위가 되어 인간의 고유성과 독자성을 훼손하며, 이는 모든 사람에게 주어진 유일성, 즉 개성의 권리를 침해하게 된다. 또한 사회 · 심리학적으로 동일한 유전자의 동일한 인간이 공존한다는 것은 자기 존재의 개체성과 고유성을 상실하게 함으로써 복제인간의 존재를 심리적으로 압박하게 될 우려가 있다.
기술적 결함	현재의 생명복제기술 수준으로 인간개체복제를 시도한다는 것은 생명을 위협하는 시도라고 볼 수 있다. 세계에서 동물복제의 사례가 현재까지 많이 보고되고 있지만, 복제과정에서 생기는 생명복제기술의 미비점과 안정성의 문제가 남아 있다.
전통적 가족제도의 혼란	전통적인 부모 자식의 관계는 부모의 유성생식에 의한 자녀의 출산으로 맺어지게 된다. 가족관계는 혈연으로 연관된 관계를 가지며, 이러한 가족은 사회의 가장 기본적인 단위가 된다. 그러나 인간개체복제는 전통적 가족관계를 붕괴시키며, 그동안의 가족제도에 많은 혼란을 가져오게 된다.

구분	내용
우상학적 목적으로 사용	결과주의적 논거에 의거해 인간개체복제를 반대하는 학자들은 인간복제기술이 장기적으로는 필연적으로 우생학적 목적의 대규모 임상실험으로 이끌어질 것이며, 그로 인해 도덕적 문제가 야기될 것이라고 주장한다. 이 논거는 복제가 실행되면 개별 복제에 국한되지 않고, 어떤 이유에서건 시간이 가면 반드시 우생학적 목적을 위한 무제한의 복제로 귀결될 것이라는 가정에 근거한다. 인간복제기술은 '개선된' 유전적 조건의 속성을 지닌 인간의 대량복제에 남용될 것이다. 왜냐하면 개별 복제인간의 생산과 초기의 우생학적 인간 대량복제에 분명한 경계선이 없으므로, 복제기술을 성공적으로 규제하기는 거의 불가능하기 때문이다.

■ 인간복제에 대한 당신의 의견과 그 이유에 대해 작성해 봅시다.

표 4-5. 「생명윤리법」: 인간 존엄과 정체성 보호

제20조(인간복제의 금지)

① 누구든지 체세포복제배아 및 단성생식배아(이하 "체세포복제배아등"이라 한다)를 인간 또는 동물의 자궁에 착상시켜서는 아니 되며, 착상된 상태를 유지하거나 출산하여서는 아니 된다.

② 누구든지 제1항에 따른 행위를 유인하거나 알선하여서는 아니 된다.

제21조(이종 간의 착상 등의 금지)

① 누구든지 인간의 배아를 동물의 자궁에 착상시키거나 동물의 배아를 인간의 자궁에 착상시키는 행위를 하여서는 아니 된다.

② 누구든지 다음 각 호의 행위를 하여서는 아니 된다.

1. 인간의 난자를 동물의 정자로 수정시키거나 동물의 난자를 인간의 정자로 수정시키는 행위. 다만, 의학적으로 인간의 정자의 활동성을 시험하기 위한 경우는 제외한다.

2. 핵이 제거된 인간의 난자에 동물의 체세포 핵을 이식하거나 핵이 제거된 동물의 난자에 인간의 체세포 핵을 이식하는 행위
3. 인간의 배아와 동물의 배아를 융합하는 행위
4. 다른 유전정보를 가진 인간의 배아를 융합하는 행위

③ 누구든지 제2항 각 호의 어느 하나에 해당하는 행위로부터 생성된 것을 인간 또는 동물의 자궁에 착상시키는 행위를 하여서는 아니 된다.

2. 대리모

현대인은 결혼 적령기가 늦어짐에 따라 불임부부가 늘어나고, 한편으로는 독신 남녀가 늘어가면서, 결혼은 하기 싫어도 아이는 갖고 싶다고 하는 사람들이 늘어나고 있는 추세이다. 이와 같이 독신 남녀도 자신의 종족 보존의 욕구가 강하게 나타나는데, 불임부부는 더욱더 아이에 대한 욕구가 강하다.

모든 생명체는 종족 보존의 욕구가 있어 자연의 이치에 따라 자녀를 출산하고 양육하면서 오늘날까지 종을 보존해 왔다. 이러한 인간의 자기 보존의 욕구는 특히 불임부부에게서 보다 강하게 나타나게 된다. 국민건강보험공단의 통계조사에 따르면, 현재 국내의 불임부부는 약 100만 쌍에 달하며, 그중 불임 치료를 받고 있는 부부만 해도 약 11만 쌍이 넘는다고 한다. 그로 인해 불임부부들은 인공수정, 체외수정 등의 여러 방법을 사용해 왔는데, 그중에서도 인공수정과 체외수정으로도 아이를 가질 수 없는 경우 대리모를 택하게 된다. 그러나 대리모를 통한 출산방법은 아직 법적, 윤리적 정당성에 대한 기준이 불분명하여 혼란스러운 상황을 유발하고 있다.

지난 1989년 처음 대리모 시술이 성공한 이후 논란이 있었으며, 이러한 자궁을 빌려

주는 대리모가 상업화됨으로써 파생되는 윤리적인 문제 등으로 근래 의료계 일각에서는 대리모 시술에 대한 사회공론화의 필요성이 제기되고 있다.

1) 대리모의 정의

대리모(代理母, surrogate mother)란 일반적으로 타인을 위하여 자녀를 낳아 주는 여자를 뜻한다. 즉, 처가 불임인 부부에 있어서 유아인도와 보수지급 등의 일정한 조건하에 그 처를 대신하여 의뢰인의 정자를 가지고 인공수정으로 잉태한 후 아이를 낳아 주는 여자를 말하는 것이다(이병화, 2002).

대리모 출산은 여러 가지 인공수정의 방법 중의 하나로 볼 수 있으며, 일반적으로 넓은 의미의 인공수정이란 남녀 간의 자연적인 성행위에 의하지 않고 특수한 방법에 의하여 이루어진 모든 인위적인 임신형태를 가리킨다. 인공수정의 방법은 불임의 원인이 남편과 아내 중 한 사람에게 있는지 또는 양자 모두에게 있는지에 따라 체내수정(좁은 의미의 인공수정), 체외수정, 대리모 임신 등으로 나누어지며 각각의 특성을 구분해 보면 〈표 4-6〉과 같다(정상기, 명재진, 2003; 한민정, 2008).

표 4-6. **인공수정의 방법**

구분	내용
체내수정	체내수정(좁은 의미의 인공수정)은 남성의 정자를 여성의 체내에 인공적으로 주입하여 임신을 하는 배우자 간 인공수정(AIH: Artificial Insemination by Husband)과 남성에 불임이 있을 경우 제3자의 정자를 여성의 자궁에 주입하여 임신하게 하는 비배우자 간의 인공수정(AID: Artificial Insemination by Donor)을 말하며, 이때 여성의 자궁에는 아무런 불임요소가 없다.

구분	내용
체외수정	체외수정(IVF: In Vitro Fertilization)은 인공적으로 수정시킨 수정란을 모체의 자궁에 착상시켜 이루어진 임신을 말하는데, 이는 난자를 체외에서 채취한 후 인공적으로 수정시키는 체외수정(IVF)의 과정과 수정란을 다시 모체의 자궁에 이식시키는 과정을 포괄하는 개념이다.
대리모 임신	대리모 임신은 남성과 여성 중 여성이 불임인 경우, 즉 자궁기능의 장애로 인해 여성 자신의 자궁을 통한 임신 및 출산이 불가능한 경우에 행해지는 인공수정의 한 방법으로 제3의 여성인 대리모가 자신의 자궁을 통해 임신과 출산을 대신하게 되는 방법을 말한다.

대리모에 의한 인공수정(Artificial Insemination by Surrogate)의 구체적인 유형을 살펴보면 〈표 4-7〉과 같다(한민정, 2008).

표 4-7. 대리모 인공수정의 유형

- 남편의 정액을 아내의 난자와 체외수정을 시킨 후 아내가 아닌 다른 여자의 체내에 착상을 하고, 그로부터 출산되는 자녀를 부부자신의 자녀로 삼으려는 경우
- 남편의 정자와 아내가 아닌 제3자인 여자의 난자를 시험관 내에서 수정하여 대리모의 자궁 내에 착상시킨 다음, 분만 후 부부자신의 자녀로 삼으려는 경우
- 남편이 아닌 제3의 정자와 아내의 난자를 시험관 내에 수정하여 대리모의 태내에 착상시켜, 분만 후 부부자신의 자녀로 삼으려는 경우
- 제3의 남성과 제3의 여성에게 정자와 난자를 모두 공여받아 체외수정을 시킨 후 대리모의 자궁에 착상시키는 경우

대리모는 본래적 대리모와 자궁 대리모로 구분할 수 있는데, 본래적 대리모는 난자 제공과 출산이 제3의 여자인 경우이며, 남편과 직접적인 성적 결합 방법에 의하는 경우(우리나라의 전통적인 씨받이 방법)와 인공수정의 방법에 의하여 자를 출산하는 경우로 구분된다. 자궁 대리모는 의뢰인 측 부부의 정자와 난자를 추출하여 수정시킨 다음, 단지 대리모의 자궁만을 활용하여 이를 이식·착상·임신·출산으로 이어지는 경우이다.

본래적 대리모와 자궁 대리모는 자를 중심으로 하여 대리모의 지위를 살펴볼 때 커다란 차이가 있다. 우선 본래적 대리모는 직접 자의 혈통을 형성시켜 주는 것이 되지만, 자궁 대리모의 경우는 자와의 혈통적인 연계는 전혀 없으며, 자의 출생 후 자의 인도 문제에 있어서 그 혈연관계의 존부를 결정할 때 중요한 결정기준으로 작용할 수 있다. 그리고 자궁 대리모의 합법적인 결과는 본래적 대리모보다 더욱 대중적이고 착취적이라고 볼 수도 있다.

대리모에 의한 출산은 윤리적으로나 법적으로 정당화되기 힘든 측면이 있고, 아이를 낳기 위해 가난한 대리모의 자궁을 돈으로 사는 반인권적인 행위라는 측면도 간과할 수 없다. 대리모 계약은 아이를 낳고 싶어 하는 중년부인이 아이가 없는 부부를 위하여 연민에 대한 정으로 행하는 인도주의적 행위가 아니라, 경제적 난관에 부닥친 여인이 생계를 유지할 수 있는 수단으로 자신의 자궁을 단기적으로 파는 일이라는 것이다. 이러한 행위는 곧 여성과 아이를 하나의 상품으로 전락시키게 된다.

결국 대리모 문제는 생명의 탄생을 둘러싼 윤리적 문제들과 개인적 · 가족적 차원의 정서적 · 현실적 필요성, 자본주의적 시장 메커니즘과 착취 및 인권 침해의 우려, 가족제도를 둘러싼 기존 사회적 장치들의 정당성과 그 보호의 필요성, 그리고 무엇보다도 새로 탄생하는 생명의 존엄성을 지키기 위한 의식과 제도들이 만나는 곳에 있는 복합적인 문제이다.

2) 대리모에 대한 찬반론

(1) 대리모에 대한 찬성

대리모를 찬성하는 쪽에서는 자신의 유전자를 물려받은 아이를 가질 행복추구권을 주장한다. 즉, 자신의 아이를 낳아서 키우는 기쁨은 누구나 누리고 있는 권리이며, 마땅히 누릴 수 있는 권리라는 것이다. 그러나 환경오염으로 인해 또는 자궁의 이상으로 인해 그런 기쁨을 누릴 수 없다는 것은 평생이 괴로운 일이다. 그러므로 이러한 일을 대신해 줄 수 있는 대리모에게 노력의 대가나 고생의 대가로 사례비를 지불하는 것은 아기를 산다는 것이 아니라, 마땅히 지불해야 하는 것으로 본다. 대리모에 대해 찬성하는 이유는 〈표 4-8〉과 같다(한민정, 2008).

표 4-8. 대리모에 대한 찬성

- 대리모 계약 자체를 비합법화하여 여성을 보호하는 것은 오히려 시대에 뒤지는 여성관이며, 어떠한 계약도 사전에 체결되므로 대리모가 되는 여성만이 특히 정보나 판단에 결함이 있다는 증거는 없다고 본다. 경제적 격차가 계약내용에 반영되는 것은 얼마든지 있으며, 매매되는 것은 자녀가 아니라 대리모에 의한 임신 · 출산이라는 서비스이다. 실제의 모에게 양육되지 않는다는 사실은 양자의 경우에도 마찬가지이며, 그 자녀들이 특히 불행하다는 증거는 없다.
- 대리모를 허용하는 견해는 비배우자 간의 인공수정이 인정되고 있는 이상 제3자인 여성의 힘을 빌리는 대리모 제도 역시 당연히 인정되어야 한다고 주장한다. 다만 이 견해에 대하여 인공수정에 해당하는 것은 이른바 차란(借卵)이며, 장기에 걸친 임신이라는 경험을 수반하는 대리모는 그것과는 전혀 다른 것이라는 반론이 있다. 그리고 대리모 계약 또는 그에 따르는 금전의 지불을 금지하는 조치는 불임부부에게 아이를 가질 수 있는 길을 막는 것으로써 출산의 자유에 반하는 위헌적인 침해가 될 수 있다.
- 대리모 계약의 유효설은 친부의 기본권 보장과 계약의 신성함에 근거하고 있다. 대리모 계약은 가족법의 기본원리에 반하지 않는다. 적어도 대리모 계약에는 유아매매나 입양 암거래를 금지하는 양자법이 적용될 수 없고, 친부는 이미 아이와의 혈연관계를 맺고 있다. 또한 양자법이 억제하려는 폐해와 같이 대리모는 강압에 의하여 친권을 호기하는 것이 아니라 임신 전에 자의에 의하여 결정된다.
- 대리모는 공서양속(公序良俗)에 반하지 않는다. 본래 아이와의 관계 유지는 부모의 헌법적 권리로서 대리모는 물론 생물학적인 부에게도 있으며 대리모가 임신에 대하여 자유의사로 결정하고 출산 후에 아이를 친부에게 인도하는 것은 자녀에 대한 비인도적 대우나 착취가 아니라 오히려 출생한 아이는 간절히 원하는 사랑하는 건전한 가족에게 인도되는 것으로써 정서적으로도 아이에게 이롭다고 볼 수 있다.
- 대리모 제도는 불임의 처를 둔 남편이 아이를 가질 수 있는 유일한 방법이므로 상업적 행위로만 봐서는 안 되며 불임부부에 대한 배려가 바탕이 된 행위로 보아야 한다. 대리모는 불임 여성의 기본적인 갈망뿐 아니라 종족 보존의 본능에 충실하고자 하는 모든 불임부부들의 갈망을 채워 주기 때문에 허용되어야 한다.

대리모 출산은 윤리적 원칙에서 볼 때, 결과론적 윤리설로 본다면 옳다고 볼 수 있다. 한 가지의 희생을 하여 여러 가지의 이득을 볼 수 있다면 공리주의 법칙을 적용하여 볼 때 대리모가 나쁘다고만 말할 수 없는 것이다.

(2) 대리모에 대한 반대

대리모의 폐해는 한두 가지가 아니다. 아들 출산 조건의 대리모 사이트도 존재하는데 만약 여아를 임신·출산했을 경우 대리모는 계약에 의해 낙태를 하거나 출산 후 영아를 유기할 것으로 추정된다. 또한 동거를 전제로 한 대리모 계약은 임신기간 동안 대리모가 외부 활동을 사실상 포기해야 하므로 인권침해 요소도 내포되어 있다. 저렴한 비용 때문에 선호하고 있는 중국인 대리모의 경우 다수가 의뢰인과의 성관계를 통해 임신을 하는 형태의 비윤리성, 대리모가 자신의 친자를 의뢰부부에게 사실상 판매하는 인신매매, 허위 공문서 작성에 의한 출산아 인수 등 다양한 부작용이 파생되고 있다.

대리모의 입장에서 그들이 출산 계약을 맺고자 하는 주요동기는 자신이나 가족들의 경제적 문제를 해결하고자 함이 대부분이다. 이러한 대리모 출산의 금전적 동기는 대리모 출산이 매춘이나 장기매매의 경우에서처럼 신체 일부를 상업적 수단으로 사용하고 있다는 윤리적 비판에서 자유로울 수 없게 하는 주요 근거가 되고 있다. 또한 대리모에 의한 출산은 아이라는 필수품을 생산한다는 양식으로 파악함으로써 출산을 비인간화시킨다는 비판이다. 몇몇은 아기를 낳는 수고를 피하기 위해 대리모를 고용하는 여성도 나올 수 있기 때문이다. 대리모에 대해 반대를 하는 입장은 〈표 4-9〉와 같다(한민정, 2008).

표 4-9. 대리모에 대한 반대

- 대리모는 여성에 대한 착취이고, 단순한 자궁의 대여자로 취급하는 반면 자녀에 대한 절실한 모성애까지도 부정하고 기계와 같이 행동할 것을 요구한다. 임신에서 출산에 이르는 전 과정에서 자연적인 일체감을 부인하도록 요구하는 점에서 모에 대한 착취이며, 모독이 아닐 수 없고 이는 선량한 풍속 또는 사회질서에 반하며, 자에 대해서도 상업적 계약의 대상으로 삼는다는 것은 어린아이에 대한 모독이 될 수 있다.
- 대리모는 경제적 난관에 부딪친 여성이 생계를 유지하는 수단으로 자궁을 파는 일이다. 아기를 얻기 위한 수단으로 이용하게 되는 대리모는 노예 착취구조가 대리모 안에 존재한다고 보는 의견도 있다. 불임부부의 고통은 크게 드러나는 반면, 호르몬 주기를 맞추고 인공수정 시술을 통해 임신을 하고 아기를 낳는 등의 전 과정에서 대리모 여성이 겪게 되는 고통을 소홀하게 취급하는 경향이 있다. 대부분 낮은 지위의 가난한 여성이 거래과정에서 또 다시 권력으로부터 모권 침해와 억압을 겪게 되는 경우가 생길 수도 있다.
- 임신 시, 대리모와 태아 또는 아이 사이의 정서적 연대감에 관한 문제도 발생한다. 아무리 계약임신을 했다 하더라도 임신 과정에서 대리모는 아이에 대해 엄마로서의 강력한 연대감을 형성하는 경우가 일반적이다. 이렇게 낳은 아이를 단순히 계약 때문이건, 인도적 이유 때문이건 의뢰자에게 넘겨주는 것은 대리모에게 윤리적으로 또는 심리적으로 엄청난 상처를 입히는 것이며, 만약 대리모가 태아에게 정서적 연대감을 형성하지 않으려고 노력한다면 임신 중 태아의 성장에 부정적인 영향을 미칠 것이다.
- 대리모로 인해 태어난 아이는 두 어머니가 생길 수밖에 없다. 아이는 자라서 사실을 알게 되면 심리적으로 당황할 뿐 아니라 도덕적으로도 자기정체성에서 정상적인 출생이 아니라는 점에 대해 수치심을 느끼게 될지도 모른다. 만일 부모가 아이에게 말을 하지 않는다면 그 아이는 고통을 느끼지 않겠지만, 그 아이의 인권을 생각할 때 그 아이는 자신의 출생에 대하여 알 권리가 있으며, 아이의 의사를 존중해 주어야 할 의무가 있는 것이다. 그런데 아이가 기형일 경우는 누가 책임을 질 것인지도 문제가 된다. 시험관 아기를 한다고 해서 모두 임신이 잘 되는 것은 아니다. 여러 번 실패하기도 하고, 중간에 유산이 되기도 한다. 이러한 경우 대리모가 심한 죄책감을 느끼게 되며 아이의 친부모는 대리모에게 책임이 있다면서 아이를 데려가지 않을 수도 있다. 그렇게 되면 아이는 누가 책임을 질 것이냐가 문제가 되는 것이다.

■ 대리모에 대한 당신의 의견과 그 이유에 대해 작성해 봅시다.

3. 유전자 조작

1) 유전자 조작의 개념

유전자 조작의 개념을 알아보기 위해 먼저 유전자가 무엇인지를 살펴볼 필요가 있다. 유전자(遺傳子)란 "염색체상에서 일정한 위치를 차지하고 있는 유전정보의 단위로서, 생물체 개개의 유전 형질을 나타내는 원인이 되는 인자로서 염색체 속에 일정한 순서로 배열되어, 생식세포를 통하여 어버이로부터 자손에게 유전정보를 전달하며, 본체는 DNA이다"라고 정의된다. 일부 바이러스 등을 제외하고 모든 생물은 세포로 이루어져 있다. 단 한 개의 세포로 이루어져 있는 미생물이 있는가 하면, 인간처럼 60조의 세포로 이루어진 고등동물도 있다. 모든 생물의 세포에는 유전자가 있으며, 그 유전자 암호의 명령에 따라 생명활동에 필요한 물질이 생산되는 메커니즘은 모든 생물에 공통인 것이다. 세포 속에는 염색체가 있는데, 이 염색체는 DNA(디옥시리보핵산: deoxyribonucleic acid)라는 물질의 이중나선(double helix) 구조로 되어 있다. 이것이 유전자의 본체이며, 이 DNA에는 일정한 법칙에 의해 암호가 적혀 있다. 유전자에는 이러한 암호가 많이 기록되어 있지만, 그 모든 것이 언제나 활성화되어 있지는 않다. 필요할 때에 적절하게 스위치온 되어 각종 단백질을 만들고 있는 것이다. 그 단백질은 몸의 기관을 형성하기도 하고, 효소가 되기도 하여 생명유지에 필요한 다양한 작용을 한다(권영근, 2000).

여기서 중요한 것은 지구상의 모든 생물의 유전자가 똑같은 암호로 적혀 있다는 것이다. 대장균이든, 지렁이든, 곰이든, 인간이든 간에 가지고 있는 유전자는 달라도 사용되고 있는 암호 자체는 모두 같다. 즉, 같은 언어로 개별적인 내용이 쓰여 있는 것이다. 유전공학이 주목하고 있는 것이 바로 이 점이다. 즉, 같은 언어로 쓰여 있기 때문에 그 언어를 정확하게 해독할 수 있다면 서로 바꾸어 쓰는 것도 가능하기 때문이다. 지구상의 자연환경은 끊임없이 변화를 거듭하고 있고, 생명체들 역시 이러한 변화하는 환경에 적응하여 생존과 번식을 유지하기 위해 끊임없이 변해 가고 있다. 그 대표적인 것이 번식의 과정이다. 번식의 과정에서 암수 각자는 자신의 염색체를 꼭 절반씩만 투자하여 다른 염색체를 만나 수정함으로써 새로운 DNA를 가진 생명체가 탄생하도록 하고 있다. 이러한 생명체들 중 환경에 적응하는 존재들은 생존을 유지하고 그렇지 못한 존재들은 사멸해 간다(이동익 외, 2004).

유전자 조작이란 한 종으로부터 유전자를 얻은 후에 이를 다른 종에 삽입하는 기술을 말한다. 즉, 특정 유기체 고유의 DNA 사슬 일부분을 잘라 내어 다른 유기체에 갖다 붙이는 기술이다. 일반적으로 미생물 등을 제외하면, 유전자는 같은 종류의 암수의 생식에 의해서만 교환된다. 드물게 근연종이나 유연종이라 불리는 생물 사이에서 유전자 교환이 일어나는 경우가 있으나 대부분의 경우 이들은 암수의 생식, 또는 암술과 수술의 수분이라는 형태로 이루어진다. 즉, 자손을 남기기 위한 행위로서만 이루어지는 것이다. 이러한 행위를 임성(稔性)이라 하며, 자연계에서 유전자 교환은 통상 이러한 형태로 밖에 일어나지 않는다. 그러나 유전공학은 이러한 임성에 의하지 않는 유전자 교환을 목표로 하고 있으며, 종의 벽을 넘어, 어류와 곤충으로부터 식물로, 미생물로부터 동물에게로 유전자 교환을 실시하고 있다. 1953년 세포 속의 DNA 구조가 밝혀지고, 1970년대 이후 DNA를 잘라 내는 것이 가능해지면서 이러한 기술도 발전해 왔다.

2) 유전자 조작 식품

유전자 조작 기술로 만들어진 새로운 종의 생명체를 GMO(Genetically Modified Organisms), 즉 '유전자 조작 생물체'라고 부르며, 이러한 조작 과정이 벼, 감자, 옥수수, 콩 등 농작물에 행해지면 '유전자 조작 농산물'이라고 부르고, 이 농산물을 가공한 것을

'유전자 조작 식품' 혹은 '유전자 변형 식품'이라고 한다.

이러한 GMO는 기존의 생물체 속에 전혀 다른 생물체의 유전자를 끼워 넣음으로써 완전히 새로운 성질을 갖도록 한 생물체이며, 유전자 조작 기술을 활용하면 어떤 생물의 유전자 중 병충해, 제초제 등에 강하거나 성장속도가 특별히 빠를 수 있는 유용한 유전자만을 취하여 원하는 생물체에 삽입하여 자연 상태에서는 불가능한 새로운 품종을 만들어 낼 수 있다. 오늘날 이 기술은 농산물 생산량의 증대 또는 가공과 유통의 편의를 위해 다양하게 활용되고 있다〈그림 4-2〉.

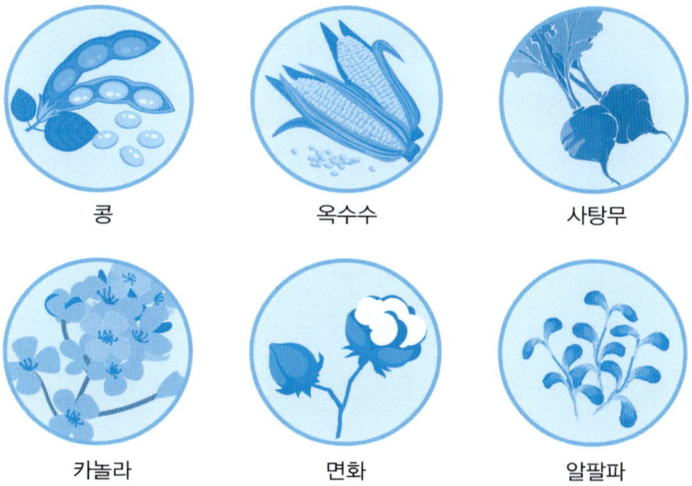

GMO(Genetically Modified Organism)는 우리말로 '유전자 변형체'라고 하며, 생존, 증식이 가능한 GMO를 '유전자 변형 생물체(LMO: Living Modified Organism)'라고 한다. 즉, 인위적으로 유전자를 재조합하거나 유전자를 구성하는 핵산을 세포 등에 직접 주입하는 등의 생명공학기술로 만들어진 농·축·수산물·미생물 등의 GMO와 이를 가공하여 만든 식품을 '유전자 변형 식품(Genetically Modified Food)'이라고 한다. 우리나라는 안전성이 확인된 유전자 변형 식품만 식품으로 사용할 수 있다. 현재(2017년 1월 기준) 국내에서는 콩, 옥수수, 사탕무, 카놀라, 면화, 알팔파의 6개 농산물 138개 품목이 안전성 심사를 통해 식품으로 수입이 허용되고 있다.

그림 4-2. 국내에서 식품으로 사용 가능한 GMO 농산물

출처: 식품의약품안전처(www.mfds.go.kr).

GMO 중에서 식품 또는 식품 첨가물로 이용할 수 있는 것을 '유전자 조작 식품[2]'이라고 한다. 유전자를 조작하여 식품에 응용하는 경우는 크게 두 가지로 나누어지는데, 첫째, 유전자를 조작한 것을 직접 먹는 경우이다. 농작물에 해충이 붙지 않도록 하기 위해 해충을 죽이는 물질을 생성하는 유전자를 그 농작물에 집어넣으면 살충물질이 농작물 내에서 생성되어, 해충이 그 농작물을 먹을 경우 죽어 버리기 때문에 결과적으로 농약을 살포하지 않아도 해충의 피해를 입지 않는다. 또한 제초제를 뿌려도 죽지 않는 성분을 생성하는 유전자를 집어넣으면 그 농작물은 제초제에 아무런 영향을 받지 않고, 주변의 잡초만이 말라 죽게 된다. 둘째, 천연적으로 얻기 어려운 희소한 물질을 대량으로 생산하기 위하여 미생물에 그 물질을 만드는 유전자를 집어넣는 방법이다. 미생물 세포 안에서 목적으로 하는 물질을 생산, 증식시킨 다음, 목적으로 하는 물질만을 정제하여 추출한다(주요한, 2007).

유전자 조작 미생물은 먹지 않지만 그 미생물이 만든 물질을 식품 첨가물로서 먹게 된다. 즉, 제초제에 대한 내성, 병해충에 대한 저항력 등을 가지게 하거나 영양 가치와 보존성 등의 특성을 갖추게 하기 위하여 해당 작물의 유전자가 아닌 다른 동식물이나 미생물 같은 외래 유전자를 주입하는 방법으로 유전자를 변형시켜 만든 것이 '유전자 조작 농산물'이며 이를 통해 먹게 되는 것이 '유전자 조작 식품'이다.

3) 유전자 조작 식품에 대한 찬반론

GMO에 대한 논쟁은 그동안 꾸준하게 이어져 왔지만 지금까지도 그 입장이 명확하게 검증되지 않고 있다. 즉, 폭발적인 인구 증가에 비추어 부족한 식량문제를 해결하기

---

2) 유전자 조작 식품은 유전공학 기술을 이용해 다른 유기체에서 떼 내 갖다 붙인 유전자의 특성이 발휘되도록 만든 식품을 말한다. 농작물의 경우 제초제나 병충해에 잘 견디는 유전자, 숙성 속도를 조절하는 유전자, 번식력을 조절하는 호르몬 유전자, 성분 변화를 유발하는 유전자 등을 인공적으로 조작해 투입하는 경우가 대부분이다. 감미제나 특정 효소를 얻기 위해서 미생물의 유전자를 사용하기도 한다.

위해서는, 특히 개도국과 저개발국의 식량 증산을 위해서는 GMO를 그 대안으로 삼을 수밖에 없다는 생명공학자들과 다국적 기업들을 중심으로 하는 주장과 생명을 유지하고 증진하는 먹거리로서 GMO는 부적당할 뿐만 아니라 오히려 인간에게 장기적으로 엄청난 재앙으로 다가올 것이라고 외치는 사람들의 주장, 이 두 가지가 팽팽하게 맞서고 있다.

(1) 유전자 조작 식품에 대한 찬성

GMO 농작물은 기업과 농민에게 경제적 이익을 부르고, 사회 전체적으로도 식량문제와 환경문제를 해결할 수 있다. 이것은 GMO를 개발하는 다국적 기업들과 생명공학자들이 주장하는 요점이다. 유전자 조작 식품에 대해 찬성하는 입장을 소비자의 혜택과 재배농가의 혜택으로 구분하여 살펴보면 〈표 4-10〉과 같다(권영근, 2000; 김은진, 2004; 주요한, 2007).

표 4-10. 유전자 조작 식품에 대한 찬성

구분	항목	내용
소비자에 대한 혜택	경제적 측면 및 영양성분의 개선	생명공학기술을 이용하면 식량 증산뿐만 아니라 좀 더 건강에 유익하고, 영양성분이 증가된 아주 맛있는 우량 식품을 개발할 수 있으며, 소비자는 이런 농산물을 싼값에 손쉽게 구입할 수 있게 된다. 또한 요리용 기름에서 불필요한 포화지방산을 줄일 수 있으며, 알레르기 유발요소를 제거할 수 있고, 만성적 성인병을 줄이는 영양분을 증가시키는 효과를 낼 수 있다.
	장기저장 및 신선한 식품 공급	생명공학기술을 이용한 식품은 특히 수송수단과 냉장능력이 제한된 지역에서 농산물의 부패에 의한 손실을 줄일 수 있다. 유전자 조작 기술을 이용해 이러한 문제점을 해결하면서 상품화된 것이 미국의 칼젠(Calgene)사가 만든 '플레이버 세이버(Flavr Savr)' 토마토이다. 이것은 뛰어난 저장성을 인정받아 미국 내에서 대량 재배되고 있으며 이것을 가공한 토마토 '퓨리'(puree) 등은 영국 등지에서 식품으로 이용되고 있다.

구분	항목	내용
	기아 문제의 해결	생명공학 옹호론자들은 생명공학을 세계의 기아를 해결할 수 있는 거의 유일한 대안이라고 주장하고 있다. 현재와 같이 인구가 폭발적으로 증가하고 육류소비의 증가 같은 식품소비의 고도화가 이루어지고 지구온난화 같은 환경오염이 지속될 경우, 세계 식량문제는 심각하게 위협을 받을 것으로 예상된다. 생명공학이 주목을 받는 이유는 30년대 이래로 농업 생산성의 혁신이 점점 정체되고 있고, 특히 제3세계에서의 녹색혁명의 잠재력이 크게 떨어지고 있는 점 때문이다. 즉, 기계 및 화학 의존형 농업생산력 증가의 잠재력은 소진된 것으로 평가되고 있는 것이다.
재배농가의 혜택	경제적 측면	GMO 재배로 인해 지난 전 세계의 농약사용량을 줄였으며, 온실가스 배출을 상당히 감소시키는 등 환경에 미치는 영향이 감소한 것으로 나타났다. GMO 재배는 이 같은 환경적인 혜택뿐만 아니라 농가에게 돌아가는 경제적 혜택 역시 상당하다.
	병 · 해충 저항성 농작물의 재배	식량작물을 재배할 때에 잡초는 작물의 수량을 떨어뜨리는 주요 요인이다. 광범위 제초제는 식량작물 자체도 함께 죽이기 때문에 이들 작물이 발아하기 전에 뿌려야만 제초 효과가 있다. 그런데 일단 식물이 싹이 나기 시작하면 상황은 달라진다. 이러한 것에 착안해서 제초제에 저항성을 가지는 GMO 콩을 개발하게 되었다. 제초제 저항성 콩은 제초제를 뿌려도 죽지 않는데, 이는 GMO 콩은 제초제가 작용할 수 있는 결합부위가 없기 때문이다. 따라서 농민들은 콩이 재배되고 있는 기간에도 소량의 농약을 사용하여 잡초만 제거할 수 있으므로 환경오염을 줄일 수 있는 장점도 있다.
	화학물질 사용과 환경오염의 감소	유전자 조작을 통해 기존의 석유화학 산업의 문제점들을 해소할 수 있으며, 제초제 저항성이나 병충해 저항성을 갖는 GMO 농작물은 제초제나 농약의 사용량을 그만큼 감소시킴으로써 화학농법이 발생시켰던 농약으로 인한 토양 및 환경오염을 획기적으로 줄일 수 있다고 말한다. 그들에 의하면, GMO는 지속가능하고 환경친화적인 것이다.

(2) 유전자 조작 식품에 대한 반대

유전자 조작 식품의 위해성은 일반적으로 널리 공감대를 형성하고 있다. 전 세계적으로 GMO에 대한 소비자와 농민들의 우려가 높아지면서 반대의 목소리가 거세지고 있는 추세이다. 유전자 조작 식품에 대해 반대하는 입장을 소비자의 피해와 재배농가의 피해로 구분하여 살펴보면 〈표 4-11〉과 같다(권영근, 2000; 김은진, 2004; 주요한, 2007).

표 4-11. 유전자 조작 식품에 대한 반대

구분	항목	내용
소비자에 대한 피해	불안전한 음식의 섭취	살아 있는 생명체의 복잡함은 유전자를 조작했을 때 알 수도 없고, 원하지도 않던 세부변화를 일으킬 수 있다. 즉, GMO 작물은 인체에 해로울 수 있다. 서로 다른 종의 유전자를 도입해 만들어진 GMO는 인류가 한번도 먹어 보지 않았던 식품이라는 점에서 수천 년 동안 먹어 이미 검증돼 온 다른 식품들과 달리 근본적인 위험성을 안고 있다고 볼 수 있다.
	GMO 식품에 대한 종속	소비자들이 '값이 싸고 영양성분이 개선된 GMO 식품'이라는 다국적 기업들의 광고와 유혹에 넘어가 일단 GMO 식품에 맛을 들이게 되면 거기에 종속될 가능성이 있다. 예를 들어, 우리나라에 커피가 수입되기 시작하면서부터 우리나라 사람들이 커피에 맛을 들이게 되어, 그 맛에 중독되고 종속되기 시작한 것과 같다고 할 수 있다. 또한 담배를 많이 피우는 사람이 담배의 가격이 계속 오르더라도 담배를 끊지 못하고 계속 비싼 가격을 주고 담배를 피우게 되는 것과 마찬가지라고 할 수 있다. 하나의 음식의 맛에 길들여지기 시작되면 식생활 체계도 변하게 되고 이후 가격이 상승하더라도 그것을 사 먹어야 하는 종속관계에 봉착하게 되는 것이다.
	기아 문제	많은 학자들은 세계적으로 식량생산이 과잉임에도 불구하고 기아가 확산되는 기이한 현상의 주범은 식량생산과 판매를 상업적 이윤에 이용하는 초국적 농업자본 때문이라고 주장한다. 따라서 이들은 GMO가 세계식량 문제를 해결하기는 커녕 오히려 악화시킬 것이라고 우려한다. GMO를 개발하고 이용하는 주체가 인도주의적 자선단체가 아니라, 식량의 생산부터 소비까지의 식품사슬(food chain)을 지배하려고 하는 초국적 농업자본이기 때문이다.
재배농가의 피해	다국적 기업에 대한 식량의존 증가	유전자조작 농산물을 재배할 경우 종자를 전적으로 다국적 생명공학 기업들에 의존해야 한다. 농민들은 자기 씨앗을 틔울 권리에 대해서도 대가를 지불하도록 강요당하고 있다. 농업에서의 유전자 혁명은 농민과 소비자들에 대해 새로운 기회를 제공해 주기는 커녕 식량생산에서의 기업 독점구조를 더욱더 강화시키고 있다.

구분	항목	내용
	농약 사용의 증가	GMO의 저항성 유전자는 쉽게 생태계 속으로 전이될 수 있다. 만일 저항성 유전자가 퍼져 나갈 경우, 애초에 구제하려고 했던 잡초나 해충도 제초제와 살충제에 저항성을 갖게 되며, 따라서 더욱 강력한 농약을 뿌려야만 하는 악순환에 봉착하게 된다. 결국 농약을 판매하는 다국적 기업의 이익만 채우게 되는 것이다.
	환경오염 증가	GMO는 환경 파괴를 심화시킬 수 있다. 해충 및 제초제 저항성 GMO가 지닌 저항성 유전자는 쉽게 생태계 속으로 전이되고 그에 따라서, 해충과 잡초들이 저항성 유전자를 지녀 방제 자체가 더욱 어려워지는 악순환을 겪게 된다. 또 '슈퍼잡초'와 '슈퍼해충'이라는 변종이 출현해 생태계의 교란을 가져올 수 있고, 그로 인해 생명다양성이 파괴되고 획일화됨으로써 자연생태계의 순환 구조를 파괴하게 된다.
	곡물 생산의 위협(지속 가능하지 않은 농업)	GMO와 유기농업은 서로 공존할 수 없다. 왜냐하면 GMO 작물에서 방출되는 저항성 유전자가 GMO가 아닌 품종까지도 오염시키기 때문이다. 즉, GMO는 유기농업을 불가능하게 만든다. 유기농업은 자연생태계의 원활한 순환 구조에 의존하게 되며, 따라서 자연 환경의 청정성을 유지하는 것이 관건인데, GMO가 재배되는 지역 안에 유전자가 전이됨으로써 유기 농업 자체가 어렵게 되는 것이다. 또한 유기농업이 가능하다 할지라도 유기농을 유지하는 데 드는 비용이 상승함으로써 유기농 농민의 생계가 위협받게 된다.

(3) 유전자 조작 식품의 안전성 논란

유전자 조작 식품의 또 다른 논란 중의 하나는 안전성에 대한 논란이다. 구체적으로 GMO 제조업체는 안전하다고 주장하고 있으며, 일부 소비자단체에서는 우리 인간이 GMO를 수십 년 이상 먹어 본 경험이 없으므로 안전성을 담보할 수 없다고 반박한다. GMO가 인간에게 유해하다는 결정적인 증거는 아직 없다. 다른 식품처럼 인류가 몇 세대에 걸쳐 장기간 섭취해 본 경험이 없는 것도 사실이다. 상반된 두 견해가 팽팽하게 맞서고 있어, GMO 안전성 논란은 앞으로도 상당 기간 지속될 것으로 예상된다.

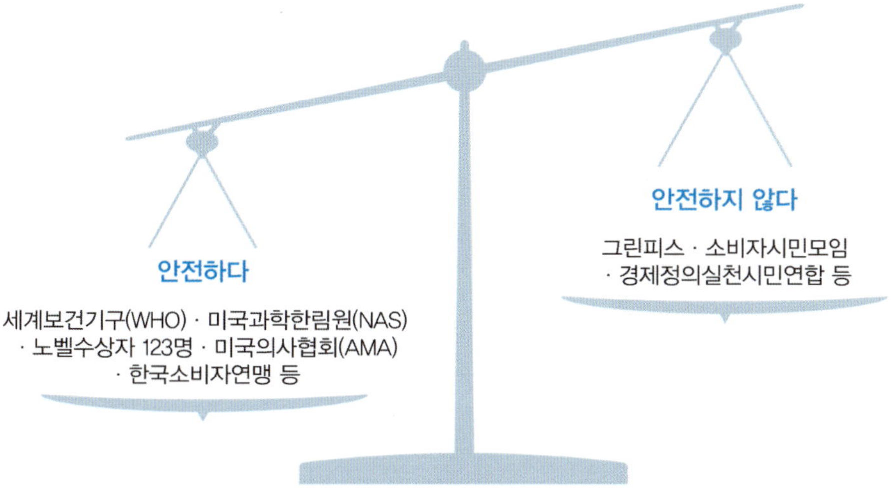

그림 4-3. 유전자 조작 식품의 안전성 논란

출처: 식품의학품안전처(www.mfds.go.kr).

소비자 입장에서도 가장 궁금한 것은 GMO 식품의 안전성에 관한 것이다. 만약 〈그림 4-3〉의 시소의 왼쪽에 안전하다는 측 보다는 오른쪽에 안전하지 않다는 측을 올린다면 현재로선 무게추가 왼쪽으로 기운다. 시소 왼쪽에는 세계보건기구(WHO) · 미국과학한림원(NAS) · 노벨수상자 123명 · 미국의사협회(AMA) · 한국소비자연맹 등이 있으며, 오른쪽에는 그린피스 · 소비자시민모임 · 경제정의실천시민연합 등이 있다.

■ 유전자 조작에 대한 당신의 의견과 그 이유에 대해 작성해 봅시다.

CHAPTER 05

출산과 관련된 문제

배울 내용

1. 인공임신중절에 대한 이해
2. 인공임신중절과 관련된 법
3. 인공임신중절술의 종류
4. 인공임신중절에 대한 논쟁

학습목표

1. 인공임신중절의 개념과 실태를 파악한다.
2. 인공임신중절과 관련된 법의 종류를 알아보고 법규를 이해한다.
3. 인공임신중절술의 종류를 알아본다.
4. 인공임신중절에 대한 찬반에 대한 주장들을 알아본다.

CHAPTER

05

출산과 관련된 문제

1. 인공임신중절에 대한 이해

1) 배아와 태아

인공임신중절에 대해 알아보기 이전에 배아(胚芽)와 태아(胎兒)를 먼저 구분할 필요가 있다. 의학적으로 보았을 때, 배아와 태아는 구분이 된다. 발생학 교과서 및 대부분의 생물학 및 의학교과서에서 배아는 수정되어 태아의 기관 형성이 완성되는 약 8주에서 10주까지를 배아로 구분하고 있다(서경, 2008). 즉, 배아는 태아의 단계로 나가기 전(前)단계를 말한다. 이에 비해 태아는 포유류의 모체 안에서 자라고 있는 유체(幼體)로 사람의 경우는 수태하여 2개월이 지난 뒤 인체의 모양이 분명히 나타나는 것을 의미한다(국립국어연구원, 1999).

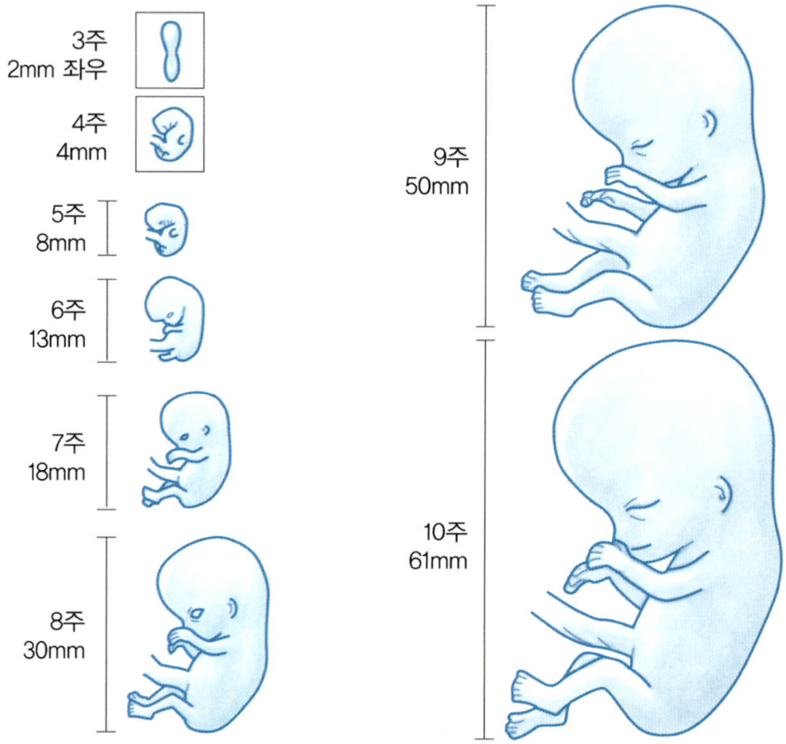

그림 5-1. 배아와 태아의 모습

2) 인공임신중절의 개념

인공임신중절이라는 용어는 「모자보건법」에서 사용하고 있는 개념이다. 사전적 의미의 인공임신중절이란 인위적으로 행하는 인공유산(협의의 낙태)이며, 인공유산 중 대한민국법에서 허용한 의료인의 의료적인 낙태 행위를 인공임신중절 혹은 임신중절술이라고 부른다.

임신결과(pregnancy outcome)는 크게 출산(live birth), 사산(still birth), 유산(abortion)으로 구분된다. 유산은 수정란이 자궁 내에 착상된 후 태아가 모체 밖에서 독자적으로 생존할 수 있을 만큼 발육되기 전에 모체 밖으로 배출된 것을 의미한다. 유산에는 절박유산, 불완전유산, 계류유산, 습관성유산으로 구분되는 자연유산(miscarriage 또는 spontaneous abortion), 치료적 유산과 선택적 유산으로 구분되는 유도유산(induced abortion)이 있다. 이러한 유도유산이 현행법에서 다루고 있는 인공임신중절(낙태)로 정의될 수 있다. 그리고 인공임신중절은 약물을 통한 유산(medical abortion)과 수술적 유산(surgical abortion)으로 구분된다(보건복지부, 한국보건사회연구원, 2018).

3) 인공임신중절(낙태)의 기원

언제부터 낙태가 처음 시작되었는지는 정확하게 알 수 없지만, 고대 동·서양의 법·의학·철학의 서적들을 통해서 오래전부터 낙태가 있었음을 알 수 있다. 예로, 약 4600년 전에도 고대 중국에서 낙태를 실시했던 기록을 찾아볼 수 있는데, 이미 그 때에도 낙태를 두고 찬성하는 입장과 엄격히 금지하는 입장이 있었음을 확인할 수 있다(Nelson, 1973). 또한 기원전 1750년경 바빌론 시대에 편찬한 것으로 보이는 '함무라비 법전'에서는 임신한 여인을 때려 태아를 유산시켰을 경우에 유산한 태아를 위해 은전으로 갚아야 하는 법조문들이 있다(태경수, 2010). 그리고 기원전 12세기경에 편찬된 것으로 추정되는 '중세 아시리아 법전'에서는 다른 이들이 임신한 여인을 때려서 유산시킨 경우와 더불어 스스로 낙태를 한 경우에 대한 처벌에 대해서도 다루고 있다.

고대 그리스에서는 기원전 4~5세기경에 그리스의 의사였던 히포크라테스(Hippocrates B.C. 460~377)가 "나는 요청받는다 하더라도 극약을 그 누구에게도 주지 않을 것이며 복중 태아를 가진 임신부에게도 그러할 것이다"라고 선언함으로써 당시 고대 그리스-로마 시대에도 낙태가 있었음을 알려 주고 있다. 그러나 고대 그리스의 동시대 철학자였던 플라톤과 아리스토텔레스는 소위 '형성되지 않은 태아'는 국가의 인구 정책상 낙태시킬 수 있다고 하였다. 특히 아리스토텔레스는 영혼주입설을 주장하여 태아가 수태 후 점진적으로 영혼이 주입된다고 보았다. 이에 따라 여자는 수태 후 80일, 남자는 수태 후 40일이 걸린다고 생각하여 그 이전까지의 낙태는 무방하다고 보았다(이동익, 1992).

4) 임공임신중절(낙태)의 현황

(1) 인공임신중절률 및 인공임신중절(낙태) 추정 건수

인공임신중절률(Induced Abortion Rate)은 일정 기간 동안 인공임신중절(낙태)을 하는 횟수를 의미[1]한다. 대체로 만 15~44세 가임기 여성 1,000명당 시행되는 인공임신중절(낙태) 건수를 의미한다. 2017년 인공임신중절률은 천 명당 4.8건, 인공임신중절(낙태) 추정건수는 조사 결과 산출된 인공임신중절률과 만 15~44세 전체 여성의 2017년 연앙인구[2]를 기준으로 49,764~50,703건으로 도출[3]되었다(보건복지부, 한국보건사회연구원, 2018).

1) 국제연합 경제사회국 인구분과(www.unpopulation.org) 및 OECD 회원 국가는 만 15~44세 여성의 지표를 산출하고 있으며, 이 중 일부 국가들은 이 외의 만 15~49세 여성의 인공임신중절률을 추가로 산출하고 있음.

2) 인구주택 총 조사에 나타난 인구의 중복 및 누락 등을 보완하고, 장래 인구 동태율(출생, 사망, 이민 등)을 감안하여 추계한 매년 7월 1일 현재 시점의 인구이다.

3) 만 15~44세의 연령별 인공임신중절률을 산출하여 각각의 모집단을 통해 추정한 건수를 합한 결과는 50,066건, 만 15~44세를 5세 단위의 연령집단으로 나누어 각 연령집단별 인공임신중절률을 산출하여 연령집단별 모집단을 통해 추정한 건수를 합한 결과는 50,703건으로 편차가 있음.

○ 2017년 인공임신중절률: 48/10,000×1000=천 명당 4.8건
 - (미혼) 천 명당 1.9건
 - (기혼) 천 명당 8.1건
○ 2017년 인공임신중절 추정건수
 - (전체 인공임신중절률을 활용한 추정)
 48,413/10000×[만 15~44세 여성 모집단 수(2017년 연앙인구)]=49,764건
 - (연령별 인공임신중절률을 활용한 추정)
 $\sum_{n=15}^{44}$ (인공임신중절률(n)×n세 2017년 연앙인구)=50,066건
 - (5세 단위 연령집단별 인공임신중절률을 활용한 추정)
 $\sum_{n=15}^{8}$ (인공임신중절률(n집단)×집단별 2017년 연앙인구)=50,703건

구체적으로 응답자 10,000명 중 2018년 조사 시점에서 성경험이 있다고 응답한 여성(만 15~44세)의 임신경험과 임신결과를 살펴보면, 성경험이 있다고 응답한 여성 7,320명의 평생 임신경험은 7,484회이며, 이 중 출산은 5,418건, 사산은 71건, 자연유산은 1,089건이었으며, 인공임신중절(낙태) 건수는 총 1,084건으로 나타났다〈표 5-1〉.

표 5-1. 임신경험 및 임신결과 (단위: 건수)

구 분	임신경험	임신결과			
		출산	사산	자연유산	인공임신 중절(낙태)
전체	7,484	5,418	71	1,089	1,084
2018년	445	234	3	105	28
2017년	450	289	9	108	48
2016년	497	329	3	112	69
2015년 이전(2015년 포함)	6,092	4,567	56	765	939

주: 해당 수치는 승수 적용 후 반올림한 수치(건수)로 각 연도의 임신경험과 해당 연도의 임신결과 수치는 일치하지 않을 수 있음.
출처: 보건복지부, 한국보건사회연구원(2018). 인공임신중절 실태조사. p.114.

2018년에 임신을 경험한 횟수는 445건으로 나타났고, 임신 결과에 있어서 출산은 234건, 사산은 3건, 자연유산은 105건, 인공임신중절(낙태)은 28건으로 나타났다. 2018년 임신경험, 출산, 자연유산, 인공임신중절(낙태) 건수는 2017년과 비교했을 때 모두 감소한 것으로 나타났다. 인공임신중절률 및 추정건수의 변화를 살펴보면 〈그림 5-2〉와 같다. 인공임신중절률은 2008년 21.9%에서 2009년 17.2%, 2010년 15.8%로 체감적으로 감소하는 양상을 보였다.

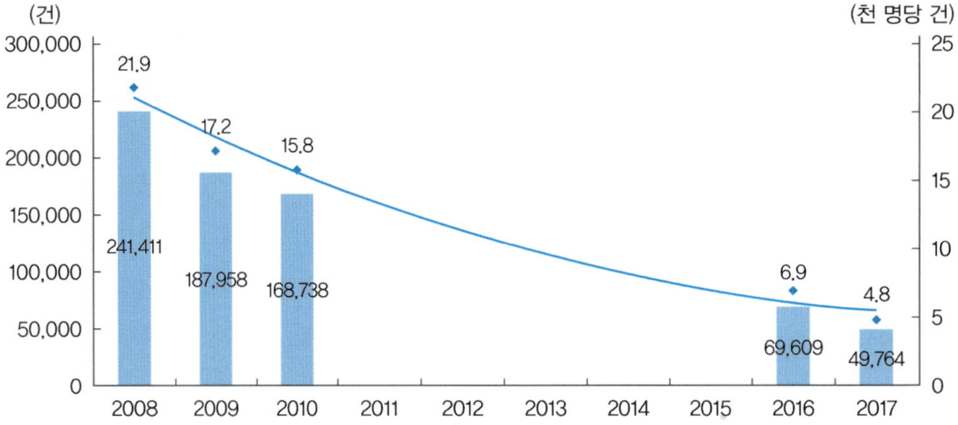

자료: 1) 2005~2010년 수치: 손명세 외(2011). 전국 인공임신중절변동 실태조사. 보건복지부, 연세대학교.
2) 2016~2017년 수치: 본 연구에서 실시한 인공임신중절 실태조사.

그림 5-2. 인공임신중절 추정건수 및 인공임신중절률의 변화

출처: 보건복지부, 한국보건사회연구원(2018). 인공임신중절 실태조사. p.115.

이러한 인공임신중절률의 감소는 피임실천율의 증가와 관련이 있다고 볼 수 있다. 이를 2011년 실태조사 결과와 비교해 보면, 평소에 피임을 실천하지 않는 비율은 2011년 19.7%에서 2018년 7.3%[4])로 급감하였다. 또한 피임방법(복수응답)에 있어서 콘돔을

4) 본 수치는 성경험이 있는 여성(7,320명) 중 본인과 파트너(연인, 배우자 등 성관계 상대) 모두 피임을 전혀 하지 않는 여성(538명)의 비중으로 여성 본인이 피임을 하지 않는 비율과는 상이함.

사용한 비율은 2011년 37.5%에서 36.7%로 증가하였고(2018년 74.2%), (사전)경구피임약 복용은 2011년 7.4%에서 11.5%로 증가하였다(2018년 18.9%). 우리나라 청소년 성관계 경험자의 피임실천율은 2014년 43.6%에서 매년 증가하여 2016년 51.9%로 나타났다(교육부, 보건복지부, 질병관리본부, 2016, 청소년건강행태온라인조사 통계). 또한 건강보험심사평가원의 사후피임약 처방현황(2012~2018.6.)에 따르면, 2017년 한 해 동안 사후피임약을 처방한 건수는 총 1,783백 건으로 2012년 1,384백 건에 비해 28.8%로 증가하였다(보건복지부, 2018).

(2) 인공임신중절(낙태) 경험률

인공임신중절(낙태)을 경험한 여성은 총 756명으로 이를 기준으로 인공임신중절(낙태)에 대한 경험률을 산출하면 〈표 5-2〉와 같다. 전체 조사 완료 여성(10,000명) 중 한 번이라도 인공임신중절(낙태) 경험이 있는 여성(756명)의 비율(%)인 전체 여성의 인공임신중절(낙태) 경험률은 7.6%이다. 성경험 여성(7,320명) 중 한 번이라도 인공임신중절(낙태) 경험이 있는 여성(756명)의 비율(%)인 성경험 여성의 인공임신중절(낙태) 경험률은 10.3%이며, 임신경험 여성(3,792명) 중 한 번이라도 인공임신중절(낙태) 경험이 있는 여성(756명)의 비율(%)인 임신경험 여성의 인공임신중절(낙태) 경험률은 19.9%로 도출되었다. 이러한 결과를 2011년 조사 결과와 비교하면, 전체 여성의 인공 임신중절(낙태) 경험률, 성경험 여성의 인공임신중절(낙태) 경험률 모두 큰 폭으로 감소하였다.

표 5-2. 인공임신중절 경험률 (단위: %)

구분	인공임신중절(낙태) 경험률		
	전체 여성	성경험 여성	임신경험 여성
2018년 조사 결과	7.6	10.3	19.9
2011년 조사 결과	21.7	29.6	–

자료: 1) 2011년 조사 결과: 손명세 외(2011). 전국 인공임신중절 변동 실태조사. 보건복지부, 연세대학교.
2) 2018년 조사 결과: 본 연구에서 실시한 인공임신중절 실태조사.
출처: 보건복지부, 한국보건사회연구원(2018). 인공임신중절 실태조사. p.118.

(3) 임신중단 사유

임신중단 경험자에게 임신중단의 주된 이유 2가지에 대해 질문한 결과(복수응답), 크게 3가지 사유가 확인되었는데, 학업, 직장 등 사회활동 지장이 있을 것 같아서가 33.4%, 경제상태상 양육이 힘들어서(고용불안정, 소득이 적어서 등) 32.9%, 그리고 자녀계획 때문에(자녀를 원치 않아서, 터울조절 등) 31.2%로 나타났다. 여기서 학업, 직장 등 사회활동 지장이 있을 것 같아서는 연령이 낮거나(24세 이하 52.9%) 미혼 여성(49.9%)에서 응답률이 높았다. 경제상태상 양육이 힘들어서는 연령이 낮거나(24세 이하 36.7%) 사실혼·동거 여성(35.0%)에서 응답률이 상대적으로 높았다.

추가적으로 실제 현재(조사시점) 월평균 가구소득을 기준으로 경제적 사유의 응답 비율을 분석한 결과, 월평균 가구소득이 200만 원 미만인 그룹에서 경제상황이 좋지 않아 임신중단을 했다는 응답률이 36.5%였는데, 이는 가구소득이 200~400만 원 미만(33.6%), 400만 원 이상(31.7%)에 비해 좀 더 높았다. 이어 임신중단의 사유가 자녀계획 때문에(자녀를 원치 않아서, 터울조절 등)의 경우, 연령이 30대 이상(30~34세 45.6%, 35세 이상 49.7%)이 높고 또한 법률혼·별거·이혼·사별(51.8%)에서 응답률이 가장 높은 것으로 나타났다.

표 5-3. 임신중단 경험자의 임신중단 이유(복수응답) (단위: %, 명)

구 분		나의 건강 상태에 문제가 있어서	태아의 건강 문제 때문에	학업, 직장 등 사회 활동에 지장이 있을 것 같아서	자녀 계획 때문에	경제 상태상 양육이 힘들어서	파트너가 아이를 원하지 않아서	파트너와 관계가 불안정 해서	나 또는 파트너의 부모가 인공임신 중절(낙태)을 하라고 해서	강간 또는 준강간에 의해 임신해서	기타	계
당시 연령	24세 이하	5.4	5.9	52.9	11.9	36.7	11.7	27.5	10.3	2.0	3.7	223
	25~29세	4.5	11.2	33.9	28.3	35.3	11.0	20.2	7.1	0.5	6.1	227
	30~34세	12.5	19.3	19.5	45.6	24.8	12.2	11.6	4.2	0.0	5.6	172
	35세 이상	18.8	10.0	18.1	49.7	33.0	12.4	5.4	2.2	0.8	5.5	134
당시 혼인 상태	미혼	4.6	6.2	49.9	12.5	31.5	12.5	29.5	9.1	1.8	5.4	355
	기혼 (법률혼 · 별거 이혼 · 사별)	13.1	16.3	14.6	51.8	33.9	10.1	5.8	3.3	0.0	6.2	303
	기혼 (사실혼 · 동거)	13.1	14.0	31.7	35.3	35.0	13.8	12.3	7.0	0.0	1.0	98
계		9.1	11.3	33.4	31.2	32.9	11.7	17.8	6.5	0.9	5.1	756

주: 1) 복수의 임신중단 경험 시 가장 최근의 경험 시점 기준임.
2) 승수적용으로 합이 일치하지 않을 수 있음.
출처: 보건복지부, 한국보건사회연구원(2018). 인공임신중절 실태조사. p.208.

이 외에도 임신중단의 사유로 파트너(연인, 배우자 등 성관계 상대)와 관계가 불안정해서(이별, 이혼, 별거 등)(17.8%), 파트너(연인, 배우자 등 성관계 상대)가 아이를 원하지 않아서(11.7%), 태아의 건강문제 때문에(임신 중 약물복용 포함)(11.3%), 나의 건강상태에 문제가 있어서(9.1%), 나 또는 파트너의 부모가 인공임신중절(낙태)을 하라고 해서(6.5%) 등도 있었다. 특히 파트너와의 관계 불안정은 연령이 낮거나 미혼에서 높았다.

한편 임신기간 동안 임신중단은 하지 않았지만 이를 고려한 여성(383명)에게 주된 임신중단 고려 이유 2가지에 대해 물어본 결과(복수응답), 경제상태상 양육이 힘들어서(고용불안정, 소득이 적어서 등)가 46.9%, 자녀계획 때문에(자녀를 원치 않아서, 터울조절 등) 44.0%, 학업, 직장 등 사회활동에 지장이 있을 것 같아서 42.0% 순으로 높은 응답률을 보였다.

이는 앞서 살펴본 임신중단 경험이 있는 여성의 임신중단 사유와 유사하게 나타났으나, 응답률의 순서에서는 차이를 보였다. 연령이 낮을수록 사회활동 지장이 임신중단 고려의 주된 사유로 나타났고, 24세 이하에서 가장 높은 응답률을 보였다(64.1%). 미혼인 경우에도 사회활동 지장이 임신중단 고려 사유로 가장 많이 응답하였다(57.7%). 경제적 이유에 대한 비율은 24세 이하가 다른 연령집단과 비교하여 가장 높았으나, 25세 이상부터는 연령이 높을수록 그 비율이 점차적으로 높아지는 경향을 보였다. 여기에는 여성의 경제활동 여부와 연령이 높은 집단은 이미 자녀 출산 및 양육으로 인한 경제적 비용 발생이라는 복합적인 배경이 있을 것으로 보인다. 이는 기혼이 미혼보다 경제적 이유에 대한 응답 비율이 상대적으로 높게 나타난 것에서도 유추해 볼 수 있다. 자녀계획의 경우 기혼 특히 법률혼 및 별거·이혼·사별에서 많은 것으로 나타났다.

표 5-4. 임신중단 고려자의 임신중단 고려 이유(복수응답) (단위: %, 명)

구 분		나의 건강 상태에 문제가 있어서	태아의 건강 문제 때문에	학업, 직장 등 사회 활동에 지장이 있을 것 같아서	자녀 계획 때문에	경제 상태상 양육이 힘들어서	파트너가 아이를 원하지 않아서	파트너와 관계가 불안정해서	나 또는 파트너의 부모가 인공임신 중절(낙태)을 하라고 해서	강간 또는 준강간에 의해 임신해서	기타	계
당시 연령	24세 이하	2.5	6.4	64.1	11.9	60.4	5.4	32.1	9.3	2.7	5.3	79
	25~29세	17.3	17.4	42.2	49.1	39.9	5.7	22.2	1.8	0.0	4.5	110
	30~34세	17.3	13.5	32.3	56.0	43.1	11.1	17.0	1.0	0.9	7.8	122
	35세 이상	25.3	13.9	33.9	50.8	49.4	7.2	15.5	1.3	0.0	2.8	72
당시 혼인 상태	미혼	5.9	6.8	57.7	22.2	42.3	9.2	40.3	4.6	1.8	9.3	114
	기혼(법률혼·별거 이혼·사별)	22.4	18.1	31.6	55.8	48.2	7.4	10.3	1.4	0.5	4.4	226
	기혼(사실혼·동거)	7.1	4.9	55.2	39.8	52.4	4.8	28.9	6.9	0.0	0.0	42
계		15.8	13.3	42.0	44.0	46.9	7.6	21.3	3.0	0.8	5.4	383

주: 1) 임신중단을 고려했던 임신이 2회 이상일 경우, 가장 최근의 고려 경험 시점 기준임.
2) 승수적용으로 합이 일치하지 않을 수 있음.
출처: 보건복지부, 한국보건사회연구원(2018). 인공임신중절 실태조사. p.210.

2. 인공임신중절과 관련된 법

1) 낙태죄

낙태죄는 1953년에 한국에서 처음으로 제정되었으며, 1992년에 낙태죄 개정안이 통과되었다. 「형법」에서 규정하고 있는 낙태에 대한 규정은 〈표 5-5〉와 같다.

표 5-5. **「형법」**

제269조(낙태)
① 부녀가 약물 기타 방법으로 낙태한 때에는 1년 이하의 징역 또는 200만 원 이하의 벌금에 처한다.
② 부녀의 촉탁 또는 승낙을 받어 낙태하게 한 자도 제1항의 형과 같다.

제270조(의사 등의 낙태, 부동의낙태)
① 의사, 한의사, 조산사, 약제사 또는 약종상이 부녀의 촉탁 또는 승낙을 받어 낙태하게 한 때에는 2년 이하의 징역에 처한다.

이러한 낙태죄는 최근에 들어서 여러 인권단체들과 여성들에 의해 폐지되어야 한다고 주장되어 왔다. 그들은 그 근거 중 하나로 '낙태죄가 처벌 대상을 여성으로만 한정하고 있다'는 점을 제시하고 있다. 또한 실제적으로 낙태죄가 있음에도 불구하고 그 실효성이 떨어져 「형법」의 권위가 실추되는 결과를 초래할 수도 있으며, 「낙태 금지법」 때문에 비의료기관이나 안전이 확보되지 않은 의료적 환경에서 음성화된 시술이 만연해 임신한 여성의 건강과 생명이 위험에 노출돼 있다는 점에서 오히려 낙태를 허용해야 한다는 목소리가 높아져 왔다.

결국 「낙태법」을 폐지해야 한다는 국민 청원에 의해 헌법 재판이 열렸고, 2019년 4월 11일 헌법재판소는 낙태한 여성을 처벌하는 「형법」 제269조 1항과 낙태 수술을 한 의사를 처벌하는 「형법」 제270조 1항이 「헌법」에 위배됨을 결정하였다. 2명의 재판관이 합헌, 3명의 재판관이 단순 위헌, 4명의 재판관이 헌법불합치를 결정하였다. 헌법 불합치와 단순 위헌 의견을 합하여 과반수의 재판관이 낙태죄가 위헌이라고 결정한 것이다. 이러한 선고 이유로 '여성의 자기결정권'이 언급되었는데, '출산과정에 수반되는 신체적 고통 · 위험을 감내하도록 강제당할 뿐 아니라 이에 더해 다양하고 광범위한 사회적 · 경제적 고통까지도 겪을 것을 강제당하는 결과에 이르게 된다'는 것이 위헌 결정 재판관들의 공통된 의견이었다.

2) 모자보건법

「모자보건법」 제14조 인공임신중절수술의 허용한계〈표 5-7〉를 중심으로 한국 「모자보건법」의 역사를 살펴보면 다음과 같다(신유나, 2020).

표 5-6. 「모자보건법」의 역사

구분	내용
1950년대	1950년대 한국은 분단과 전쟁으로 열악한 환경에 있었고, 많은 여성들이 사회경제적 곤란으로 낙태를 할 수밖에 없는 상황이었다. 하지만 당시 정치권은 국력 강화를 위해 인구증가가 필요하다고 봤고, 결국 형법에 낙태죄를 포함시킴으로써 일제 강점기의 상황을 유지시켰다.
1960년대	1960년대 5 · 16 쿠데타로 집권한 박정희 정권은 경제개발을 통해 정치적 정당성을 확보하려고 했다. 이 경제개발을 위해선 인구억제가 급선무라고 판단하여 제1차 경제개발 5개년 계획안에 가족계획사업이 포함됐다. 가족계획사업 초기에는 피임으로 인구억제를 시도하였다. 하지만 피임정책은 그 자체로 한계가 컸고 교육 및 사회적 인식 변화가 수반되어야 했다. 결국 박정희 정권은 단기적으로 인구 감소의 효과를 볼 수 있는 인공임신중절의 합법화를 필요로 하였고, 일본의 우생보호법을 참고하여 초안을 작성하였다. 하지만 1960년대의 입법 시도는 인공임신중절수술의 허용한계에 '경제적 이유'가 포함되어 있다는 이유로 보수 · 종교계의 저항을 받아 결국 통과되지 못했다.

구분	내용
1970년대	1970년대 들어 박정희 정권은 정치적 위기상황을 맞았다. 당시 정권의 장기집권에 대중들은 불만을 가지기 시작했고, 장기집권을 뒷받침했던 경제상황마저도 악화되고 있었다. 그럴수록 경제지표를 유지하기 위해서라도 인구억제정책에 집착할 수밖에 없었고, 이를 위해 인공임신중절수술을 허용하는 모자보건법을 서둘러 제정하고자 했다. 하지만 정치적으로 종교계 등 보수층의 의견을 소홀히 할 수 없었던 만큼 '경제적 이유'를 뺀 채 1973년 비상국무회의를 통해 모자보건법을 통과시켰다. 이후 다시 '경제적 이유'를 포함한 개정안을 통해 보다 인구억제정책을 확고히 하려 했지만 계속 실패하였다. 대신 낙태죄 단속을 거의 하지 않는 방식과 낙태 허용에 버금갈 정도의 피임정책을 통해 인구억제를 실행하였다. 이러한 흐름은 1980년대까지 지속됐다.
1980년대	1987년, 전두환 정권은 모자보건법 인공임신중절수술의 허용한계를 개정하는 대신 형법의 낙태죄를 개정함으로써 실질적인 낙태허용 효과를 낼 수 있는 방안을 모색했다. 이 형법 개정안은 낙태죄를 존치시키고, 낙태한 여성에게만 죄를 물어 큰 틀에서 기존의 가부장 성을 고수하면서도, 업무상 낙태죄(의사들에 대한 처벌)를 삭제함으로써 실질적인 낙태허용의 효과를 꾀하려는 시도였다. 그러나 개정안 논의 직후 6월 항쟁 등 정권 말기의 극심한 혼란기가 이어지며 결국 입안되지 못했다. 1992년 이 형법개정안을 수정 · 보완하여 다시 입안시키려고 했으나, 가톨릭계의 거센 저항에 부딪혀 일부 용어를 수정하는 데 그쳤다.
1990년대	1990년대에 들어서면서 인구정책에 대한 변화가 생겼다. 저출생 · 고령화가 진행되면서 노동인구가 감소할 수 있다는 주장이 대두된 것이다. 결국 1996년 "신(新)인구정책"의 발표로, 인구억제정책은 폐기되었다. 2000년대에는 아예 인구증가정책으로 기조를 완전히 바꾸고 2005년 저출생 문제를 해결하기 위한 "저출산 · 고령사회기본법"이 제정되었다. 하지만 인구억제에서 인구증가정책으로 기조만 바뀌었을 뿐 "경제발전"을 위해 국가가 "인구정책"을 활용해야 한다는 맥락은 계속 유지되었다. 오히려 인구증가정책 기조 아래 여성의 입장을 고려한 접근은 이루어지지 못한 채 '낙태 예방'이 강조되기 시작하였다.
2000년대	진보정권에서조차 낙태죄를 존치시키고, 모자보건법 인공임신중절수술의 허용한계에 사회경제적 이유도 포함시키지 못했던 역사는 결국 이명박 정부의 인공임신중절에 대한 보수적 접근과 만나며 2009년 진오비(프로라이프 의사회)의 불법 낙태 중단 선언 및 불법 낙태한 의사 고발 사건으로 터져 나왔다. 결국 인구억제정책을 펼치던 시점에서는 단속을 거의 하지 않음으로써 사실상 낙태죄가 사문화되었지만, 인구증가정책으로 기조가 바뀌면서 다시 수면 위로 떠오른 것이다.
2010년대	하지만 2010년을 전후해 촉발된 낙태죄 논쟁은 반작용으로써 여성운동의 성장을 가져왔다. 임출넷을 중심으로 여성의 임신 · 출산 · 양육에 대한 심도 있는 고찰이 이루어졌고, 여성이 주체가 되어 낙태의 허용사유에 '사회경제적 이유'를 포함시키자는 목소리를 내게 되었다. 한번도 공식 적용된 적은 없지만, '사회경제적 이유'가 과거 인구억제를 위한 국가의 정책적 수단에서 여성의 자기결정권을 위한 운동의 수단으로 변화한 것이다. 진오비(프로

구분	내용
	라이프 의사회)의 불법 낙태 고발 사건 이후 한동안 낙태 논쟁은 잠잠해지는 듯했으나 2016년 박근혜 정부의 정치적 위기가 고조되는 가운데 다시 쟁점화 됐다. 보건복지부가 낙태수술을 비도덕적 진료행위에 포함시키는 의료법 시행령 · 시행규칙 개정안을 입법 예고한 것이다. 그러나 시대가 변한만큼 대중들은 이런 후진적인 접근을 좌시하지 않았다. 특히 2010년 이후 급부상한 여성단체는 '검은 시위'를 벌이며 강력하게 반발했다. 결국 정부는 낙태수술 처벌과 관련된 개정안을 재검토하겠다며 한발 물러서야 했다. 아무리 낙태의 허용사유를 명시한 법이 있어도 낙태죄가 있는 이상 보완책에 불과하다는 것을 인식한 시민들은 정권 교체 후 청와대 국민청원 제도에 "낙태죄 폐지와 자연유산 유도약(미프진) 합법화 및 도입을 부탁드립니다"라는 글을 올리고 이를 이슈화시켰다. 강력한 개혁의 흐름 속에 진행된 헌법재판소의 낙태죄 위헌소송은 결국 '헌법불합치'로 종결되었다.

요약하면 「모자보건법」은 국가의 인구정책의 변화에 따라 제 · 개정된 것이다. 이 과정에서 14조의 '사회경제적 사유'를 포함하려는 목적도 변화되었다. 1960년대부터 1980년대까지는 '경제개발'을 위해 인구를 억제시켜야 한다는 이유로 「모자보건법」에 사회경제적 이유를 포함시키려 했다. 그러나 장기집권을 위해 보수층의 눈치를 봐야 했던 박정희 정권은 이를 포함시키지 못한 채 낙태죄를 단속하지 않는 방식을 취했고, 이러한 방향은 1980년대까지 이어졌다. 1990년대에 인구정책 기조가 바뀌기 시작해, 2000년대에 인구증가정책이 대두되었다. 하지만 낙태죄가 사문화된 것으로 인식되었던 만큼 낙태 단속을 강화하기보다 피임 강화와 캠페인 등 우회적인 방법으로 낙태를 예방하는 방향으로 접근하였다. 그러나 사문화된 것과 폐지는 엄연히 달랐다. 진오비[5]가 등장하자 낙태죄는 바로 그 존재감을 드러냈다. 물론 그 여파는 오래 가지 못했으나 여성운동계에 낙태죄 폐지의 중요성을 각인시키기엔 충분했다. 결국 정권교체라는 거

5) 진오비는 2009년 젊은 산부인과 의사 600여 명으로 구성된 "진정으로 산부인과를 걱정하는 의사들 모임"이다. 그들은 2009년 11월 1일을 기해 불법 임신중절(낙태) 시술을 전면 중단할 것을 국민 앞에 엄숙히 선언하였다. 그들은 실천 의지 성명서에서 "의학적으로 불가피한 시술 외 환자가 원하는 불법적 · 비의학적 목적의 낙태 시술 요구에 절대 응하지 않으며, 최선을 다해 출산하도록 설득하고 진료하겠다"고 천명하였다. 또한 산부인과 의사 동료의 동참을 호소하면서 불법 낙태가 근절될 때까지 모든 법적, 사회적 노력을 경주하겠다는 입장도 제시하였다.

대한 변화의 흐름 속에 시민들의 직접적인 개혁요구에 힘입어 낙태죄는 헌법 불합치 판결을 받아, 그 운명을 다함과 동시에 「모자보건법」의 새로운 구성이라는 중대한 과제를 남겼다(신유나, 2020).

현행 「모자보건법」은 제14조문 제1항에서 낙태수술의 허용한계를 규정하고 있는데, 그 내용은 〈표 5-7〉과 같다.

표 5-7. 「모자보건법」

제14조(인공임신중절수술의 허용한계) ① 의사는 다음 각 호의 어느 하나에 해당되는 경우에만 본인과 배우자(사실상의 혼인관계에 있는 사람을 포함한다. 이하 같다)의 동의를 받아 인공임신중절수술을 할 수 있다. 1. 본인이나 배우자가 대통령령으로 정하는 우생학적(優生學的) 또는 유전학적 정신장애나 신체질환이 있는 경우 2. 본인이나 배우자가 대통령령으로 정하는 전염성 질환이 있는 경우 3. 강간 또는 준강간(準强姦)에 의하여 임신된 경우 4. 법률상 혼인할 수 없는 혈족 또는 인척 간에 임신된 경우 5. 임신의 지속이 보건의학적 이유로 모체의 건강을 심각하게 해치고 있거나 해칠 우려가 있는 경우 ② 제1항의 경우에 배우자의 사망 · 실종 · 행방불명, 그 밖에 부득이한 사유로 동의를 받을 수 없으면 본인의 동의만으로 그 수술을 할 수 있다. ③ 제1항의 경우 본인이나 배우자가 심신장애로 의사표시를 할 수 없을 때에는 그 친권자나 후견인의 동의로, 친권자나 후견인이 없을 때에는 부양의무자의 동의로 각각 그 동의를 갈음할 수 있다. 제28조(「형법」의 적용 배제) 이 법에 따른 인공임신중절수술을 받은 자와 수술을 한 자는 「형법」 제269조제1항 · 제2항 및 제270조제1항에도 불구하고 처벌하지 아니한다.

표 5-8.「모자보건법」 시행령

제15조(인공임신중절수술의 허용한계) ① 법 제14조에 따른 인공임신중절수술은 임신 24주일 이내인 사람만 할 수 있다. ② 법 제14조제1항제1호에 따라 인공임신중절수술을 할 수 있는 우생학적 또는 유전학적 정신장애나 신체질환은 연골무형성증, 낭성섬유증 및 그 밖의 유전성 질환으로서 그 질환이 태아에 미치는 위험성이 높은 질환으로 한다. ③ 법 제14조제1항제2호에 따라 인공임신중절수술을 할 수 있는 전염성 질환은 풍진, 톡소플라즈마증 및 그 밖에 의학적으로 태아에 미치는 위험성이 높은 전염성 질환으로 한다.

「모자보건법」은 낙태에 관한 합법적인 허용사유를 제시하고 있지만, 일부 단체들과 종교계에서는 결국 낙태를 정당화시키는 것이라며,「모자보건법」 14조의 폐지를 요구하였다. 실제로 2000년 일부 국회의원들에 의해서「모자보건법」 제14조는 생명의 존엄성을 해하고, 무분별한 낙태를 조장하며 성윤리 문란 등의 사회문제를 야기할 것이라며 낙태죄 허용한계 규정의 폐지 청원이 있었다. 그러나 여성특별위원회는 여성의 성적 결정권을 근거로「모자보건법」 제14조의 폐지보다는 낙태 관련 법규정의 검토가 필요하다고 의견서를 제출함에 따라 결국「모자보건법」 제14조 폐지 청원은 받아들여지지 않았다. 그러나 이러한「모자보건법」도 앞에서 살펴본 2019년 4월 11일 헌법재판소의 '낙태죄 헌법불합치 결정'에 따라 개정될 것으로 보인다. 판결 당시 헌법재판관의 다수 의견은「모자보건법」의 낙태 정당사유가 여러 가지 낙태 갈등 상황을 포함하지 못하다고 지적하고 있다. 이에 낙태허용조건과 더불어 낙태가 가능한 임신 기간에 대해서「모자보건법」이 변화될 것으로 보인다.

3) 의료법

「의료법」 제20조에서는 태아 성 감별 행위 등에 대해 금지를 하고 있다. 구체적인 내용은 〈표 5-9〉와 같다.

표 5-9.「의료법」

제20조(태아 성 감별 행위 등 금지)
① 의료인은 태아 성 감별을 목적으로 임부를 진찰하거나 검사하여서는 아니 되며, 같은 목적을 위한 다른 사람의 행위를 도와서도 아니 된다.
② 의료인은 임신 32주 이전에 태아나 임부를 진찰하거나 검사하면서 알게 된 태아의 성(性)을 임부, 임부의 가족, 그 밖의 다른 사람이 알게 하여서는 아니 된다.[개정 2009.12.31.]

3. 인공임신중절술의 종류

인공임신중절술은 크게 외과적 낙태 수술과 내과적 낙태 수술로 구분되며, 외과적 낙태 수술에는 소파술, 흡인술, 유도분만, 자궁절개술이 있으며, 내과적 낙태 수술에는 모닝 애프터 필, 프로스타글란딘, RU486으로 구분할 수 있다. 인공임신중절술의 구체적인 내용은 〈표 5-10〉과 같다(조인혁, 2020).

표 5-10. 인공임신중절술의 종류

구분	항목	내용
외과적 낙태 수술	소파술	태아를 긁어내 배출하는 수술로, 주로 임신 16주 이내에 시술된다. 질을 통한 유산법으로, 해초(海草)로 제조한 '라미나리아'라는 경부 확장물 여러 개를 자궁의 입구인 자궁경부에 삽입하여 닫혀 있는 자궁경부를 부드럽게 만들어 열리게 한 후 시술한다. 경부가 열리면 마취한 후에 가는 수저모양으로 생긴 큐렛이라는 강철나이프를 자궁에 삽입해 태아의 신체를 절단해서 긁어낸다. 이 수술은 많은 출혈을 유발한다.

구분	항목	내용
	흡인술	태아를 관으로 빨아 배출하는 수술로, 주로 임신 12주 이내에 시술된다. 자궁경부를 확장시킨 후, 튜브 모양의 기다란 관을 자궁에 넣어 절단한 태아의 신체와 태반을 진공으로 빨아낸다. 이때, 흡인기의 흡인력은 가정용 진공 청소기보다 20배 정도 강하다. 이후에도 조직이 남아 있다고 생각되면 예리한 큐렛으로 훑기 때문에 자궁에 구멍이 나는 자궁천공이 생길 수 있다. 출혈과 감염증 발생률이 낮아 소파술보다 여러모로 우수한 시술법이다.
	유도분만	태아를 자궁 밖으로 나오게 하는 수술로, 임신 4개월 이후에 시행된다. 자궁경부에 라미나리아를 삽입하여 5cm 정도 넓혀 태아, 태반, 잔류물을 꺼낸다.
	자궁절개술	산모의 복부와 자궁을 절개하여 태아와 태반을 꺼내는 수술로, 제왕절개술과 기본적으로 동일하다. 「모자보건법」상 인공임신중절수술은 임신 24주 이내에만 할 수 있기 때문에, 그 이후에나 시행할 수 있는 낙태 목적의 자궁절개술은 원칙적으로 모두 불법이며, 이 시기에 태아는 생존확률이 높아 낙태 목적으로 시술할 경우에 시술자가 살인죄로 처벌될 가능성이 있기 때문에 현실적으로는 시술이 거의 불가능하다.
내과적 낙태수술	모닝 애프터 필	모닝 애프터 필(Morning after pill)은 '응급 피임약' 또는 '사후 피임약'이라고도 부른다. 이는 수정 이후부터 착상 전 단계에 있어서 여성의 자궁 내벽이 변화하게 되어 수정된 배아가 자궁 안에 착상하는 것을 방해하여 모체 밖으로 배출되게 하는 약이다.
	프로스타글란딘	프로스타글란딘(Prostaglandin)의 호르몬 주사를 맞게 되면 자궁이 수축되어 아직 태어날 때가 되지 않은 미숙아를 분만하게 한다. 이 경우에는 태아가 모체 밖으로 나와도 살아 있는 경우가 있어 소금물 등으로 태아를 먼저 죽게 한 후 이 방법을 사용한다
	RU486	낙태약으로, 임신 초기 자궁내막의 발달을 돕는 황체호르몬인 프로제스테론의 작용을 차단함으로써 자궁내막을 파괴하고 태아를 자궁에서 떨어져 나가게 한다. 단독사용 시에는 낙태실패율이 20~40%에 이르기 때문에, 낙태의 성공률을 높이기 위해 자궁수축제인 프로스타글라딘과 함께 사용한다. 부작용이 많아 국내에서는 허용되지 않고 있다.

4. 인공임신중절에 대한 논쟁

한국의 낙태법을 통해서 사회적으로 낙태에 대한 논쟁이 극명하게 이루어지고 있음을 알 수 있었다. 그런데 낙태에 대한 입장을 찬·반의 형태로 나누게 될 때, 반대하는 쪽은 생명을 수호하는 입장이며, 찬성하는 쪽은 무조건적으로 태아의 생명을 경시하는 쪽이라고 단정 지을 수는 없다. 낙태라는 문제가 현실 안에서 발생하는 다른 사회적 문제 또는 여러 가지 사회적 흐름과 맞물리기 때문에 낙태에 대한 찬·반 진영의 입장을 모두 자세히 살펴볼 필요가 있다(조인혁, 2020).

1) 인공임신중절에 대한 찬성론

(1) 잠재적 인격으로서의 태아

낙태에 대한 윤리적인 책임을 지지 않기 위해서 낙태 찬성론자들이 근거로 삼는 것은 바로 태아의 인격성인데, 그것은 단순히 잠재적일 뿐이라는 것이다. 이들은 그 잠재성이 인격체에 대한 근거가 될 수 없으며, 태아의 생명권은 이미 육체적·정신적으로 완성된 사람들의 생명권보다 하위에 있다고 주장한다. 또한 인간의 인지력 또는 반성적 능력을 기준으로 인격성을 판단함에 따라 태아는 아직 이러한 기준에 미치지 못하므로 인격체로서 인정할 수 없다는 것이다(최규진, 2010). 이렇게 태아의 생명권을 온전히 인정하지 않는 이론은 낙태를 정당화시킬 수 있는 핵심적인 근거로 자리하고 있다.

(2) 산아조절의 문제

낙태를 찬성하는 이들의 또 다른 주장은 인구의 무분별한 증가를 막아야 한다는 것이다. 이들이 근거로 내세우는 대표적인 이론은 바로 맬서스(Thomas Robert Malthus, 1766~1834)의 인구론이다. 맬서스가 조사한 예측에 따르면, 세계 인구는 25년마다 2배로, 기하급수적으로 늘어날 것이지만, 늘어나는 인구를 먹여 살릴 식량의 증가율은 모든 시기에 걸쳐서 인구증가율보다 늘 떨어진다는 것이다(Malthus, 2016). 맬서스는 이러한 인구론을 막기 위해서 낙태가 아니라 자연적인 출산조절계획과 빈곤층에 대한 계몽과 같은 방법을 제시하였다. 그러나 맬서스 이론에 기초한 맬서스주의는 20세기에 이르러 피임을 권고하고 단종불임과 낙태권을 주장하는 신맬서스주의로 이어졌고, 전 세계적으로 산아제한과 낙태를 합법화하는 기저가 되었다.

(3) 여성의 자기결정권

세 번째로 낙태를 찬성하는 이들은 여성의 자기결정권을 근거로 들며 낙태를 통해 여성의 인권을 보호해야 한다고 주장하고 있다. 이들이 주장하는 것은 그동안에 태아의 생명권을 중시하는 종교적 입장에 의해서 여성의 인권은 무시되어 왔다고 하는 것이다. 낙태를 옹호하는 대표적인 철학자인 톰슨(Thomson)은 자신의 논문 「A Defense of Abortion」에서 낙태를 반대하는 이들이 태아의 생명권을 근거로 드는 것을 비판한다. 톰슨은 여성이 불가피하게 낙태를 해야 할 상황에서 낙태를 하는 것은 허용될 수 있다고 주장한다. 그는 부모가 아이를 원치 않아 경제적인 조치를 취했음에도 불구하고 생긴 아이에 대해서는 부모가 책임질 필요가 없다는 것을 근거로 낙태가 허용될 수 있다고 말한다(황경식, 1983).

양현아(2005) 또한 여성의 권리를 이유로 자신의 글에서 “여성은 낙태를 선택하는 것이 아니라 견디는 것이다”라고 언급하고 있다. 이어서 “출산 여건이 마련되지 못해서 감행하는 낙태는 여성의 자기결정권, 건강권, 모성권, 재생산권을 보장해 주지 못하는 정책적 책임이 크다”고 주장한다. 따라서 사회현실적인 상황과 여성의 신체적 · 경제적 상태를 고려하지 않고 무조건적인 낙태를 반대하는 것은 또 하나의 윤리적인 문제라는 것이 이들의 주장이다(최규진, 2010).

낙태 찬성론자들은 여기서 제시한 세 가지 근거 이외에도 이를 바탕으로 한 다른 이유들, 즉 우생학적 이유, 원치 않는 임신, 낙태법의 부당성, 경제적 어려움, 사회적 시선 등을 제기하며 낙태를 생명보호의 차원보다는 사회적인 차원의 문제로 다루려는 경향이 강하다고 할 수 있다.

2) 인공임신중절에 대한 반대론

(1) 태아의 법적인 인간 존엄성

낙태를 반대하는 사람들의 가장 핵심적인 근거는 바로 태아도 인간이며, 다른 사람들과 같은 생명권을 지니고 있다는 것이다. 대법원 판례에서도 "인간의 생명은 잉태된 때부터 시작되는 것이고 회임된 태아는 새로운 존재와 인격의 근원으로서 존엄과 가치를 지니므로 …(대법원, 1985)"라고 판시한 바 있다.

이 판례에서 언급한 것처럼 낙태를 반대하는 이들은 스스로를 방어조차 할 수 없는 태아에게 인간의 존엄성을 부여하고 태아의 생명권을 보호해야 한다고 주장하고 있다. 태아의 지위에 대한 또 다른 판결은 2008년 임신 중 태아가 사망한 것과 관련하여 태아의 부모가 의무를 소홀히 한 의사를 상대로 손해배상 청구소송을 제기했던 것에서 드러난다(이영숙, 2016). 헌법재판소(2008)의 판결은 다음과 같다.

> 모든 인간은 헌법상 생명권의 주체가 되며, 형성 중의 생명인 태아에게도 생명에 대한 권리가 인정되어야 한다. 따라서 태아도 헌법상 생명권의 주체가 되며, 국가는 헌법 제10조에 따라 태아의 생명을 보호할 의무가 있다.

낙태를 반대하는 이들은 이러한 판결문들에 근거하여 태아를 법적인 한 인격체로 인정하고 그 생명을 보호해야 한다고 주장한다. 또한 현대의학을 통해 태아는 수정된 순간부터 이미 독립된 한 인격체로 파악될 수 있음을 주장하며, 인간의 형성은 수정부터 시작되는 연속적인 과정이라고 주장한다(이인영, 2009).

일부 헌법학자들은 「헌법」 제11조의 평등권에 근거하여 낙태 반대를 주장하는데, 이는 태아의 생명권을 국가가 의도적으로 법률에 의해 박탈한다면 법 앞에서의 인간의 평등이 의미가 없게 된다고 말한다. 태아는 비록 생성 중이며 모체에 의존할 수밖에 없는 존재이지만, 인간의 전제로서 태아의 생명은 인간의 생명과 동일시되어야 한다는 것이다. 즉, 태아의 생명도 독자적 가치를 가지는 것이 「헌법」에서 말하는 인간의 존엄과 평등, 가치에 부합한다고 주장한다(김학태, 2015).

(2) 인공임신중절로 인한 부작용

낙태 반대론의 또 다른 주요 근거는 바로 낙태로 인해 여성들이 여러 가지 신체적·심리적인 후유증을 안고 살아갈 확률이 높다는 것이다. 한 예로, 의학계에서는 낙태가 유방암의 발병률을 높일 수 있다고 주장하는데, 낙태로 인해서 여성의 유방에 생물학적인 변화를 일으킨다는 것이다. 유방암 이외에도 낙태로 인해서 여성들은 여러 신체적 합병증에 노출될 위험이 높은데, 공신력이 있는 존 홉킨스 대학교 의료원에서는 선택적인 낙태 후에 감염을 통한 합병증 발병률이 임신 초기 낙태에서 최고 5.2%, 임신 중기에는 18.5%까지로 보고하고 있다. 이러한 감염은 낙태 수술 시 제대로 소독되지 않은 기구들의 세균들이 자궁 안으로 들어옴으로써 발생하게 된다.

이처럼 낙태는 여성의 자궁 또는 호르몬과 연관되어 여러 가지 악영향을 끼칠 수 있다. 즉, 자궁 경부 무력증, 자궁 천공, 골반 염증성 질환, 불임, 자궁 외 임신, 낙태 후 스트레스 증후군 등 낙태로 인한 심각한 부작용들이 우려되고 있다(유혜숙, 2017).

(3) 인공임신중절로 인한 다른 윤리적인 문제

낙태는 단순히 태아의 생명권과 여성의 자기결정권의 대립이 아니다. 낙태는 인간의 절대적인 생명권에 대한 침해로써 여타 다른 인간의 생명과 관련된 폭력과 강간, 인신매매 등의 문제들에 있어서 죽음의 문화를 가속화시킬 수 있는 여지를 제공한다(조인혁, 2020). 따라서 낙태죄의 폐지를 주장하는 이들에 맞서 낙태 반대론 진영에서는 낙태죄가 폐지되면 성윤리의 문란에 대한 기준 또한 애매모호해지며, 낙태율 또한 증가할 것이라고 주장한다. 이들은 형법적으로도 낙태죄는 폐지되어서는 안되며, 현행되는 낙태에 대한 인식에 있어서도 태아를 한 인간으로서 수단이 아닌 목적으로 대우해야 할 것을 주장한다(김학태, 2015).

■ 인공임신중절에 대한 당신의 의견과 그 이유에 대해 작성해 봅시다.

CHAPTER 06

죽음과 관련된 문제

배울 내용

1. 존엄사
2. 안락사
3. 자살

학습목표

1. 존엄사의 개념을 이해한다.
2. 안락사의 정의와 종류를 알아본다.
3. 안락사에 대한 국가별 현황과 안락사에 대한 논의들을 살펴본다.
4. 자살의 개념과 현황들을 알아본다.
5. 자살의 이론을 바탕으로 자살 예방 대책을 모색해 본다.

CHAPTER

06

죽음과 관련된 문제

1. 존엄사

존엄사는 임종 단계에 있는 환자가 생명을 연장하는 연명치료를 중단하고 자연적 죽음을 받아들이는 것을 말한다. 즉, 연명치료중단을 원하는 환자의 자기결정권을 존중하고 인간으로서 최소한의 존엄을 지킬 수 있도록 하는 것을 의미한다. 전 세계 여러 나라들이 엄격한 요건 아래 존엄사를 허용하고 있으며, 한국에서는 2016년 제정된 「호스피스 · 완화의료 및 임종과정에 있는 환자의 연명의료 결정에 관한 법률(연명의료결정법)」에 따라 2018년 2월부터 존엄사가 가능해졌다.

존엄사와 안락사의 차이점은 안락사는 환자의 고통을 줄이기 위해 인위적인 방법으로 죽음에 이르게 하는 행위를 일컫는 것이지만 존엄사는 생명연장을 위해 필요한 수단을 제거해 환자가 자연사에 이르게 한다는 점에서 차이를 보인다.

존엄사는 윤리적, 종교적, 법적, 의학적 문제가 복합적으로 얽힌 문제로, 오랫동안 논란의 대상이었다. 한국에서는 2009년 5월 21일 대법원이 무의미한 연명치료 장치 제거 등을 인정하는 판결을 내렸다. 대법원은 생명권의 중요성을 인정하면서도 '의식의 회복 가능성을 상실하고 회복 불가능한 사망 단계에 이르렀다면, 연명치료가 오히려 인간으로서의 존엄과 가치를 해하게 된다'고 판결하였다. 이에 따라 '사망 단계에 진입한 환자가 인간으로서의 존엄과 가치 및 행복추구권에 기초하여 자기결정권을 행사하는 것으로 인정되는 경우에는 연명치료중단을 허용할 수 있다'고 결정하였다.

■ 존엄사에 대한 당신의 의견과 그 이유에 대해 작성해 봅시다.

2. 안락사

우리나라는 2021년 현재 노인인구비율이 16.5%로 고령사회[1)]로 불리고 있다. 이처럼

1) 총인구 중에 65세 이상의 인구가 총인구를 차지하는 비율이 14% 이상인 사회를 의미한다. 구체적으로 65세 이상 인구가 총인구를 차지하는 비율이 7% 이상이면 고령화사회(Aging Society), 65세 이상 인구가 총인구를 차지하는 비율이 14% 이상이면 고령사회(Aged Society)라고 하고, 65세 이상 인구가 총인구를 차지하는 비율이 20% 이상이면 후기고령사회(post-aged society) 혹은 초고령사회라고 한다.

고령화가 진행됨에 따라 죽음과 삶의 질에 관한 문제가 새로운 이슈로 나타나게 되었다. 최근 호스피스·완화의료, 연명의료중단 등을 포함하는 말기 의료에 대한 논의가 활발히 진행되는 것도 이와 무관하지 않다고 할 수 있다. 특히 한국 사회는 세계적으로 빠른 인구 구조의 고령화를 보이고 있으며, 사망의 원인 또한 만성 질환으로 변화하게 되었다. 이러한 변화는 사망 전 오랜 시간 동안 고통과 장애를 겪게 하고, 가족의 간병 부담 및 경제적 부담을 증가시키게 되었다. 이에 따라 말기 의료에 관련된 법적, 윤리적 문제가 논의되기 시작하였으며, 사전의료계획[2)]의 중요성이 대두하게 되었다(이지은 외, 2016).

1) 안락사의 정의

인간은 태어나는 순간부터 죽음을 향해 가는 존재이다. 하지만 죽음에 대한 두려움과 공포는 죽음을 나와는 상관이 없는 것으로 생각하고 죽음에 대해 외면하게 만드는 경우가 많았다. 하지만 지난 몇 십 년 사이, 의학은 죽음에 관해 수백 년 동안 내려온 경험과 전통, 표현들을 쓸모없게 만들어 버렸으며, 더불어 인류에게 새로운 문제, 즉 '어떻게 죽을 것인가?' 하는 새로운 문제를 안겨 주었다. 즉, '당신은 정말 병원에서 죽기를 원하는가?' 라는 질문에 많은 사람(57.2%)은 집에서 삶을 마무리하기를 원하지만 실제로 한 해 약 28만 명의 사망자 중 21만여 명(75%)은 병원에서 삶을 마감하는 것으로 나타났다(허대석, 2018).

이러한 맥락에서 죽음과 관련된 여러 가지 논의 중 최근 관심을 가지게 된 것 중의 하나가 안락사에 대한 문제이다. 안락사(euthanasia)는 그리스 단어인 eu(good, well)와 thanatos(death)의 합성어로 행복하고 품위 있는 죽음 또는 아름답고 존엄한 죽음을 의

2) 사전의료계획(advance care planning)이란 환자가 의사결정능력을 잃었을 때를 대비하여 자신의 말기 치료에 대해 미리 결정해 둘 수 있도록 도와주는 의사결정과정을 의미한다.

미하며, 그리스어로는 '쉬운 죽음'을 의미한다. 즉, 안락사는 '좋은 죽음(good death)'이란 뜻이라고 볼 수 있는데, 환자가 더 이상 고통 없이 편안하게 죽음을 맞이할 수 있도록 하는 것을 의미한다. 일반적으로 안락사는 회복 가능성이 전혀 없는 말기 환자가 죽음 이외에는 고통을 이겨 낼 수단이 없을 경우를 전제로 하고 있다. 다시 말해, 안락사란 회복할 수 없는 죽음에 임박해 있는 중증환자들의 고통을 덜어 주기 위해서 환자의 생명을 단축시켜 사망에 이르게 하는 것을 말한다(김미혜, 2019).

2) 안락사의 종류

지금까지 죽음과 관련된 논의는 사람들의 삶에서 회피되어 왔다. 그 원인은 여러 가지로 분석될 수 있지만 특히 안락사 논의와 관련해서는 추상적이고 불분명한 안락사 용어, 안락사 용어에 대한 부정적 인식 등이 있었으며, 무엇보다 죽음의 선택 상황은 구체적인 데 비해 안락사 용어는 추상적이고 모호하기 때문이다. 이처럼 안락사에 대한 종류와 개념은 연구자들마다, 사람마다, 국가마다 다르게 구분하고 있지만 크게는 시행자의 행위에 따라, 환자의 동의 능력에 따라, 그리고 의사의 조력 자살, 세 가지로 나눌 수 있다(김미혜, 2019).

(1) 시행자의 행위에 따른 분류

시행자의 행위에 따른 분류에는 크게 수동적 안락사(소극적 안락사)와 능동적 안락사(적극적 안락사)로 나눌 수 있다. 수동적 안락사는 환자에게 심폐소생술, 기관내삽관, 항암제 투여 등의 의학적 처치를 더 이상 하지 않는 경우를 의미한다. 그리고 인위적인 영양분, 물, 산소의 공급중단도 수동적 안락사에 포함된다. 다시 말해, 수동적 안락사는 생명을 단축시키게 하는 일반적인 수단을 사용하거나 생명을 연장시켜 주는 특수한 수단을 사용하지 않아서 환자를 죽음에까지 이르게 하는 것을 말한다. 환자의 생명을 연장시키기 위한 치료 행위를 중단시키거나 의료 보조 장치를 제거해서 자연스럽게 생을 마감할 수 있도록 하는 것이다. 또한 회복 가능성이 거의 없는 환자에 대하여 의미 없는 연명치료를 중단해서 결국 사망에 이르게 하는 것도 여기에 해당된다. 수동적 안락사는 어떤 의학적인 치료도 죽음을 지연시키기만 할 뿐 인간다운 삶을 연장시키는 것과는 거리가 멀다고 보고 이를 정당화시킨다. 또한 수동적 안락사는 죽음의 과정에서 인위적으로 행하는 것이 없기 때문에 소극적인 안락사라고도 한다(김미혜, 2019).

능동적 안락사는 환자의 생명을 약물투여와 같은 좀 더 적극적인 방법으로 끊음으로써 질병의 고통으로부터 해방시키는 경우를 의미한다. 즉, 능동적 안락사는 생명을 단축시키는 특수한 수단을 사용하거나 생명을 연장시키는 일반적인 수단을 사용하지 않음으로써 환자의 죽음을 의도하는 경우이다. 죽음 이외에는 고통을 극복해 낼 만한 다른 방법이 없을 때에는 고통을 끝내기 위해서 약물을 치사량 이상으로 주입하거나 수면제 같은 약물을 과용복용시키는 것이 이에 해당된다. 수동적 안락사보다는 능동적 안락사에 대해서 더욱 반대하는 이유는 죽음을 일으키는 적극적인 행위가 포함되어 있고, 또한 능동적 안락사는 남용의 우려가 있기 때문이다(김미혜, 2019).

능동적 안락사와 수동적 안락사의 차이를 명확히 구분 짓지 않으면 여러 가지 혼란스러운 상황이 발생할 수 있기 때문에 이 둘의 차이를 명확하게 구분 지어 줄 필요가 있다. 혼란스러운 상황으로는, 첫째, 환자가 죽게 되거나 의사가 치료를 중단하게 될 때 직면하는 죽음에 대해 많은 전문 의료인들은 책임감을 느끼게 되고, 이로 인해 지나친 부담감과 죄책감을 경험할 수 있다는 것이다. 둘째, 전문 의료인들이 의료적 치료가 더 이상 효과가 없다고 판단하는 모든 경우들에 있어서 환자에 대한 직접적인 죽음은 경제적이고 인도주의적인 근거에서 가장 합리적인 단계로 정당화될 수 있는 판단을 내릴 수 있기 때문이다(Callahan, 2004).

(2) 환자의 동의 능력에 따른 분류

환자의 동의 능력에 따른 안락사에는 크게 세 가지, 즉 타의적 안락사, 비자의적 안락사 및 자의적 안락사로 구분할 수 있다. 타의적 안락사란 환자가 안락사의 시행을 적극적으로 반대하는 상황에도 불구하고 안락사를 시행하는 것으로 일명 강제적 안락사라고도 한다. 타의적 안락사는 환자 본인의 의사와는 무관하게 환자가 안락사에 동의하지 않았고 죽음을 원치 않았음에도 시행되는 것이기 때문에 현실적으로는 살인에 해당될 수 있다는 문제점을 지니게 된다(이종원, 2007).

비자의적 안락사란 환자가 의사를 제대로 표현하지 못하고 있는 상태에서 시행되는 안락사를 말한다. 생명의 주체가 그의 의사를 외부로 표출한다고 하더라도 알 수 없는 경우 혹은 의사결정이 전혀 불가능한 경우에 실시되는 안락사이다. 예를 들어, 환자가 뇌사상태에 빠져 있거나 식물인간처럼 근본적으로 의식이 회복 불가능인 경우일 때 안락사가 행하여진다면 여기에 해당한다. 비자의적인 안락사는 환자가 죽음과 삶 중에서 선택을 할 수 있는 능력이 없을 경우 환자의 후견인, 가족, 친지의 동의를 얻어서 행해진다. 비자의적인 안락사는 환자의 동의가 없이 행해진다는 점에서 윤리적인 논란이 제기되어질 수 있다. 비자의적인 안락사는 그런 점에서 선별적으로 진행되어야 하며 까다로운 조건이 필요하다.

그리고 자의적 안락사란 환자의 자발적 의사에 따르는 안락사로서, 예를 들어 완전한 정보를 가지고 합리적인 판단을 내릴 수 있는 능력이 있는 환자가 차라리 죽는 것이 고통 속에서 사는 것보다 더 낫다는 판단을 내리고 의사 혹은 다른 사람들에게 죽음을 요청하거나 죽음에 동의하여 본인이 결정하는 경우에 시행되는 안락사를 말한다. 자의적인 안락사는 환자가 동의하는 것을 전제로 행해지는 것으로 환자가 자신의 삶에 대한 의지를 표명하거나 사전에 승낙이 있는 경우, 또는 평소에 그런 상황을 가정해서 유언[3)]을 남겨 놓는 경우에 해당이 된다.

자의적인 안락사는 생명윤리의 원칙 중에서 자율성의 원칙을 전제로 시행하게 되는 안락사이다. 여기서 다루는 윤리적 정당성은 스스로의 결정에 의한 것이라고 하더라도 그 결정이 정말 자의적이고 본인의 선택에 의한 것인지에 대한 논의가 필요할 수 있다. 예를 들어, 우울성향이 있는 환자가 안락사를 요청하는 경우 우울한 성향으로 인해 안락사를 요청한 것은 아닌지를 확인해 볼 필요가 있다. 우울적 성향으로 인한 자의적인 결정이 아닌 경우, 의사는 환자의 결정을 따른 것만으로 자살방조 행위로 간주될 수 있기 때문이다.

(3) 의사 조력 자살

의사 조력 자살이란 의사가 환자의 자살을 도와주는 행위를 의미한다. 의사가 삶을 마치고 싶어 하는 환자에게 독약과 같은 약물의 치사량을 알려 주거나, 직접적으로 치사약물을 처방해 주거나, 또는 그 약품을 환자의 주변에 놓아 두는 것을 말한다. 의사 조력 자살은 의사가 직접적으로 살해 행위를 하는 능동적 안락사와는 달리 의사가 종범이 되고 환자가 정범이 된다는 것이다. 이때, 의사는 자살을 방조한 것이고 환자가 스스로 죽음을 초래하는 행위를 한 것이다. 즉, 의사는 자살의 궁극적 수단과 기회를 제공하여 환자가 죽을 수 있게 도움을 주고, 환자는 죽음에 이르는 행위를 수행한다.

3) 안락사와 관련된 국가들의 인식

안락사는 많은 나라에서 죽음과 관련되어 논란이 되고 있는 문제 중의 하나이다. 즉, 스위스, 벨기에, 네덜란드 등이 제한적으로 안락사를 도입한 것을 제외하고는 아직

3) 자발적인 동의를 위한 장치로는 유언의 방법이 있다. 생전유언은 환자가 사고를 당하여 혼수상태에 빠지거나 죽음이 임박한 경우가 발생했을 시, 생전에 자신의 의사를 표현해 놓는 방법으로 환자는 사고가 있기 전에 미리 유언을 작성하여 연명치료를 중단할 수 있도록 요청할 수 있다.

많은 나라에서 안락사를 허용하지 않고 있다. 하지만 현대 의학의 급격한 발전과 사람들의 인식변화로 안락사를 허용하지 않고 있는 국가에서도 안락사의 도입에 대해 논의하고 있는 경우가 많아지고 있는 실정이다.

안락사에 대해서 국가적으로 가장 빠르게 대처한 네덜란드에서는 1970년대부터 여러 논의를 거쳐 1984년에 네덜란드 국립의료협회에서 안락사에 대한 공식의견을 발표하였고, 2002년에 안락사법이 의회를 통과하여 세계에서 최초로 유일하게 국가적 차원에서 법을 통하여 안락사를 허용하는 국가가 되었다. 이처럼 국가마다 안락사에 대한 논의는 다양하게 나타날 수 있는데, 국가별 안락사에 대한 논의들을 살펴보면 〈표 6-1〉과 같다(이현주, 2019).

표 6-1. 국가별 안락사에 대한 논의

구분	내용
중국	중국은 1980년대 개혁개방에 수반하여 안락사라고 하는 말이 사람들에 의해 알려졌다. 1988년 6월에 섬서성 한중시 중국의 첫 번째 안락사 사건이 사회에서 안락사 토론 급증에 기여하였다. 아직까지 중국은 안락사가 합법화되어 있지는 않지만, 2003년 신경외과 전문가 왕중청 대표들이 본기 인민 대표 대회에서 북경에서 안락사를 솔선수범하여 시험 삼아서 해 보는 제안을 제출하는 등 안락사에 대한 많은 관심과 논의가 이루어지고 있다.
미국	미국은 안락사에 대한 논쟁이 주로 존엄사와 말기환자의 자기결정권 문제에 중심이 맞추어져 있고, 20세기 초반부터 안락사의 합법화를 위한 입법추진 운동이 전개되었으며, 1906년 오하이오 주 의회에서 처음으로 안락사에 관한 법안이 제출되었으나 72대 22로 부결되었다. 오리건 주에서는 환자가 의사에게 서면으로 2차례 이상 안락사를 요구하고 2명 이상의 증인 그리고 2명 이상의 의사에게 진료를 받은 후에 의사가 처방전을 써 주면 약국에 직접 가서 약을 복용한 후 죽음을 맞이할 수 있다. 이 제도를 존엄 안락사법(Death with Dignity Act)이라고 부르고 있다. 그리고 워싱턴 주에서는 2008년 11월에 선거를 통해서 60%의 찬성표를 얻었고, 존엄사법을 통과시켰다. 법안은 2009년 3월부터 효력이 발생하였고, 존엄사가 행해지기 위해서는 환자의 나이가 적어도 18세 이상이고, 환자가 6개월 정도밖에는 살 수 없다는 것을 의사 2명이 직접 진단 내려야 하고, 존엄사를 원하는 환자는 15일 내에 2회에 걸쳐서 구두로 존엄사를 요구해야 하며, 2명의 참관인이 서면으로 요구해야 한다. 또한 환자가 워싱턴 주의 거주민일 경우만 해당된다.

구분	내용
독일	독일 내에서는 안락사를 직접적 안락사와 간접적 안락사, 수동적 안락사, 의사 보조에 의한 자살로 나누고 있다. 직접적인 안락사는 의사나 제3자가 회생이 불가능한 환자에게 치사량의 약물을 주입하여서 직접적으로 사망에 이르게 하는 것으로 법적으로 처벌을 받는다. 간접적 안락사는 환자의 고통을 경감시켜 주기 위해 투여한 약물이 의도하지 않게 환자의 수명을 단축시킨 경우로, 의사가 내린 처방이 환자의 사망에는 직접적으로 관여하지 않았고, 환자의 고통 경감 목적이 있었다고 보기 때문에 법적인 처벌은 받지 않는다. 간접적 안락사는 많은 전문가들 사이에서 논란의 여지가 있다고 지적받고 있다. 수동적 안락사는 환자의 생명을 인공적으로 연장시켜 주는 장치인 인공호흡기 등을 제거하거나, 환자가 의식을 잃었을 때, 환자의 의식을 되살리려는 노력을 시도하지 않는 것으로 환자의 동의가 있었을 때에는 법적인 처벌을 받지 않는다. 의사의 보조에 의한 자살은 회생이 불가능한 말기 암 환자나 임종이 얼마 남지 않았다고 판단되는 환자들에게 의사가 치사량의 처방약을 제공하게 되면, 그 처방전을 갖고 환자가 직접 약을 복용하는 자살방법이다. 이러한 방법은 독일에서 오랫동안 논란의 중심이 되고 있는 방법으로, 독일 법률계, 의학계는 1980년대부터 의사의 보조에 의한 자살에 관한 법률 제정을 국회에 요청해 놓은 상태이다.
일본	일본은 현재 유일하게 아시아에서 소극적 안락사를 인정하고 있지만 안락사와 관련된 법은 없다. 일본에서 안락사에 관한 문제가 논의되기 시작한 것은 무로마치시대 이후에 무사가 부상을 입거나, 죄로 인하여 할복자살을 할 때 죽음의 고통을 덜어 주기 위해서 타인이 개입한 경우가 그 시초이다. 1920년대부터 안락사의 합법성을 둘러싸고 활발한 논의가 전개되었으며, 1950년대 동경재판소는 위법성조각사유로서 안락사의 기능성을 인정하였으며, 안락사 행위의 유죄 여부에 관한 1995년 요코하마 법원의 판례는 안락사에 관한 준거의 틀을 제공하였다. 가나가와현에 있는 도카이 대학 부속병원에서는 의사가 가족들의 요청에 의해서 다발성골수종을 앓고 있는 말기환자에게 약물을 주사하여 사망에 이르게 했고, 후에 환자의 아들이 보조 자살요청을 부인함으로써 1995년 요코하마 지방법원은 의사에게 살인죄를 적용하였고, 징역 2년에 집행유예 2년의 판결을 내렸다. 요코하마 법원은 적극적인 안락사를 허용하기 위해서는 본인의 의사표시, 환자의 참을 수 없는 고통, 고통 제거의 수단이 없음, 죽음 시기의 임박성의 4가지 조건을 명시하였고, 1962년에 고등재판소는 안락사가 허용될 수 있는 6가지의 요건을 제시하였다.
호주	1996년 9월 노던 주에서 세계 최초로 안락사를 법제화하였다가 6개월만에 폐지되었다. 오스트레일리아 모험가인 크리스티앙 로시터가 법원에 소송을 냈다. 그는 여러 차례 부상을 당해 전신이 마비된 상태였다. 그는 자신을 돌보는 요양소 직원들이 음식과 물을 튜브로 위(胃)에 공급하지 않도록 해 달라는 것이었다. 그는 그런 식으로 음식과 물을 제공받아 목숨을 연장하는 게 생지옥이라며 차라리 죽음을 편안히 맞아들이겠다고 했다. 그가 요양소를 관리하는 브라이트워터 요양 그룹에 음식이나 물 공급을 중단해 달라고 한 것만 40여 차례였다. 당시 그는 기자들에게 “난 죽고 싶다. 난 내 몸에 갇힌 죄수다. 움직일 수

구분	내용
	조차 없다. 난 죽음이 두렵지 않고 다만 고통이 두려울 따름"이라고 말했다. 그는 2010년 말쯤 승소했다. 서호주 대법원의 웨인 마틴 수석판사는 로시터가 자신에게 맞는 치료법을 선택할 권리가 있으며, 브라이트워터 요양 그룹이 그의 바람을 따른다 해도 범죄로 처벌받지 않을 것이라고 판결했다.
영국	19세기 말부터 안락사 논쟁이 있었으나 안락사를 허용하는 법률은 없다. 영국에서 회복할 가능성이 없는 환자들은 공격적인 치료를 중단할 수 있고, 본인의 생명이 위험해지거나 자기 의사를 말할 수 없을 정도로 아픈 상황에서 더 이상의 치료를 거부하는 의사를 밝힐 수 있는데, 이를 사망 유언이라고 한다. 1993년 식물인간 상태로 3년 이상 있는 경우 영양공급장치를 제거해도 좋다는 판결이 나온 이후, 대체로 존엄사를 용인하는 분위기다. 영국 고등법원은 인공호흡기 없이는 숨도 제대로 쉴 수 없는 43세의 전신마비 여성이 인공호흡기 제거를 위해 제기한 소송에서 데임 엘리자베스 버틀러 슬로스 판사는 판결문에서 장애 정도가 심한 사람의 경우, 그 같은 조건에서 살아가는 것은 죽음보다 고통스러울 수 있다는 점을 인정해야 한다고 판시했다.
캐나다	캐나다에서는 2012년 이전까지만 해도 안락사를 허용하는 것이 형사법으로 금지되어 있었다. 그러나 2012년 6월 15일, 안락사를 금지한 형사법 조항이 캐나다 헌법인 권리와 자유 헌장에 어긋난다는 판결을 내리면서, 안락사가 한시적으로 허용되었고, 이후 캐나다에서는 안락사에 대해 아직까지도 논쟁이 일어나고 있다.
프랑스	2016년 1월 27일 프랑스 의회는 수면상태에서 생을 마감하게 하는 이른바 깊은 잠(Deep Sleep Bill) 법안을 통과시켰다. 이는 의사가 진정제를 투여하고 음식과 수분 공급을 중단하는 것을 허용하는데, 생명이 얼마 남지 않은 환자 본인의 요구가 동반되어야 한다. 의사 표현이 어려운 경우 사전에 연명치료를 받지 않겠다는 뜻을 밝혔다면 유효하다.

우리나라에서 안락사가 처음으로 표면에 대두된 것은 1997년 일명 보라매병원 사건 때문이다. 보라매병원 사건은 1997년 12월 4일 술에 취해 화장실에 가다 넘어져 머리를 다친 남성을 부인이 퇴원시킨 사건이다. 이 사건은 대법원 판결을 통해 의학적 권고에 반하는 환자의 퇴원(discharge against medical advice)에 대해 의사를 살인방조죄로 처벌하였다. 사건의 개요는 1997년 12월 4일 오후 화장실에 가다가 넘어져 다친 환자가 경막외 출혈로 인한 혈종 제거 수술을 받고 나서 중환자실로 옮겨진 후 계속 치료를 받던 중, 뇌수술에 따른 뇌부종으로 자가호흡을 하기에 어려운 상태가 되어 인공호흡을 위한 산소 호흡기를 부착해 놓고 치료를 받고 있었다. 환자의 부인은 병원비를 감당

하기 어렵다면서 퇴원을 요구하였고, 신경외과 전담의사는 퇴원을 해서 인공호흡을 중단하게 되면 죽는다는 사실을 설명하여 퇴원을 극구 만류하였으나 환자의 부인이 계속 퇴원을 요구하자 이를 받아드렸고, 사망하게 되더라도 이의 제기를 하지 않겠다는 서약서를 받고 난 뒤 인턴에게 지시하여 환자에게 부착 중이었던 인공호흡 보조장치와 기관에 삽관되어 있는 관을 제거하였다(최다혜, 2015).

환자는 결국 뇌간압박에 의한 호흡곤란으로 사망하였고, 검찰은 1998년 1월 의사 등에 대해서 의학적인 판단에 따라서 치료해야 할 중환자를 보호자의 퇴원 요구만으로 집에 돌려보내서 죽게 한 것은 살인행위라고 하여 사법사상 처음으로 의사에게 살인죄를 적용, 불구속 기소하였다. 환자를 계속 치료하였으면 회복할 가능성이 있지는 않았는지, 회복 가능성이 있는 환자를 퇴원시켰다면 과연 의사의 행위가 살인죄에 해당한다고 할 수 있는지에 대해 7년에 걸쳐서 검찰과 변호인 측 사이에는 치열한 법리논쟁이 벌어졌다. 1심을 맡게 된 서울지법 남부지법은 환자의 부인뿐만 아니라 의료진에게도 살인죄를 적용하였고, 대법원에서는 원심의 판결을 확정하였다. 이후로 의료진은 자칫하면 유죄판결을 받게 될 것이라는 부담감 때문에 회생가능성이 없는 환자를 퇴원시키던 관행을 바꾸고 선불리 연명치료를 중단하지 못하게 되었다(김미혜, 2019).

보라매병원 사건 이후로 안락사 논의의 중심이 된 것은 2009년 김 할머니 사건이다. 2008년 2월 15일 연세대학교 세브란스병원에 입원한 환자가 폐암 조직검사를 받던 중 과다출혈로 의식불명에 빠졌다. 2월 18일 저산소성 뇌손상으로 인한 지속적 식물인간 상태 판정을 받고, 인공호흡기를 부착한 채로 연명치료를 받고 있던 환자는 항생제투여, 인공영양 공급 등의 치료로 인공호흡기를 제거하면 곧바로 사망하게 되는 상태였다. 환자 가족들은 환자의 의식이 이미 회복 불가능한 상태로써 환자에게 이루어지고 있는 치료들은 환자의 건강을 증진시키는 것이 아니고 생명 징후만을 단순히 연장시키는 것에 불과하여 의미가 없다고 주장하였고, 학교법인 연세대학교를 피고로 하여 인공호흡기 제거를 청구하는 소송을 제기하였다(최다혜, 2015).

2009년 5월 21일에 진행된 2009다17417판결에서는 회복이 불가능한 사망의 단계에 이른 후 환자가 인간으로서의 존엄성과 가치 및 행복추구권에 기초하여 자기결정권을 행사하는 것으로 인정되는 경우에는 특별한 사정이 없으면 연명치료의 중단이 허용될 수 있다고 하였다. 직접적으로 존엄사라는 용어를 사용하지는 않았지만, 연명치료의 중단을 존엄사로 보는 의견이 상당수 존재하였다. 언론 등에서는 이를 존엄사 판결이라고 칭하였으며, 이 문제에 관련해서 국회에 존엄사법까지 제출되기도 하였다. 그에 따라서 과연 용어의 사용이 적절한지와 이 판결에서 인정한 치료거부의 권리를 소극적 안락사와 동일한 개념으로 두고 넓은 의미에서 의사 조력 자살이나 적극적 안락사까지 포함하는 죽을 권리의 범주에 포함되는지가 일부 논란이 되었다.

2016년 1월 8일 대한민국 국회에서 「호스피스·완화의료 및 임종 과정에 있는 환자의 연명의료 결정에 관한 법률안(연명의료결정법)」이 의원 203명이 표결에 참여해 202명이 찬성하였고, 1명의 기권표로 압도적 지지 속에 통과되었다. 이후 호스피스 분야는 2017년 8월 4일에, 연명의료 분야는 2018년 2월 4일부터 시행에 들어갔다. 이 법은 담당의사와 해당 분야의 전문의 1명이 회생가능성이 없고, 급속도로 증상이 악화돼 사망에 임박해 있고, 치료해도 회복되지 않는 환자를 대상으로 네 가지, 즉 연명의료 심폐소생술, 혈액투석, 항암제투여, 인공호흡기 착용을 중단할 수 있도록 하는 내용을 담고 있다. 다만 연명의료를 중단하더라도 통증 완화를 위한 의료 행위나 산소, 물 공급, 영양분 공급의 단순 공급은 중단할 수 없다.

환자는 담당의사와 해당 분야의 전문 의사 1명에게 말기 임종 과정에 놓여 있다는 의학적 진단을 받을 경우에, 연명치료 지속 중단을 스스로 결정할 수 있다. 이때, 환자는 연명의료계획서나 사전연명의료의향서를 통해서 연명의료를 원치 않는다는 의사를 밝혀야 한다. 그러나 환자의 의식이 없고 환자가 연명의료계획서 등을 미리 작성해 놓지 않은 경우에는 환자 가족 2인이 연명의료에 관한 환자의 의사를 진술하고, 그러한 것도 없을 경우에는 환자 가족 전원이 합의하여 연명의료중단을 결정할 수 있다. 말기

암 환자로 한정되어 있었던 호스피스·완화의료대상자는 만성 간경화 말기 환자, 만성 폐쇄성호흡기질환, 후천성면역결핍증(AIDS) 환자에까지 확대되었다.

「연명의료중단법」이 제정됐다는 소식에 의료계 및 환자의 가족들은 무의미한 연명의료를 끝낼 수 있게 됐다고 환영했지만 한국기독생명윤리협회는 본인의 결정이 아닌 가족이나 제3자의 대리 동의를 허용한 것은 환자의 생명권과 자기결정권을 침해할 소지가 있다는 등의 이유로 우려스러운 목소리를 나타내었다.

4) 안락사에 대한 견해

안락사에 대한 논의는 규범적이고 형식 논리적인 접근들이 많았으며, 찬성과 반대의 입장으로 구분할 수 있다. 즉, 안락사에 대해 자신의 생명에 대한 권리, 고통의 경감, 존엄하고 자비롭게 죽을 권리, 재정적인 부담 및 다른 생명을 살릴 수 있는 기회라고 주장하여 찬성하는 입장과 안락사에 대해 환자의 방치 및 자살 방조, 현대 의학의 지속적인 발전 및 안락사의 도미노 현상의 이유로 안락사에 대해 반대하는 입장이 있다(김민중, 1994; 정혜련, 2007; 제랄드드위킨, 1999). 구체적으로 안락사에 대한 찬성의 입장은 〈표 6-2〉, 안락사에 대한 반대의 입장은 〈표 6-3〉과 같다(김미혜, 2019; 이현주, 2019).

표 6-2. **안락사에 대한 찬성의 입장**

구분	내용
자신의 생명에 대한 권리	자신의 삶을 스스로 통제한다는 것은 우리가 할 수 있는 가장 중요한 행동 중 하나이다. 건강에 문제가 없을 때 우리들은 어떻게 살아갈 것인지에 대해 매일 스스로를 통제하고 있을 뿐 아니라, 자신의 삶의 방향을 설정하고, 그 삶에 영향을 미치게 될 여러 가지 판단들을 직접 내린다. 그리고 이러한 결정들을 직접 내리는 것에 대해서 당연하게 생각한다. 왜냐하면 그것은 바로 우리 자신의 인생이고 어떠한 인생을 살아야 할지 그리고 무엇을 해야 할지는 바로 우리에게 달린 문제이기 때문이다.

구분	내용
고통의 경감	고통은 단축시켜야 한다는 것에 대해 서부 영화에서 가끔 볼 수 있는 장면 중에 상처 입고 고통스러워하는 말을 권총으로 죽이는 장면이 있다. 그러나 그것을 두고 말의 주인이 몰인정하거나 의미 없는 살생을 했다고 생각하는 사람은 없다고 보는 견해이다. 모든 세포 조직은 상처가 깊을수록 심각한 고통을 느끼게 된다. 그 고통의 기간을 단축시켜 주는 것은 관망하거나 치유하려고 노력하는 것보다 현명하다는 주장이다. 물론 그 상처가 말로서의 역할을 수행하지 못하게 되었거나 참을 수 없을 만큼 끔찍한 고통을 수반하고 있을 때 이루어지는 것이다. 종교인들은 그러한 고통 또한 신이 내린 것이므로 인내해야 한다고 하는 입장이지만, 세속인들은 이러한 주장을 받아들이지 않는다. 또한 인간의 고통은 물리적인 고통뿐만이 아니라, 이성을 가진 존재이므로 정신적인 고통도 수반된다는 주장이다.
존엄하고 자비롭게 죽을 권리	존엄하고 자비롭게 죽을 권리는 생존 윤리성에 따른 안락사의 분류 중에서 존엄적 안락사와 자비적 안락사의 경우에 해당된다. 비이성적이고 의식이 없어 정신적인 활동이 전혀 불가능한 산송장으로서의 인간은, 인간으로서의 생존하는 가치가 없다고 생각하기 때문에 인격의 존엄을 지키기 위해서 안락사를 시행해야 한다는 주장이다. 자비적 안락사의 경우에는 인내하기 힘든 격렬한 고통과 치유될 가능성이 없는 육체적 고통을 지닌 인간의 생명은 무의미한 생존이기 때문에 오히려 이런 경우 안락사를 시행하는 것이 자비로운 행위라는 입장이다.
재정적인 부담	죽을병에 걸린 환자들은 그들의 가족들과 사회에 막대한 재정적, 감정적 부담을 주는 것이 사실이다. 그런 상태에 있는 환자가 인간다운 삶을 누릴 가능성이 전혀 없다고 판단이 될 때 안락사가 허용되어야 한다는 주장이다. 재정적인 부담은 환자만의 문제가 아닌 가족구성원의 문제로 커지기 때문에 그들이 정상적인 생활을 하려면 환자에게 들어가는 비용적인 부담을 줄이기 위해 환자의 안락사를 시행할 수 있도록 해야 한다고 주장한다.
다른 생명을 살릴 수 있는 기회	안락사의 경우에는 손상된 신체 말고 다른 건강한 장기의 이식을 생각해 볼 수 있는 기회가 있기 때문에 안락사에 대해 긍정적으로 생각하는 입장이다.

표 6-3. 안락사에 대한 반대의 입장

구분	내용
환자의 방치 및 자살 방조	안락사는 죽어 가고 있는 환자를 조금이라도 더 살 수 있도록 하는 수단을 사용하지 않았거나, 처음에는 사용하더라도 지속적이지 못한 것을 의미한다. 이것은 분명히 생명이 꺼져 가는 것을 어떤 조치도 취하지 않고 방치하는 것으로 자살방조라고 할 수 있다는 주장이다. 하지만 이런 주장에 찬성론자들은 안락사 허용에 대한 강한 규정을 마련하여 자살방조나 환자의 방치 등과 같은 역효과를 막겠다고 대안을 제시하고 있으므로 문제가 되지는 않는다. 그 요건이 지켜지도록 하는 것은 법적인 문제라고 보고 있다.
현대 의학의 지속적인 발전	지금도, 생명을 연장하겠다는 꿈을 실현하기 위한 의학적 노력들은 끊임없이 이루어지고 있으며, 인간의 자연스러운 노화현상을 있는 그대로 받아들이는 것이 오히려 부자연스러운 것으로 되어 가고 있으며, 그것을 거스르기 위한 노력들이 의학을 비롯해서 여러 분야에서 나타나고 있다. 지금 당장은 고칠 수 없는 병이라고 하더라도 현대 의학의 빠른 발전을 토대로 환자의 병을 고칠 방법을 찾을 수 있을 것이라고 생각하는 사람들은 지금 행하는 안락사 행위가 살인으로 여겨질 수 있다고 본다.
안락사의 도미노 현상	자발적 안락사가 권위를 갖게 되고 도덕적으로 승인이 된다면 그다음 단계로는 적극적인 안락사도 승인될 것이라고 해서 만약 환자가 자력으로 죽음을 요구할 수 없는 경우일 때, 다른 사람에 의해서 그 결정이 내려질 수 있게 된다는 안락사의 파급 효과 때문에 안락사를 반대한다. 안락사가 소극적으로나마 인정된다면 이를 행하는 사람들에 의해 남용될 것이 뻔하다는 우려의 목소리다. 그러나 아직까지는 안락사에 대한 환자 본인의 선택을 우선시하고 있고, 자살과 안락사는 그 기준이 명확히 존재하고 요건 또한 갖추고 있기 때문에 시대가 변한다고 하더라도 타인이 환자에게 죽음을 강요할 수는 없을 것이고, 살인죄라는 법이 존재하기 때문에 크게 우려할 바가 되지 못한다고 주장한다.

5) 안락사와 관련된 윤리적 논의

안락사와 관련된 윤리적 논의를 죽음을 선택할 권리 문제, 자발적 안락사의 허용 문제 및 부작위에 대한 도덕적 책임 문제로 구분하여 살펴보면 다음과 같다(김미혜, 2019).

(1) 죽음을 선택할 권리 문제

존엄한 죽음이 무엇인지에 대한 사람들의 생각은 제각기 다를 수 있다. 즉, 사람들이 살아온 삶의 방식과 모습이 다르듯이 죽어 가는 방식과 모습도 다르다. 하지만 마지막 기력을 다하는 순간까지 인간답게 살다 죽고 싶다는 점에는 누구나 동의할 것이다. 다음 사례는 존엄한 죽음이 무엇인지와 함께 인간에게 있어 죽음의 선택이 가능한지를 생각하게 하는 사례이다.

> 열 살 때 부모님을 따라 이민을 간 이 씨(당시 28세)는 뉴욕 마라톤 대회에 참가하기 위해 달리기 훈련을 하다가 쓰러졌다. 뇌종양이란 진단을 받고 항암치료를 받았으나 전신 마비와 호흡 곤란으로 병원에 입원했고 인공호흡기를 달았다. 당시 의식이 명료했던 환자는 변호사를 통해 인공호흡기를 제거해 달라고 요청했으나, 환자의 부모가 반대하고 나서서 법원의 판결을 기다리게 되었다. 법원이 환자 본인의 결정을 존중한다는 판결을 내리자 가족은 이에 반발하여 교회와 인터넷 등을 통해 반대운동을 펼쳤다. 결국 환자 자신이 인공호흡기 제거 의사를 철회하였고, 환자 가족은 집에 인공호흡기를 설치하고 환자를 집으로 옮겼다. 환자는 연명의료를 받다가 5개월 뒤 사망했다.

이 사건에 대해 미국 언론은 성인의 자기결정권에 부모의 개입이 정당한가의 문제를 제기한 반면, 미국 내 한국 신문들은 그녀의 가족들이 환자를 떠나 보낼 마음의 준비를 할 수 있었다는 내용으로 보도했다(허대석, 2018). 두 나라의 차이는 죽음을 대하는 문화적 인식과 태도가 달라서이기도 하지만, 그보다 여기서 주목해야 할 문제는 자기결정권을 근거로 환자가 죽음을 선택하는 것을 허용할 수 있느냐 하는 점이다.

위의 사례 속 이 씨(회생 불가능한 병으로 죽음이 임박해서 고통스러워 하는)의 경우처럼, 환자가 자신에 대해 충분한 정보를 제공받은 상태에서 자발적으로 연명의료중단을 요구한다면, 의사는 환자의 생명을 연장하는 인공호흡기 장치를 제거해야 할 것이다. 자유주의적 논변은 환자의 자기결정권 및 죽을 권리를 근거로 하는 연명의료중단(유보)은 정당화될 수 있다. 그러나 자유주의적 논변은 자발적인 적극적 안락사, 의사 조력 자살 등을 정당화해 주지는 못한다. 환자의 요청을 받아들여 그를 죽여야 할 의무를 부과하는 규범적 근거가 없기 때문이다. 따라서 과연 환자가 죽을 권리를 지니고 있는지, 만약 허용 조건에 따라 환자가 죽을 권리를 가진다면 의사가 그를 죽일 의무가 있는지 등의 문제가 제기될 수 있다.

반면 종교적인 관점을 지지하는 사람들은 생명의 신성성(the sanctity of human life)을 근거로 자유주의적 논변을 비판한다. 즉, 삶과 죽음을 결정할 권한은 인간이 아닌 신에게 있다는 주장이다. 이들은 인간은 자신과 타인의 생명을 지켜야 할 의무를 신으로부터 부여받았기 때문에, 인위적으로 생명을 침해하는 행위는 허용될 수 없다고 말한다(류지환, 2003). 위의 사례 속 이 씨의 경우에도 자연스러운 죽음을 맞이하는 것이 아니라 인위적으로 죽음을 앞당기는 상황이라면, 환자가 연명의료중단을 요구한다고 해도 이를 원칙적으로 허용할 수 없다는 입장이다. 따라서 종교적 논변에서는 연명의료중단(유보), 자발적인 적극적 안락사, 의사 조력 자살 등 생명을 인위적으로 단축시키는 일체의 행위를 반대한다.

(2) 자발적 안락사의 허용 문제

자발적 안락사와 관련한 윤리적 논의에 있어서 핵심은 고통에 있다. 인간이 자신의 삶에서 고통을 제거하는 것은 행복을 추구하는 것보다 더 큰 문제일 수 있고, 어떤 사람에게는 더 절실한 문제이기도 하다. 그런데 과연 인간 삶에 있어서 고통을 제거하기 위한 목적으로 죽음을 선택하는 것이 윤리적으로 허용될 수 있는가 하는 문제가 남아 있다. 「연명의료결정법」 시범사업이 진행되었던 2017년 11월 21일, 합법적으로 연명의료를 중단한 첫 사례가 의료계에서 다음과 같이 보고되었다.

서울의 한 상급종합병원에서 소화기 계통 암으로 치료받던 50대 남성이 지난주 사망했다. 임종 환자는 약 한 달 전 "연명의료를 받지 않겠다"며 연명의료계획서에 서명했고, 의료진은 본인 의사에 따라 임종기에 접어들었을 때, 인공호흡기 착용, 심폐소생술, 혈액 투석, 항암제 투여 등을 시행하지 않았다. 연명의료중단을 선택해도 영양이나 물 공급, 통증 완화 치료는 계속 이루어진다. 환자는 최근 병세가 악화해 자연사(自然死)했다.

「연명의료결정법」 제1조에는 이 법의 목적이 "환자의 최선의 이익을 보장하고 자기결정을 존중하여 인간으로서의 존엄과 가치를 보호하는 것을 목적으로 한다"고 명시되어 있다. 연명의료중단(유보) 대상자는 임종과정에 있는 환자로서 "회생의 가능성이 없고, 치료에도 불구하고 회복되지 아니하며, 급속도로 증상이 악화되어 사망에 임박한 상태"에 있는 환자이다. 또한 영양분과 물, 산소의 공급이 중단되지 말아야 함을 규정(제19조 2항)하고 있는 것으로 미루어 식물인간은 대상자에서 제외시키는 것으로 이해할 수 있다(이승호, 2016).

연명의료중단(유보) 결정은 원칙적으로 환자의 자기결정권을 떠나서는 정당화되기 어렵다. 하지만 형법학계와 생명윤리학계는 안락사의 개념을 각각 다르게 구분한다. 형법학계는 처벌가능성에 비중을 두고 개념을 분류해 온 반면, 생명윤리학계는 자기결정권의 행사 여부에 따라 개념을 분류해 왔다. 과거 보라매병원 판결에서 환자의 인공호흡기를 제거한 의사의 행위를 작위로 파악한 것도 우리나라 형법학계가 환자의 자기결정권보다 국가의 생명보호 의무를 더 우선했기 때문이라고 볼 수 있다. 즉, 국가의 생명보호 의무를 이행하기 위해 부착한 인공호흡기와 같은 생명연장 장치를 제거하는 행위는 작위에 의한 살인으로 볼 수 있는 것이다.

(3) 부작위에 대한 도덕적 책임 문제

의사 조력 자살(Physician Assisted Suicide)은 "최선의 의료기술로서도 더 이상 건강의 회복이나 고통의 완화를 가져올 수 없다는 점이 명백한 상황에서 환자가 의사로부터 자신의 죽음을 앞당길 수 있는 수단을 제공받아 스스로 목숨을 끊는 경우"로 정의된다(박수헌, 2018). 적극적 안락사와 의사 조력 자살은 회생 불가능한 질병으로 고통받는 환자를 대상으로 한다는 점은 같지만, 적극적 안락사는 의사가 직접 행하는 것(타살)이고 의사 조력 자살은 의사의 도움에 의해 행해지는 것(자살)이 다르다. 하지만 행위의 대상, 목적, 결과 등이 같기 때문에 미국과 유럽의 경우 넓은 의미의 안락사의 범주에 넣어 함께 논의하기도 한다. 현재 우리 「형법」은 적극적 안락사와 의사 조력 자살은 금지하고 있다.

학자들은 종종 안락사를 소극적 안락사와 적극적 안락사로 분류하고 그 기준을 죽임(작위)과 죽게 방치함(부작위)에 두고 있다. 그런데 과연 이들 사이에 도덕적 차이가 있는가? 만약 차이가 있다면, 그 구별은 도덕적으로 의미가 있는가? 아래 "유산상속"사례에서 스미스와 존스를 살펴보자(김양중, 2011).

- 스미스는 여섯 살 조카가 죽으면 막대한 유산을 받을 수 있다. 어느 날 저녁 조카가 목욕하고 있는 욕실로 몰래 들어가 그를 익사시킨 뒤 마치 사고로 죽은 것처럼 꾸민다.
- 존스도 여섯 살 조카가 죽으면 그만큼 막대한 유산을 받을 수 있다. 존스는 스미스처럼 자신의 조카를 익사시킬 의도로 욕실로 몰래 들어간다. 그런데 그가 욕실에 들어가는 순간 조카가 미끄러져 머리를 부딪쳐 넘어지면서 얼굴이 욕조 물속에 잠기는 것을 목격한다. 존스는 사촌을 쉽게 구할 수 있었지만, 그를 구하려고 하지 않은 채 언제라도 그 아이의 머리를 물속으로 밀어 넣을 준비를 하고 있다. 그러나 그럴 필요 없이 전적으로 혼자서 익사한다.

스미스의 죽임(작위)과 존스의 죽게 방치함(부작위) 사이에는 도덕적 차이가 없다. 두 사람은 죽음의 결과를 야기한 방법만 다를 뿐이다. 스미스의 작위(살인)가 존스의 부작위(목숨을 구하려고 시도하지 않음)보다 더 큰 책임이 있다고 말할 수 있겠는가? 전통적 논변에서는 적극적 안락사와 소극적 안락사를 구별한다. 환자를 죽게 방치함(부작위), 즉 소극적 안락사는 허용될 수 있지만 환자를 죽임(작위), 즉 적극적 안락사는 허용될 수 없다고 주장한다. 이 논변에 따르면, 부작위보다 작위에 도덕적으로 더 책임이 있다.

그런데 죽임(작위)과 죽게 방치함(부작위) 사이에는 도덕적 책임의 유무 또는 경중을 가리는 큰 도덕적 차이가 존재하는가? 아래의 "기부와 독" 사례를 통해 살펴보자(김양중, 2011).

- 로빈슨은 빈곤국 기아 구제 활동에 기여할 100파운드를 기부하지 않는다. 그 결과 로빈슨이 돈을 냈더라면 목숨을 살릴 수 있었던 한 명이 기아로 죽는다.
- 데이비스는 100파운드를 기부하고는 기부받은 식품을 배급하는 자선행사에 독이 든 음식물 꾸러미를 보낸다. 그 결과 한 명은 독이 든 음식물 때문에 사망하고, 다른 한 명은 100파운드 덕분에 생명을 구한다.

전통적 논변에 따르면, 로빈슨이 기부하지 않은 것(부작위)과 데이비스가 독이 든 음식물을 보낸 것(작위) 사이에는 도덕적 차이가 있다. 일반적인 경우에 우리는 우리가 구하지 못한 사람들의 죽음에 대해서 보다 우리가 죽인 사람들의 죽음에 더 큰 책임이 있다고 생각한다. 데이비스가 독이 든 음식물을 보낸 것(작위)이 로빈슨이 기부하지 않은 것(부작위)보다 나쁘다. 따라서 일정한 조건하에서 죽게 허용함(부작위), 즉 소극적 안락사는 허용될 수 있지만 죽임(작위), 즉 적극적 안락사는 허용될 수 없다는 것이 전통적 논변의 입장이다.

우리는 때로는 최소한 어떤 행위를 한 것(작위)과 마찬가지로 하지 않은 것(부작위)에 대해서도 책임을 져야 한다. 자식에게 먹을 것을 주지 않아 굶어 죽게 만든 부모나 자신이 담당한 백혈병 환자에게 글리벡(Gleevec)을 주지 않아서 죽게 만든 의사는 부작위라는 이유만으로 도덕적 책임을 면할 수는 없다. 특히 죽임(작위)과 죽게 허용함(부작위)의 문제는 안락사 논의에서 논란이 되는 기준이다(Singer, 2005).

그린(Greene)은 다양한 사고 실험을 통해 작위와 부작위의 도덕적 차이에 대한 우리의 직관이 도덕적 근거가 부족한 것임을 밝히고 있다. 다음 두 사고실험을 비교해 보자(류지한, 2012).

- 인도교 딜레마: 질주하는 트롤리가 다섯 명의 목숨을 위협하고 있다. 그러나 이번에는 당신이 선로 위에 있는 인도교에 서 있고 당신 옆에는 덩치 큰 모르는 사람이 서 있다. 다섯 명의 목숨을 구할 수 있는 유일한 방법은 덩치 큰 사람을 다리에서 밀어서 선로 위로 떨어뜨리는 것이다. 그 사람은 죽겠지만, 그의 몸이 트롤리를 지연시켜서 다섯 명이 목숨을 구하게 된다. 이 경우에 그 사람을 밀어서 떨어뜨려야 할까?
- 환상선 사례: 이번에는 선로변환기를 당기면 트롤리가 옆 선로로 가게 되고 그 선로에는 뚱뚱한 사람이 있다. 하지만 옆 선로에 있는 뚱뚱한 사람의 몸무게로 트롤리를 멈추는 길밖에 없다. 이 경우에 선로변환기를 당겨야 할까?

보통의 사람들은 "인도교 딜레마"에서 덩치 큰 사람을 밀어서 떨어뜨려서는 안 된다고 대답한 반면, "환상선 사례"에서는 선로변환기를 당겨야 한다고 대답했다. 두 실험 모두 의도, 행위(수단), 결과가 같은 경우임에도 사람들은 다른 대답을 한 것이다. 똑같은 상황인데 왜 이렇게 서로 다른 반응이 나왔을까?

그린(Greene)에 의하면, 행위자의 뇌는 부작위보다 행위(작위)를 표상하기가 더 쉽기 때문이라고 주장한다. 즉, 우리가 행하지 못한 행동(작위)들을 일일이 추적할 수 없기 때문이다. 우리의 뇌는 추상적 사고가 아니라 감각운동 장치로 진화해 왔다. 인간의 직관은 능동적 상해에 반응하고 경계한다. 능동적 상해와 수동적 상해를 도덕적으로 동등하게 취급할 때는 추상적으로 사고하는 배외측 전전두피질이 활성화된다. 작위와 부작위의 구별은 도덕적인 구별이 아니라 뇌의 인지적 시스템의 작용에 불과하다.

사람들에게 왜 인도교 딜레마에서 한 사람을 떠미는 것은 잘못이고, 왜 환상선 사례에서 스위치를 올리는 것은 괜찮은지 물어보면, 직접 미는 행위(작위)와 스위치를 올리는 행위(부작위)가 다르기 때문이라고 설명한다. 두 경우 모두 결과적으로 사람을 죽인 것은 같다. 그러나 인간 뇌의 폭력 경보 장치, 즉 도덕적 직관은 폭력 행동들에 반응하고 개인적 힘을 사용해 능동적으로 해를 입히는 행동에 반응하고 구별한다. 하지만 도덕적 직관은 폭력을 통해 생기는 이익에 대해서는 무관심하다. 도덕적 직관이 작위와 부작위에 반응한다면, 그것은 작위가 부작위보다 본질적으로 나쁘기 때문이 아니다. 인간 뇌에서 행위(작위)가 부작위와 다르게 표상되기 때문이다(최호영, 2017).

이처럼 작위와 부작위의 구별은 본질적인 도덕적 차이에서 비롯되는 것이 아니라 인간 뇌의 인지 시스템의 작용 결과이다. 작위이기 때문에 도덕적으로 더 큰 책임이 있고, 부작위이기 때문에 도덕적으로 허용될 수 있다는 주장은 실험적으로 타당하지 않다. 따라서 작위와 부작위의 차이가 없기 때문에, 작위에 대한 도덕적 책임이 있다면 역시 부작위에 대한 도덕적 책임도 있는 것이다(김미혜, 2019).

■ 안락사에 대한 당신의 의견과 그 이유에 대해 작성해 봅시다.

3. 자살

1) 자살의 정의

자살을 의미하는 'suicide'는 1642년 영국의 철학자이자 의사인 토마스 브라운(Thomas Browne)의 "의사의 종교"에서 처음 사용되었다(최보람, 2019). 자살은 라틴어를 어원으로 '스스로', '죽다'의 합성어이다. 즉, 스스로를 죽이는 행동으로 정의함으로써 현재까지 이어져 오고 있는 자살에 대한 기본적 의미로 이해되고 있다. 프로이드(Freud, 1924)는 자신과 동일한 대상에 대한 공격성이 자신에게 향하는 것으로 자살을 내부로부터 향하는 분노라고 표현하였고, 뒤르켐(Durkheim, 1951)은 희생자의 적극적·소극적 행위로 인해 발생하는 직·간접적인 결과로 죽음에 이르게 되는 경우로 정의를 내리고 있다. 슈나이드먼(Shneidman, 1985)은 자살이 최선의 해결책이라고 인식한 개인의 자의적인 소멸 행위라는 정의를 통해 자살은 자신에게 향하는 자의적 공격행위라고 설명하고 있다. 자살은 자기 자신에 의해 실행되며 간접적이고 적극적으로 죽음에 이르게 하는 행동들도 자살로 간주하고 있다(최보람, 2019).

그리고 1988년 미국 질병통제예방센터(Centers for Disease Control and Prevention: CDC)는 사망원인 분류의 준거를 마련하고, 자살 여부를 판단하는 기준으로 자살 판정의 조작적 정의(Operational Criteria for the Determination of Suicide: OCDS)를 발표했다. 이에 따르면 검시관들이 자살을 자연사, 사고사, 살해와 구분하는 기준은 다음의 세 가지이다. 첫째, 손상이나 음독, 질식으로 인한 사망이라는 증거가 명확하고, 둘째, 손상이 스스로 초래한 것이며, 셋째, 죽으려는 의도가 있어야 한다는 것이다. 이 기준은 자살 사망의 원인을 손상과 음독, 질식에만 국한했다는 한계는 있으나, 결과로서 사망, 손상의 주체, 죽음의 의도라는 자살의 세 가지 요소를 명확히 하는 계기가 되었다(Silverman, 2006). 국내에서의 자살의 개념은 '자살은 인간이 지닌 가장 극단적인 문제해결의 한 방법으로 스스로 목숨을 끊는다'로 정의된다(국립국어원, 1999).

2) 자살 현황

2019년 현재 우리나라의 인구 10만 명당 자살 사망자 수는 26.9명이며〈그림 6-1〉, 하루 평균 37.5명이 자살로 사망하여, OECD 국가들 중에서 가장 높은 자살률을 보이고 있다〈그림 6-2〉. 자살은 10세 이상 60세 미만 인구의 5대 사망원인에 포함되어 있다〈그림 6-3〉. 그리고 13세 이상 국민들 중 1년 안에 자살충동 경험을 한 사람이 5.2%로 나타났다〈표 6-4〉. 원인으로는 경제적 어려움 때문에가 38.2%로 가장 많았으며, 신체적 · 정신적 질환 장애 때문에 19%, 외로움 때문에 13.4%, 가정불화 때문에 11.9% 순으로 나타났다. 특히 10세에서 39세까지 사망원인 1위, 40세 이상 60세 미만 사망원인 2위로 나타나는 등 자살은 우리 사회의 심각한 사회문제 중의 하나이다(통계청, 2019).

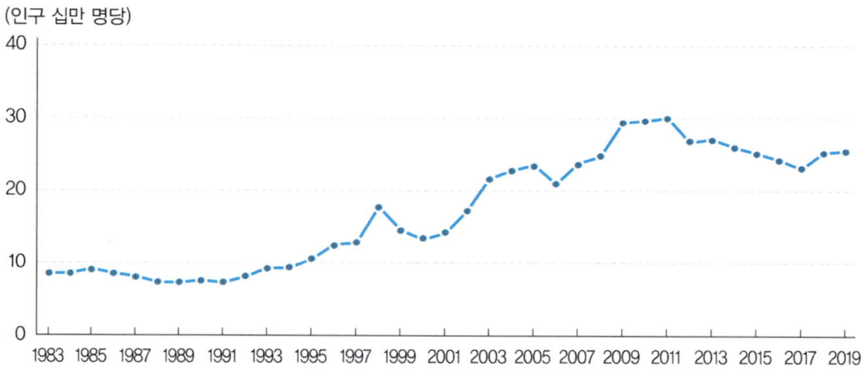

		2008	2009	2010	2011	2012	2013	2014	2015	2016	2017	2018	2019
전체		26.0	31.0	31.2	31.7	28.1	28.5	27.3	26.5	25.6	24.3	26.6	26.9
성	남자	33.4	39.9	41.4	43.3	38.2	39.8	38.4	37.5	36.2	34.9	38.5	38.0
	여자	18.7	22.1	21.0	20.1	18.0	17.3	16.1	15.5	15.0	13.8	14.8	15.8
연령집단	10~19세	4.6	6.5	5.2	5.5	5.1	4.9	4.5	4.2	4.9	4.7	5.8	5.9
	20~29세	22.6	25.3	24.4	24.3	19.5	18.0	17.8	16.4	16.4	16.4	17.6	19.2
	30~39세	24.7	31.4	29.6	30.5	27.3	28.4	27.9	25.1	24.6	24.5	27.5	26.9
	40~49세	28.4	32.8	34.1	34.0	30.9	32.7	32.4	29.9	29.6	27.9	31.5	31.0
	50~59세	32.9	41.1	40.1	41.2	35.3	38.1	36.4	34.3	32.5	30.8	33.4	33.3
	60~69세	47.2	51.8	52.7	50.1	42.4	40.7	37.5	36.9	34.6	30.2	32.9	33.7
	70~79세	72.0	79.0	83.5	84.4	73.1	66.9	57.6	62.5	54.0	48.8	48.9	46.2
	80세 이상	112.9	127.7	123.3	116.9	104.5	94.7	78.6	83.7	78.1	70.0	69.8	67.4

출처: 통계청, 「사망원인통계」, 행정안전부, 「주민등록인구현황」.
*자료: 통계청, 「사망원인통계」 각 연도, 행정안전부, 「주민등록인구현황」 각 연도.
주석:1) 자살률 = (자살로 인한 사망자 수 ÷ 주민등록연앙인구) × 100,000.

그림 6-1. **대한민국 연도별 자살률**

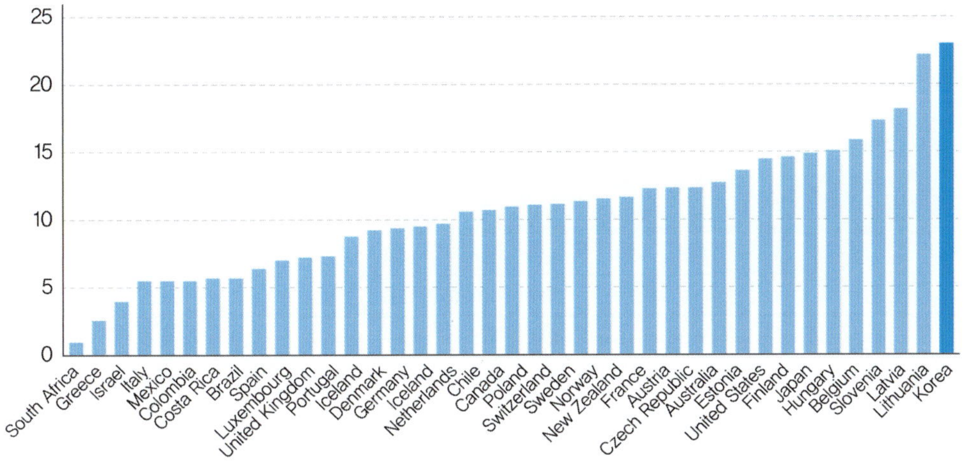

그림 6-2. OECD 국가별 자살률

(단위: 인구 10만 명당 명)

순위	사망원인	사망률	'18년 순위대비
1	악성신생물(암)	158.2	–
2	심장 질환	60.4	–
3	폐렴	45.1	–
4	뇌혈관 질환	42.0	–
5	고의적 자해(자살)	26.9	–
6	당뇨병	15.8	–
7	알츠하이머병	13.1	↑(+2)
8	간 질환	12.7	↓(−1)
9	만성 하기도 질환	12.0	↓(−1)
10	고혈압성 질환	11.0	–

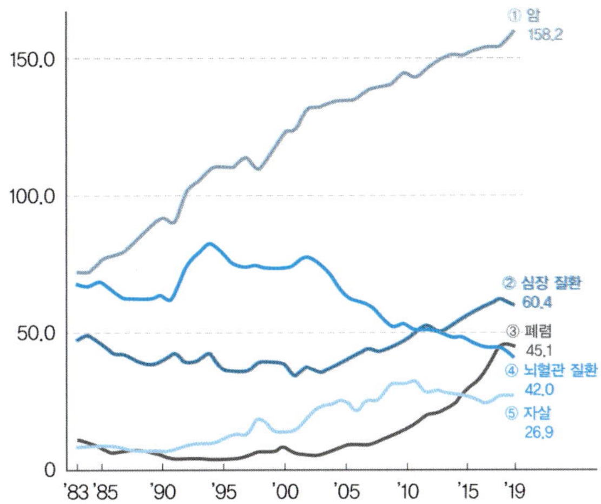

그림 6-3. 2019년 사망원인 순위

표 6-4. 2020년도 자살 충동 및 자살 충동 이유

특성별(1)	특성별(2)	2020										
		자살충동 있었다	경제적 어려움 때문에	연애 상대와 관계가 원만치 않아서	신체적·정신적 질환, 장애 때문에	직장 문제 때문에	외로움, 고독 때문에	가정불화 때문에	학교성적, 진학문제 때문에	친구나 동료와의 불화나 따돌림 때문에	기타	자살 충동 없었다
전체	계	5.2	38.2	3.1	19.0	8.7	13.4	11.9	2.3	1.7	1.7	94.8
성별	남자	4.5	43.0	3.4	20.2	11.0	12.8	6.3	1.3	0.8	1.4	95.5
	여자	6.0	34.6	3.0	18.1	7.1	13.9	16.1	3.0	2.3	1.9	94.0
연령	15~19세	–	–	–	–	–	–	–	–	–	–	–
	13~19세	3.9	9.3	8.2	12.4	3.0	14.4	11.2	29.7	11.0	0.8	96.1
	20~29세	5.5	23.4	4.2	12.2	23.6	14.8	13.4	3.7	2.4	2.3	94.5
	30~39세	6.1	37.3	4.4	10.8	12.3	15.9	12.9	0.5	2.7	3.3	93.9
	40~49세	5.0	49.0	3.2	9.8	7.5	11.4	16.5	–	1.0	1.8	95.0
	50~59세	5.2	51.9	2.3	19.2	4.3	11.3	10.4	–	0.2	0.5	94.8
	60세이상	5.1	36.5	1.1	36.8	2.5	13.6	8.5	–	–	1.0	94.9
	65세이상	4.6	32.5	0.8	41.6	1.0	15.9	6.7	–	–	1.5	95.4
교육정도	초졸 이하	5.6	30.1	1.6	37.0	1.1	14.2	10.5	0.9	3.5	1.1	94.4
	중 졸	5.9	34.9	4.9	26.7	3.0	15.6	6.8	7.8	0.1	0.2	94.1
	고 졸	5.6	46.7	3.3	16.2	7.0	10.4	11.7	2.5	0.7	1.4	94.4
	대졸 이상	4.5	32.6	2.9	12.1	16.1	15.9	14.7	0.5	2.7	2.8	95.5
경제활동	취업	4.7	46.7	3.7	10.9	10.7	12.2	12.5	0.1	1.8	1.5	95.3
	실업 및 비경제활동	5.9	29.6	2.6	27.2	6.7	14.6	11.4	4.5	1.5	1.9	94.1
주관적 만족감	만족	1.8	22.8	7.1	21.0	9.6	19.5	12.0	3.3	3.7	0.9	98.2
	보통	4.8	34.3	3.1	17.4	9.4	14.3	15.6	2.8	1.5	1.7	95.2
	불만족	18.8	46.7	1.9	19.9	7.8	10.7	8.5	1.5	1.1	1.9	81.2

출처: 통계청(2021). 사회조사.

자살이 스스로 목숨을 끊는 것으로 가장 보편적인 사망원인이라는 통계에도 불구하고, 신체적인 질병이나 사고와 달리 자발적인 선택이라는 점에서 자살은 사람들에게 깊은 충격을 주곤 한다. 자살이라는 사건의 배경에는 개인적인 상황과 사회·경제적인 상황이 관련되어 있으며, 자살을 이해하고자 하는 연구 역시 여러 학문 분야에 걸쳐 이루어지고 있다. 특히 위험군을 선별해 개입함으로써 자살을 예방하려는 정책적 관심의 결과로 자살의 위험요인 및 보호요인을 확인하려는 시도는 자살연구의 상당수를 차지한다.

■ 자살에 대한 당신의 의견과 그 이유에 대해 작성해 봅시다.

____

____

____

____

3) 자살 이론

자살은 학자들에 따라 다양한 정의와 요인들로 나누어지며 자살이 개인적인 요인에 의해 나타난 결과라는 과거의 견해와는 달리 최근에는 사회학적 관점, 환경적 요인에 의해 야기되는 결과에 대해 더욱 관심을 가지고 있다. 자살과 관련된 이론을 살펴보면 다음과 같다(김신애, 2021).

(1) 사회학적 이론

뒤르켐(Durkheim, 2010)은 자살을 집단적 현상으로 바라보고 사회적 통합과 사회적 조정 수준에 따라 네 가지 유형(이기적, 이타적, 아노미적, 숙명론적)으로 자살을 구분하였다. 여기서 나타나는 사회적 통합은 결속력을 뜻하는 의미로 '어떤 사회적 구성원이 어느 정도 결속되어 있는가?'를 뜻하며 사회적 조정은 '사회적 가치와 규범에 의해 사회 구성원이 어느 정도의 요구와 행동이 통제되는가?'를 의미한다(신혜민, 2013; 최보람, 2019).

표 6-5. 자살의 유형

구분	내용
이기적 자살	이기적 자살은 사회적 통합이 낮을 때 나타나고 지나친 개인주의나 이기주의가 만연한 사회에서 나타난다. 사회와 유대관계가 약해진 개인은 자살을 억제할 힘을 잃게 되면서 스스로 삶을 종결할 권리를 갖게 된다.
이타적 자살	이타적 자살은 사회적 통합이 높을 때 사회적 결속이 지나치게 강하여 개인의 정체성을 잃게 될 때 나타난다. 사회적인 목적을 위한 개인의 희생이 강요되면서 개인의 생애가 무가치해짐으로 인해 삶에 대한 마무리를 생각하게 된다.
아노미적 자살	아노미적 자살은 사회적 조절이 낮으면 나타나게 되는데, 급격한 삶의 변화로 사회적 규범이 약해질 때 나타나며 무규범 상태에 직면하게 되는 개인이 파괴적인 행동을 저지르게 되면서 나타난다. 이는 사회적 환경이 급격하게 변화하여 집단 무질서적인 상황에서 현재와 미래를 유의하게 연결하는 자기 주체성과 연속성을 얻지 못하는 경우 나타날 수 있으며 연예인의 자살, 갑작스런 변화로 인한 자살 등이 이에 속한다.
숙명론적 자살	숙명론적 자살은 사회적 조절이 높으면 야기되며, 사회규범이 강하여 사회가 개인을 규제하게 되고 개인이 자신의 삶을 변화시킬 수 없을 때 발생한다.

급격한 사회문화적 환경의 변화는 인간에게 부정적 정서나 스트레스와 같은 정신건강 문제를 발생시키고 사회적 지지의 저하와 도덕적 개인주의가 적절하게 정착되지 못하면서 자살증가에 영향을 미친다고 보고되었다(심인희 외, 2013). 뒤르켐(Durkheim, 2010)의 자살의 사회학적 이론은 자살을 개인적인 문제가 아닌 사회 · 문화적인 관점에서 통합과 결속력의 여부에 따라 자살에 대한 영향을 미친다고 보고 있다.

(2) 사회학습 이론

반두라(Bandura, 1973)의 사회학습 이론에 따르면, 인간은 사회적인 행동뿐만 아니라 심리적 특성, 사회적 과정, 특히 대인관계를 통해 학습된다고 주장한다. 사람들은 특정 행동을 통해 긍정적 결과를 경험하면 비슷한 상황이 나타났을 때 동일한 행동을 취할 가능성이 높고, 부정적인 결과를 경험하게 되면 동일한 행동을 취할 가능성이 낮다는 것이다. 이는 대부분의 학습이 대인관계를 통해 이루어지는데 타인의 행동을 그대로 모방하고 관찰함으로써 사회적 행동이 학습된다는 관찰학습 또는 모방이론으로, 사회적 상호작용 관계의 상황에서 서로에게 상호작용하는 보상과 희생, 상과 벌의 이해관계로서 사회적 행동을 설명하려는 사회적 상호작용 관계의 이론이다. 이를 근거로 지각, 태도, 개념형성, 인지조직, 신념 및 인간의 내적 기대, 심리적 과정, 즉 인지과정으로 설명하고 있다(오지희, 2014).

사회학습 이론에 따르면 평소 잘 알지 못하는 사람일지라도 대중매체나 미디어 등을 통해 관찰하게 되면 그를 본보기로 삼는 경우가 있다는 것이다(오지희 외, 2020). 이는 '베르테르 효과(Werther effect)[4]'와도 긴밀한 관계가 있으며, 타인의 자살행동을 접했을 때 심리적 전염에 의해 모방자살이나 자살률의 증가가 다른 연령층에 비해 더욱 높아질 수 있다는 연구 결과가 있다. 따라서 사회학습 이론을 설명하는 베르테르 효과는 개인주의 문화보다는 집단주의 문화에서 모방성이 더 증가한다는 관점에서, 자살시도자의 경우 비슷한 환경에 처한 사람들의 문제해결방식을 미디어를 통해 학습하며, 자신의 문제해결방법으로 적용하고 있다(배준성, 허태균, 2010; 유현재, 송지은, 2011). 베르테르 효과와 같이 유명인사나 연예인의 자살과 관련된 주제나 자살방법에 대한 세부적인 정보 노출은 일부 취약한 청소년에게 더욱 민감하게 나타날 수 있다(심인희 외, 2013).

4) 자신이 닮고자 하는 이상형이나 사회에 영향을 미치는 유명인이 자살할 경우, 그 대상을 모방해 자살을 시도하는 현상을 말한다. 출간 당시 유럽 전역의 베스트셀러였던 괴테(Goethe)의 "젊은 베르테르의 슬픔"에서 유래한 것으로, 이 작품의 주인공인 베르테르가 자살하자 그를 모방한 젊은이들의 자살이 급증하면서 이름 붙여졌다.

(3) 대인관계 이론

대인관계 이론은 인간이 짐이 되는 느낌과 좌절된 소속감이 자살을 야기하고 습득된 자살 잠재력이 더해지면 자살을 시행하게 된다는 것이다(심유화, 2018). 자살의 대인관계 이론(Interpersonal Psychological Theory of Suicide: IPTS)의 위험요인은 인식된 부담감, 좌절된 소속감, 습득된 실행능력을 나타내는데, 사람들이 자살하고 싶은 원인이 무엇인지, 자살을 생각하는 사람들 중 실제로 자살을 시도하는 사람과 그렇지 않은 사람을 구별해 주는 차이점에 대해 설명하는 이론이다(Joiner, 2005).

조이너(Joiner, 2005)가 발표한 자살의 대인관계 이론은 자살의 위험요인과 자살생각, 자살시도 사이의 관계를 약화시키는 심리적 구성요소로 회복력을 강조하였고, 자살행동에서 회복력 요인을 포함하는 것이 자살의 개입에 있어 사람들의 능력을 발휘할 수 있는 데 도움이 된다고 보았다. 반면 좌절된 소속감과 인식된 짐스러움을 동시에 경험하면 자살생각이 증가하며 좌절된 사랑과 관계의 불화를 좌절된 소속감으로 인식함과 동시에 공격받은 자아상, 통제력 상실, 과도한 분노를 인식된 짐스러움으로 받아들인다(최보람, 2019). 대인관계 이론에서는 자신의 부정적 요인으로 인해 자신을 사회적으로 무가치한 존재로 인식하게 되면서 과도한 우울감을 나타나게 되고 자살행동으로 이어질 수 있다는 것이다.

자살의 대인관계 이론은 자살잠재력이라는 개념을 사용함으로써 자살생각이 자살시도로 이어지는 과정을 보다 긴밀하게 탐색할 수 있는 기반이 되었고 자살생각을 경험하는 사람들 중 더욱 치명적인 자살행동을 나타낼 수 있는 사람들을 선별할 수 있는 임상적 기틀을 제공하였다(최보람, 2019).

(4) 생태체계 이론

브론펜브레너(Bronfenbrener, 1992)는 인간발달의 생태학 모형을 제시하며 유기체가 상호작용하기 위해서는 생태학적 환경 맥락에서 파악해야 한다고 보았다. 생태체계적 이론은 한 개인이 다양한 수준의 주위 환경에 따라 영향을 받는 복잡한 관계 속에서 발달하고 있으며 개인과 환경과의 상호작용을 통해 통합적 시각을 제공한다는 관점이다(김윤정, 2011). 미시체계는 개인의 삶에 직접적인 영향을 미치므로 아동과 청소년, 대학생, 성인, 노인의 자살생각을 낮추는 것으로 연구되었고, 미시체계인 가속 결속력에 의해 자살생각이 작용한다고 볼 수 있다(김윤정, 2011). 즉, 생태체계적 관점에서의 자살은 개인적 차원인 미시체계가 개인의 삶에 직접적인 영향을 미치는 환경체계로 설명되고 있는데, 개인수준의 우울감, 절망감, 스트레스가 자살위험요소로 나타날 수 있다.

중간체계는 미시체계 간의 관계를 의미하며 연령에 따라 다른 중간체계로부터 영향을 받게 된다. 청소년의 경우는 부모, 학교, 친구관계가 중간체계로 작용하며 중간체계가 보호요인이 아닌 위험요인으로 작용할 때 자살생각에 영향을 끼칠 수 있다.

거시체계는 개인에게 간접적인 영향을 미치는 환경적인 변수로 자살생각에 영향을 미치는 변수는 인간이 지내고 있는 환경, 지역사회의 결속력과 도시화 수준의 차이로 보고 있다(김윤정, 2011). 일반적으로 경제성장률과 경제위기, 여성의 경제참여율과 실업률, 이혼 및 출생률에 따라 자살에 영향을 미치는 것으로 나타났다(노용환, 2005).

생태체계 이론을 기반으로 하는 자살생각 이론은 개인과, 가족, 그리고 지역사회와 제도를 통해 서로 상호작용하며 미시, 중간, 거시체계를 통해 보호요인 혹은 위험요인으로서 자살생각을 결정하는 중요한 역할을 한다는 것이다.

(5) 일반긴장 이론

일반긴장 이론은 애그뉴(Agnew, 1992)의 의해 정의된 이론으로 경제적 부의 달성이라는 경제적 성공의 열망과 기대 사이의 구조적 불균형에 초점을 두었던 과거의 달리, 다양한 일상 사건에서 유발되는 긴장으로 의미를 확대하면서 자살과 관련된 긴장의 유형을 제시하였다.

일반긴장 이론은, 첫째, 목표달성을 하지 못할 때 느끼는 긴장으로 목표한 것이 충족되지 못하여 기대와 성취 사이에서 오는 괴리감을 표현한다. 둘째, 긍정적 자극의 소멸로 개인에게 중요한 가치가 사라지는 상황에서 야기된다는 것이다. 마지막으로 부정적 자극제가 존재하여 피해를 경험하게 되는 것을 의미한다(Agnew, 1992; Agnew et al., 2002). 이는 개인이 경험하는 긴장이 범죄의 원인이 되기도 하고 자기 자신을 해치는 자살과 관련된 행동 역시 긴장의 원인이 되어 일반긴장 이론을 뒷받침해 준다(박민영, 2020). 일반긴장 이론은 개인이 사회에서 상대적 위치에 따라 경험하게 되는 수치심으로 사회경제적 문제, 학업성적으로 자살생각이 나타날 수 있다는 지위적 긴장과 사람과의 관계에서 부정적 요인(차별, 학대, 폭력 등)으로 인해 나타날 수 있는 관계적 긴장, 건강악화로 나타나는 건강 긴장 등 3가지 유형으로 나타난다.

애그뉴(Agnew, 1992)의 일반긴장 이론이 자살에 대한 논의를 직접적으로 설명하지는 않으나 간접적으로 영향을 줄 수 있는 심리적 긴장감이 부정적 요인으로 작용하게 되며 나아가 자살생각을 증가시킨다는 결과로 해석할 수 있다(박민영, 2020).

4) 자살예방 대책

2020년 '자살예방정책위원회'에서 논의된 자살예방 정책을 일반국민, 고위험군, 학생, 20~30대 여성을 중심으로 살펴보면 다음과 같다.

(1) 일반 국민

스마트폰을 활용해 우울증 자가검진체계를 구축하고, 1393 등 자살상담사를 확충하고자 노력하고 있다. 즉, 스마트폰 앱을 활용해 상시적으로 정신건강 자가진단을 할 수 있는 기반을 마련하고, 현재 10년마다 할 수 있는 국가건강검진 우울증 검사를 10년 중 필요할 때 한 번으로 변경하여 검사의 적시성을 높이며, 1차 의료기관 등에서 우울증 검진 및 선별 이후, 정신건강복지센터 또는 정신과로의 연계 시 수가를 부여(2021년 시범사업)하고, 자살예방 상담전화(1393) 등 전문인력을 대폭 확대하여 상담받고 싶은데 못 받는 상황을 최소화하도록 한다.

또한 취약계층에 대하여는 일차적인 돌봄 공백 해소에서 한발 더 나아가 위기 요인에 적극적으로 개입하여, 선제적으로 자살을 예방하고, 중증정신질환의 조기발견 · 개입을 통해 청년들의 정신질환 만성화를 예방하고, 위기 청소년에게 상담, 보호, 의료 등 맞춤형 서비스를 제공하는 청소년안전망팀도 확대하고 있다.

그리고 실업자와 구직자 중 심리안정이 필요한 대상에게는 전국 57개 고용센터를 통해 정신건강복지센터로 적극 연계하여 전문 심리상담을 지원하며, 콜센터 등 감정노동 고위험 사업장의 예방체계 구축을 위해 컨설팅과 사업장 감독을 강화하며, 위기노동자를 위한 직업트라우마센터를 확충하고(2020년 8개에서 2021년 13개) 비대면 심리서비스를 확대[5]하고 아울러, '연예인 자살예방 민관 협의체'를 신설하여 연예인 · 매니저를 대상으로 한 자살예방교육 프로그램을 보급하고, 비공개 심리상담을 진행한다.

(2) 고위험군 집단

자살시도자에 대한 전국 응급실 사후관리 체계의 마련 등 지원을 강화한다. 자살시도자 등 자살 고위험군에 대하여는 긴급한 경우, 당사자의 명시적 동의 없이도 사례관리 대상에 포함하여 개입이 가능하도록 하고, 갑질 · 성폭력 · 금융사기 등 고위험군 방문이 많은 기관은 상담인력을 직접 배치하고, 특히 자살 시도로 응급실을 내원할 경우 사후관리를 수행하는 의료기관을 확대하고(2020년 67개소에서 2021년 88개소), 전국 어느

5) 모바일앱(ZOOM), 희망드림톡 등 비대면 근로자지원프로그램(EAP) 제공

응급실에 내원하더라도 사후관리가 가능한 의료기관으로 연계될 수 있도록 하고, 아울러 고위험군인 자살 유족에 대한 원스톱 서비스[6]는 단계적으로 전국에 확대한다.

(3) 학생과 20 · 30대 여성

연예인 자살예방교육 프로그램 보급, 맞춤형 자살예방교육을 확대한다. 먼저 학생의 경우 온라인으로 생명지킴이 교육을 받을 수 있게 하고, 학생 · 교사 · 학부모의 정신건강 이해 교육을 확대 실시하고, 이를 위해 학생에게는 학생 발달단계에 맞는 자살예방교육을 확대(연간 4시간에서 6시간)하고, 교사에게는 생명지킴이 교육을 의무화하며, 부모에게는 온라인 미디어를 활용, "자녀와 소통하는 법" 등의 정보를 공유함으로써 학생 · 교사 · 학부모 모두 정신건강에 대한 민감도를 높여 나가고 있다. 또한 의료 취약계층 · 지역의 정신건강 위기학생을 지원하기 위해 정신건강 전문가가 학교를 직접 방문하여 학부모 · 교사 · 학생을 대상으로 컨설팅하는 '학교 방문 사업'도 기획하고, 아울러 청소년이 편하게 접근할 수 있게 24시간 제공하는 모바일 정신상담 시스템에 빅데이터와 인공지능을 활용한 분석 기능을 추가하여 학생들의 자살 징후를 빠르게 파악하고 필요한 경우 지원기관에 연계하고 있다.

그리고 20 · 30대 여성의 경우, 사회적 고립감, 경제적 취약계층으로서의 고용 불안, 돌봄 부담 누적 등이 자살 증가의 원인으로 보고, 여성새로일하기센터, 건강가정지원센터 등 여성 · 가족 지원기관과 자살예방 전문기관 간 연계를 통해 여성 자살예방 상담을 강화하고, '20 · 30대 위기여성 종합 지원 프로그램'으로 심리 · 정서 지원을 위한 자조모임과 커뮤니티 활동을 지원하고, 1인 가구의 사회적 고립 예방을 위한 사회관계망 지원 프로그램을 확대 · 운영하는 한편, 무급휴직 중인 청년 여성과 프리랜서 등을 발굴 · 지원하고 경력단절 여성에 대한 인턴제도도 확대한다. 아울러 여성에게 더욱

6) 행정 · 법률, 임시거처, 정신건강 치료비 등 필요서비스와 자조모임 연계 등 지원(현재 인천 · 광주 · 강원 등 3개 광역 · 거점, 13개 기초에서 실시)

집중된 돌봄 부담을 완화하기 위해 아이돌봄 서비스와 공동육아나눔터 등 대안적 돌봄 기능을 확대하고, 남녀가 함께 돌보는 평등한 상호돌봄 문화를 확산해 나갈 예정이며, 마지막으로 세분화된 성별 · 연령별 분리통계를 생산하여 현 상태에 대한 근본적 원인 분석을 지속해 나감과 동시에 여성들이 자주 찾는 인터넷 사이트를 통해 자살예방 정보를 널리 홍보하는 등 인식 개선을 위해 노력하고 있다.

CHAPTER 07

말기환자 간호

배울 내용

1. 연명의료
2. 뇌사
3. 호스피스 · 완화의료

학습목표

1. 연명의료의 개념과 절차를 이해한다.
2. 뇌사의 개념을 이해하고 장기기증의 방법과 현황을 파악한다.
3. 죽음과 호스피스 · 완화의료에 대한 이해와 임종간호 스트레스를 파악한다.

CHAPTER

07

말기환자 간호

1. 연명의료

인간은 누구나 건강하게 오래 살다가 가족의 품에서 편안한 죽음을 맞이하고자 하는 욕구를 지니고 있다. 하지만 사고나 질병 등의 이유로 요양병원이나 요양원 등에서 생의 마지막을 보내고 그 마지막 단계에서는 극심한 고통을 겪으며 가족의 품이 아닌 병원에서 생을 마감하는 일이 늘어나고 있다. 다시 말해, 현대 의학과 의료기술의 지속적인 발전에도 불구하고 생물학적 생명만 연장하게 되는 삶을 살다가 사망하게 되는 경우가 많다.

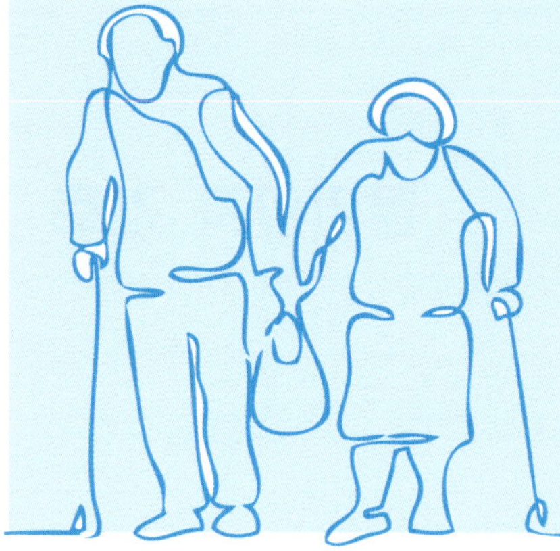

"
삶, 죽음, 배우자, 자식
"

나의 마지막 순간을 어떻게 보내야 할지에 대한 결정은
죽음의 문제라기보다는 삶의 문제이고,
삶을 어떻게 마무리할지에 대한 결정입니다.
그러나 막상 이 결정에서 환자는 그 기회를
얻지 못하는 경우가 많습니다.
많은 사람들이 죽음에 관해 이야기하는 것을 불편해하고,
그 결과 아무런 준비 없이 죽음의 순간을
맞닥뜨리게 되기 때문입니다.

출처: 국립연명의료관리기관(https://www.lst.go.kr).

1) 연명의료의 정의

연명의료란 치료의 효과 없이 임종과정의 기간만을 연장하는 의료행위를 의미한다. 이러한 연명의료에는 임종과정에 있는 말기환자에게 시행하는 심폐소생술(CPR), 항암제 투여, 혈액투석, 인공호흡기 착용 등이 대표적이다. 여기에서 임종과정이란 회생가능성이 없고, 치료를 해도 회복되지 않으며 급속도로 증상이 악화되어 사망에 임박한 상태를 말한다. 이러한 연명치료는 인공심폐소생술, 산소호흡기 치료 등과 같은 특수 연명치료와 영양공급 등과 같은 보통 연명치료로 나누어지며, 이처럼 연명의료(연명치료)를 받으며 인간존엄성과 동떨어진 삶을 살게 되는 경우가 많아지는 것이 최근의 사회현상이다(김승환, 2021).

우리나라에서는 2016년 2월 환자가 원할 경우 연명의료를 중단할 수 있다는 내용이 담긴 「호스피스 · 완화치료 및 임종과정에 관한 법률(연명의료결정법)」이 제정되어 공표되었다. 「연명의료결정법」에 의하면, 연명의료란 임종과정에 있는 환자에게 하는 심폐

소생술, 혈액 투석, 항암제 투여, 산소호흡기 착용 및 그 밖에 대통령령으로 정하는 의학적 시술로서 치료 효과 없이 임종과정의 기간만을 연장하는 것을 말한다(연명의료결정법 시행령 제2조 제4호). 즉, 임종과정은 회생가능성이 없고, 치료에도 불구하고 회복되지 아니하여, 급속도로 증상이 악화되어 사망에 임박한 상태를 말한다.

2017년 발표에 의하면, 우리나라에서는 연간 280,827명이 사망했는데 사고, 자살, 급성질환에 의한 사망자를 제외한 약 23만 명이 만성질환으로 사망하며, 이 중 병원에서 임종하는 환자가 21만 명 정도 전후로 추정된다. 실제로 암 이외에 심장질환, 뇌혈관질환, 당뇨, 만성기도 질환, 간 질환 등의 다양한 질환으로 사망하고 있으며, 이들 모두는 연명의료에 관한 결정이나 호스피스의 대상이 될 수 있다.

2) 「연명의료결정법」의 제정

연명의료중단 결정 및 이행을 위해 제정한 「연명의료결정법」은 생의 마지막 단계에서 인간으로서 평안하게 생을 마치려는 임종단계의 환자의 최선의 이익과 자기결정권을 존중하고 보장하여 인간의 존엄과 가치를 보호하는 것을 지키려는 목적에 그 의미가 있다(연명의료결정법 제1조 목적). 「연명의료결정법」의 제정과정을 살펴보면, "연명치료중단 등의 문제를 아무런 기준의 제시 없이 당해 의사나 환자 본인, 가족들의 판단에만 맡겨 두는 상황이 지속되는 것은 바람직하지 않다. 또한 이들 개개의 사례들을 모두 소송 사건화하여 일일이 법원의 판단을 받게 하는 것도 비현실적이다. 그러므로 사회 일반인이나 의사 등 이해 관계인의 견해를 폭넓게 반영하여 연명치료중단 등에 관한 일정한 기준과 치료중단에 이르기까지의 절차, 방식, 남용에 대한 처벌과 대책 등을 규정한 입법이 이루어질 필요가 있다"고 하여 입법 필요성을 언급하였다. 그러나 "죽음에 임박한 환자에 대한 연명치료중단에 관한 다툼은 법원의 재판을 통하여 해결될 수 있고, 법원의 재판에서 나타난 연명치료중단의 허용요건이나 절차 등에 관한 기준에 의하여 연명치료중단에 관한 자기결정권은 충분하지 않을지는 모르나 효율적으로 보호될 수 있으며, 자기결정권을 행사하여 연명치료를 중단하고 자연스런 죽음을 맞이하는 문제는 생명권 보호라는 헌법적 가치질서와 관련된 것으로 법학과 의학만의 문제가 아니라 종교, 윤리, 나아가 인간의 실존에 관한 철학적 문제까지도 연결되는 중대한 문제이므로 충분한 사회적 합의가 필요한 사항이다(신현호, 2017)"라고 각하 결정하여 입법정책의 문제로 하고 국회에서 입법을 추진하였다. 그 결과 「호스피스 · 완화의료 및 임종과정에 있는 환자의 연명의료결정에 관한 법률(약칭: 연명의료결정법)」이 제정되었다〈표 7-1〉.

표 7-1. 「호스피스 · 완화의료 및 임종과정에 있는 환자의 연명의료결정에 관한 법률」(연명의료결정법): 제1장 총칙

호스피스 · 완화의료 및 임종과정에 있는 환자의 연명의료결정에 관한 법률(약칭: 연명의료결정법).
법률 제17218호 일부개정 2020. 04. 07.

제1조(목적)
이 법은 호스피스 · 완화의료와 임종과정에 있는 환자의 연명의료와 연명의료중단등결정 및 그 이행에 필요한 사항을 규정함으로써 환자의 최선의 이익을 보장하고 자기결정을 존중하여 인간으로서의 존엄과 가치를 보호하는 것을 목적으로 한다.

제2조(정의)
이 법에서 사용하는 용어의 뜻은 다음과 같다.[개정 2018.3.27.] [[시행일 2019.3.28.]]

1. "임종과정"이란 회생의 가능성이 없고, 치료에도 불구하고 회복되지 아니하며, 급속도로 증상이 악화되어 사망에 임박한 상태를 말한다.
2. "임종과정에 있는 환자"란 제16조에 따라 담당의사와 해당 분야의 전문의 1명으로부터 임종과정에 있다는 의학적 판단을 받은 자를 말한다.
3. "말기환자(末期患者)"란 적극적인 치료에도 불구하고 근원적인 회복의 가능성이 없고 점차 증상이 악화되어 보건복지부령으로 정하는 절차와 기준에 따라 담당의사와 해당 분야의 전문의 1명으로부터 수개월 이내에 사망할 것으로 예상되는 진단을 받은 환자를 말한다.

4. “연명의료”란 임종과정에 있는 환자에게 하는 심폐소생술, 혈액 투석, 항암제 투여, 인공호흡기 착용 및 그 밖에 대통령령으로 정하는 의학적 시술로서 치료효과 없이 임종과정의 기간만을 연장하는 것을 말한다.
5. “연명의료중단등결정”이란 임종과정에 있는 환자에 대한 연명의료를 시행하지 아니하거나 중단하기로 하는 결정을 말한다.
6. “호스피스 · 완화의료”(이하 “호스피스”라 한다)란 다음 각 목의 어느 하나에 해당하는 질환으로 말기환자로 진단을 받은 환자 또는 임종과정에 있는 환자(이하 “호스피스대상환자”라 한다)와 그 가족에게 통증과 증상의 완화 등을 포함한 신체적, 심리사회적, 영적 영역에 대한 종합적인 평가와 치료를 목적으로 하는 의료를 말한다.
   가. 암
   나. 후천성면역결핍증
   다. 만성 폐쇄성 호흡기질환
   라. 만성 간경화
   마. 그 밖에 보건복지부령으로 정하는 질환
7. “담당의사”란 「의료법」에 따른 의사로서 말기환자 또는 임종과정에 있는 환자(이하 “말기환자등”이라 한다)를 직접 진료하는 의사를 말한다.
8. “연명의료계획서”란 말기환자등의 의사에 따라 담당의사가 환자에 대한 연명의료중단등결정 및 호스피스에 관한 사항을 계획하여 문서(전자문서를 포함한다)로 작성한 것을 말한다.
9. “사전연명의료의향서”란 19세 이상인 사람이 자신의 연명의료중단등결정 및 호스피스에 관한 의사를 직접 문서(전자문서를 포함한다)로 작성한 것을 말한다.

제3조(기본 원칙)
① 호스피스와 연명의료 및 연명의료중단등결정에 관한 모든 행위는 환자의 인간으로서의 존엄과 가치를 침해하여서는 아니 된다.
② 모든 환자는 최선의 치료를 받으며, 자신이 앓고 있는 상병(傷病)의 상태와 예후 및 향후 본인에게 시행될 의료행위에 대하여 분명히 알고 스스로 결정할 권리가 있다.
③ 「의료법」에 따른 의료인(이하 “의료인”이라 한다)은 환자에게 최선의 치료를 제공하고, 호스피스와 연명의료 및 연명의료중단등결정에 관하여 정확하고 자세하게 설명하며, 그에 따른 환자의 결정을 존중하여야 한다.

제4조(다른 법률과의 관계)
이 법은 호스피스와 연명의료, 연명의료중단등결정 및 그 이행에 관하여 다른 법률에 우선하여 적용한다.

제5조(국가 및 지방자치단체의 책무)
① 국가와 지방자치단체는 환자의 인간으로서의 존엄과 가치를 보호하는 사회적 · 문화적 토대를 구축하기 위하여 노력하여야 한다.
② 국가와 지방자치단체는 환자의 최선의 이익을 보장하기 위하여 호스피스 이용의 기반 조성에 필요한

시책을 우선적으로 마련하여야 한다.

제6조(호스피스의 날 지정)
① 삶과 죽음의 의미와 가치를 널리 알리고 범국민적 공감대를 형성하며 호스피스를 적극적으로 이용하고 연명의료에 관한 환자의 의사를 존중하는 사회 분위기를 조성하기 위하여 매년 10월 둘째 주 토요일을 "호스피스의 날"로 한다.
② 국가와 지방자치단체는 호스피스의 날의 취지에 부합하는 행사와 교육 · 홍보를 실시하도록 노력하여야 한다.

제7조(종합계획의 시행 · 수립)
① 보건복지부장관은 호스피스와 연명의료 및 연명의료중단등결정의 제도적 확립을 위하여 관계 중앙행정기관의 장과 협의하고, 제8조에 따른 국가호스피스연명의료위원회의 심의를 거쳐 호스피스와 연명의료 및 연명의료중단등결정에 관한 종합계획(이하 "종합계획"이라 한다)을 5년마다 수립 · 추진하여야 한다.[개정 2020.4.7.]
② 종합계획에는 다음 각 호의 사항이 포함되어야 한다.
  1. 호스피스와 연명의료 및 연명의료중단등결정의 제도적 확립을 위한 추진방향 및 기반조성
  2. 호스피스와 연명의료 및 연명의료중단등결정 관련 정보제공 및 교육의 시행 · 지원
  3. 제14조에 따른 의료기관윤리위원회의 설치 · 운영에 필요한 지원
  4. 말기환자등과 그 가족의 삶의 질 향상을 위한 교육프로그램 및 지침의 개발 · 보급
  5. 제25조에 따른 호스피스전문기관의 육성 및 전문 인력의 양성
  6. 다양한 호스피스 사업의 개발
  7. 호스피스와 연명의료 및 연명의료중단등결정에 관한 조사 · 연구에 관한 사항
  8. 그 밖에 호스피스와 연명의료 및 연명의료중단등결정의 제도적 확립을 위하여 필요한 사항
③ 보건복지부장관은 종합계획을 수립할 때 생명윤리 및 안전에 관하여 사회적으로 심각한 영향을 미칠 수 있는 사항에 대하여는 미리 「생명윤리 및 안전에 관한 법률」 제7조에 따른 국가생명윤리심의위원회와 협의하여야 한다.
④ 보건복지부장관은 종합계획에 따라 매년 시행계획을 수립 · 시행하고 그 추진실적을 평가하여야 한다.
⑤ 보건복지부장관은 종합계획을 수립하거나 주요 사항을 변경한 경우 지체 없이 국회에 보고하여야 한다.

제8조(국가호스피스연명의료위원회)
① 보건복지부는 종합계획 및 시행계획을 심의하기 위하여 보건복지부장관 소속으로 국가호스피스연명의료위원회(이하 "위원회"라 한다)를 둔다.
② 위원회는 위원장을 포함한 15인 이내의 위원으로 구성한다.
③ 위원장은 보건복지부차관이 된다.
④ 위원은 말기환자 진료, 호스피스 및 임종과정에 관한 학식과 경험이 풍부한 다양한 분야의 전문가들 중에서 보건복지부장관이 임명 또는 위촉한다.
⑤ 그 밖에 위원회의 조직 및 운영에 필요한 사항은 대통령령으로 정한다.

3) 연명의료중단의 범위와 절차

(1) 연명의료중단의 범위

2019년 3월 29일부터는 의료현장에서 질환의 구분 없이 말기진단으로 말기 환자 등의 의사에 따라 담당의사가 연명의료계획서를 작성할 수 있게 되었다(이상민 외, 2018). 환자가 담당의사에게 환자 본인의 의학적 정보와 현재 몸 상태를 설명 받고 환자의 의사를 확인하여 작성한 연명의료계획과 실제 연명의료중단 시행과의 시간적 차이가 발생할 수 있고 시간의 연속성의 단절로 환자의 의사의 변동성도 존재할 수 있다(김승환, 2021).

연명의료중단의 전제조건이 되는 환자의 임종과정의 진입은 의학적으로 정형화되고 수치화되어 있지 않고 말기상태와 임종상태가 혼재되어 발생되는 것이 일반적이어서 임상현장에서 법에 정한 말기 및 임종기 정의를 적용하기에 모호한 점도 많다(이상민 외, 2018). 그러므로 연명의료중단의 전제조건인 임종과정의 판단은 환자상태를 인지하고 있는 의사의 몫이기에 의료 현장에서 법 적용의 혼란과 오류를 줄이는 의료인의 노력은 물론 의학적인 임종과정의 판단 범위와 구체화를 법 제정으로 확대가 필요하다.

「연명의료결정법」의 연명의료중단의 범위는 임종과정에 있는 환자에게 하는 심폐소생술, 혈액 투석, 항암제 투여, 산소호흡기 착용 및 그 밖에 대통령령으로 정하는 의학적 시술로서 치료효과 없이 임종과정의 기간만을 연장하는 시술인 체외생명유지술(ECLS), 수혈, 혈압상승제 투여, 그 밖에 담당의사가 환자의 최선의 이익을 보장하기 위해 시행하지 않거나 중단할 필요가 있다고 의학적으로 판단하는 시술로 규정하고 있다(연명의료결정법 시행령 제2조 연명의료).

(2) 연명의료중단의 절차

연명의료중단 및 이행을 하려면〈그림 7-1〉, 우선적으로 환자가 임종과정에 있는지 여부의 판단이 선행되어져야 한다. 이 판단은 담당의사와 해당 분야의 전문의 1명과 함께 판단한다. 이에 앞서서 연명의료중단에 대한 환자의 의사 확인의 선행됨이 중요하다. 연명의료의 중단은 결국은 환자의 사망의 시기를 앞당기는 직접적 죽음으로 도달하는 법률행위이므로 의사능력이 있는 환자가 담당의사로부터 직접 충분하고 직관적인 의학적 정보를 제공받은 후, 그 의학적 정보를 기본 바탕으로 환자 자신의 고유한 가치관과 자기결정에 따라 연명의료중단 및 이행에 관한 의사를 결정하여야 한다.

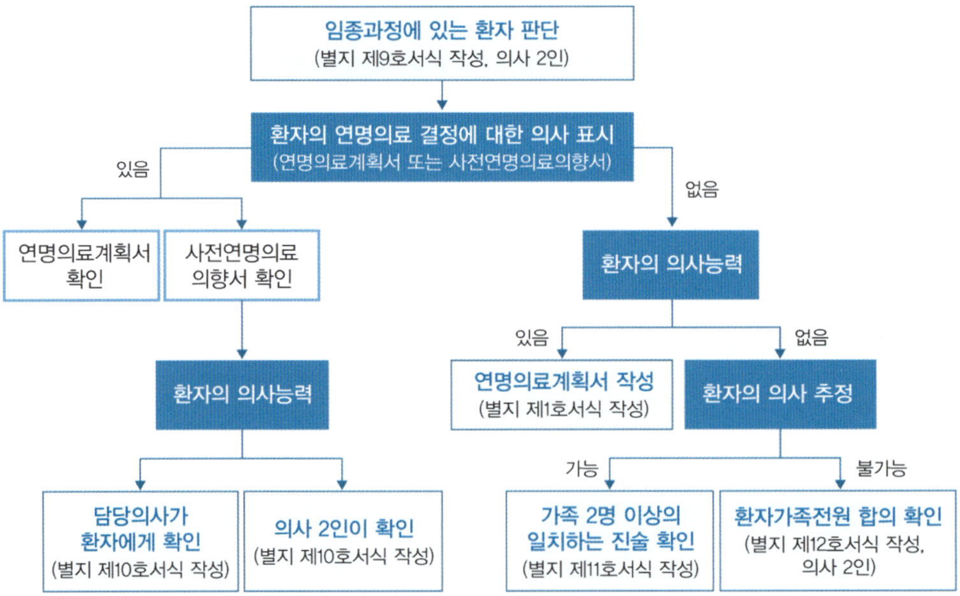

그림 7-1. 연명의료중단의 절차

※ 단 말기환자가 호스피스전문기관에서 호스피스를 이용하고 있는 경우, 임종과정에 있는지 여부에 대한 판단은 담당의사 1인의 판단으로 갈음할 수 있음.

출처: 국립연명의료관리기관(https://www.lst.go.kr).

환자가 임종과정에 있다는 담당의사 등의 의학적 판단이 확정되면 「연명의료결정법」 제17조 제1항은 "연명의료계획서 → 사전연명의료의향서 → 가족을 통한 환자의 추정적 의사 확인" 순으로 환자의 추정적 의사를 확인하도록 규정하고 있다(이석배, 2017).

한편 사전연명의료의향서가 "환자 본인의 의사에 따라 작성된 문서라는 점이 인정된다고 하더라도, 의료인을 직접 상대방으로 하여 작성하거나 의료인이 참여한 가운데 작성된 것이 아니라면, 환자의 의사결정능력, 충분한 의학적 정보의 제공, 진지한 의사에 따른 의사표시 등의 요건을 갖추어 작성된 서면이라는 점이 문서 자체에 의하여 객관적으로 확인되지 않으므로 위 사전연명의료의향서와 같은 구속력을 인정할 수 없고, 환자의 의사를 추정할 수 있는 객관적인 자료의 하나로 취급할 수 있을 뿐"이라고 하여 구속력 있는 환자 사전연명의료의향서의 요건까지 제시하고 있다(이석배, 2009).

연명의료중단의 결과는 환자의 사망이다. 따라서 환자 본인의 생명권에 대한 자기결정이 가장 중요하고 환자의 자기결정의 의사확인이 우선적으로 선행되어야 할 중요한 기본 요건이다.

4) 연명의료중단의 진행과정

연명의료중단을 원하는 환자는 '사전연명의료의향서〈표 7-2〉'나 '연명의료계획서〈표 7-3〉'를 작성해야 한다. 사전연명의료의향서는 연명의료중단과 호스피스에 관한 의사를 환자가 직접 문서로 작성한 것이다. 연명의료계획서는 말기 환자의 의사에 따라 담당의사가 작성한 것이다. 사전연명의료의향서와 연명의료계획서는 기본적으로 본인의 자발적 의사에 따라 작성되어야 하며, 작성 후에도 언제든지 변경하거나 철회할 수 있다.

환자가 의식이 있는 상태라면 사전연명의료의향서와 연명의료계획서를 환자의 의지라고 판단할 수 있다. 그러나 환자가 의식이 없는 상황에서 문서가 없다면, 19세 이상인 환자 가족 2명 이상의 일치하는 진술과 담당의사, 전문의 1명의 확인을 통해 연명의료중단에 관한 환자의 의사를 판단한다. 단 해당 진술과 배치되는 내용의 다른 환자 가족의 진술이나 객관적인 증거가 있다면 연명의료중단을 시행하지 않는다. 환자의 의지를 추정하기 힘든 경우에는 가족 전원이 합의를 해야 연명치료중단이 가능하다.

표 7-2. 사전연명의료의향서

■ 호스피스 · 완화의료 및 임종과정에 있는 환자의 연명의료결정에 관한 법률 시행규칙 [별지 제6호서식]

(앞쪽)

사전연명의료의향서

※ 색상이 어두운 부분은 작성하지 않으며, [ ]에는 해당되는 곳에 √표시를 합니다.

<table>
<tr><td>등록번호</td><td></td><td colspan="2">※ 등록번호는 등록기관에서 부여합니다.</td></tr>
<tr><td rowspan="3">작성자</td><td colspan="2">성 명</td><td>주민등록번호</td></tr>
<tr><td colspan="3">주 소</td></tr>
<tr><td colspan="3">전화번호</td></tr>
<tr><td>호스피스 이용</td><td colspan="2">[ ] 이용 의향이 있음</td><td>[ ] 이용 의향이 없음</td></tr>
<tr><td rowspan="2">사전연명의료 의향서 등록기관의 설명사항 확인</td><td>설명 사항</td><td colspan="2">[ ] 연명의료의 시행방법 및 연명의료중단등결정에 대한 사항
[ ] 호스피스의 선택 및 이용에 관한 사항
[ ] 사전연명의료의향서의 효력 및 효력 상실에 관한 사항
[ ] 사전연명의료의향서의 작성 · 등록 · 보관 및 통보에 관한 사항
[ ] 사전연명의료의향서의 변경 · 철회 및 그에 따른 조치에 관한 사항
[ ] 등록기관의 폐업 · 휴업 및 지정 취소에 따른 기록의 이관에 관한 사항</td></tr>
<tr><td>확인</td><td colspan="2">위의 사항을 설명 받고 이해했음을 확인합니다.
년 월 일 성명 (서명 또는 인)</td></tr>
<tr><td>환자 사망 전 열람허용 여부</td><td>[ ] 열람 가능</td><td>[ ] 열람 거부</td><td>[ ] 그 밖의 의견</td></tr>
<tr><td rowspan="2">사전연명의료 의향서 등록기관 및 상담자</td><td colspan="2">기관 명칭</td><td>소재지</td></tr>
<tr><td colspan="2">상담자 성명</td><td>전화번호</td></tr>
</table>

본인은 「호스피스 · 완화의료 및 임종과정에 있는 환자의 연명의료결정에 관한 법률」 제12조 및 같은 법 시행규칙 제8조에 따라 위와 같은 내용을 직접 작성했으며, 임종과정에 있다는 의학적 판단을 받은 경우 연명의료를 시행하지 않거나 중단하는 것에 동의합니다.

작성일 년 월 일
작성자 (서명 또는 인)

등록일 년 월 일
등록자 (서명 또는 인)

210㎜×297㎜[백상지(80g/㎡) 또는 중질지(80g/㎡)]

출처: 국립연명의료관리기관(https://www.lst.go.kr).

표 7-3. 연명의료계획서

■ 호스피스 · 완화의료 및 임종과정에 있는 환자의 연명의료결정에 관한 법률 시행규칙 [별지 제1호서식] (앞쪽)

연명의료계획서

※ 색상이 어두운 부분은 작성하지 않으며, [ ]에는 해당되는 곳에 √표를 합니다

<table>
<tr><td>등록번호</td><td></td><td colspan="2">※ 등록번호는 의료기관에서 부여합니다.</td></tr>
<tr><td rowspan="4">환자</td><td colspan="2">성 명</td><td>주민등록번호</td></tr>
<tr><td colspan="3">주 소</td></tr>
<tr><td colspan="3">전화번호</td></tr>
<tr><td colspan="3">환자 상태 [ ] 말기환자 [ ] 임종과정에 있는 환자</td></tr>
<tr><td rowspan="2">담당의사</td><td colspan="2">성 명</td><td>면허번호</td></tr>
<tr><td colspan="3">소속 의료기관</td></tr>
<tr><td>호스피스 이용</td><td colspan="2">[ ] 이용 의향이 있음</td><td>[ ] 이용 의향이 없음</td></tr>
<tr><td rowspan="2">담당의사
설명사항
확인</td><td>설명
사항</td><td colspan="2">[ ] 환자의 질병 상태와 치료방법에 관한 사항
[ ] 연명의료의 시행방법 및 연명의료중단등결정에 관한 사항
[ ] 호스피스의 선택 및 이용에 관한 사항
[ ] 연명의료계획서의 작성 · 등록 · 보관 및 통보에 관한 사항
[ ] 연명의료계획서의 변경 · 철회 및 그에 따른 조치에 관한 사항
[ ] 의료기관윤리위원회의 이용에 관한 사항</td></tr>
<tr><td>확인
방법</td><td colspan="2">위의 사항을 설명 받고 이해했음을 확인하며, 임종과정에 있다는 의학적 판단을 받은 경우 연명의료를 시행하지 않거나 중단하는 것에 동의합니다.
[ ] 서명 또는 기명날인 년 월 일 성명 (서명 또는 인)
[ ] 녹화
[ ] 녹취
※ 법정대리인 년 월 일 성명 (서명 또는 인)
(환자가 미성년자인 경우에만 해당합니다)</td></tr>
<tr><td>환자 사망 전
열람허용 여부</td><td colspan="3">[ ] 열람 가능 [ ] 열람 거부 [ ] 그 밖의 의견</td></tr>
<tr><td colspan="4">「호스피스 · 완화의료 및 임종과정에 있는 환자의 연명의료결정에 관한 법률」 제10조 및 같은 법 시행규칙 제3조에 따라 위와 같이 연명의료계획서를 작성합니다.
년 월 일
담당의사 (서명 또는 인)</td></tr>
</table>

210mm×297mm[백상지(80g/㎡) 또는 중질지(80g/㎡)]

출처: 국립연명의료관리기관(https://www.lst.go.kr).

■ 연명의료에 대한 당신의 의견과 그 이유에 대해 작성해 봅시다.

2. 뇌사

1) 뇌사에 대한 개념

뇌사란 여러 가지 원인에 의해 뇌의 기능이 비가역적으로 손상을 받고 자기호흡 없이 인공호흡기로 호흡을 유지하며 일정 기간 동안 심장이 자동박동 기능을 지속하는 것을 말한다. 뇌 기능이 정지하면 여러 가지 방법에도 불구하고 수일 내지 2주 내에 심정지 사망으로 이어진다는 것이 일반적인 의학적 사실이다.

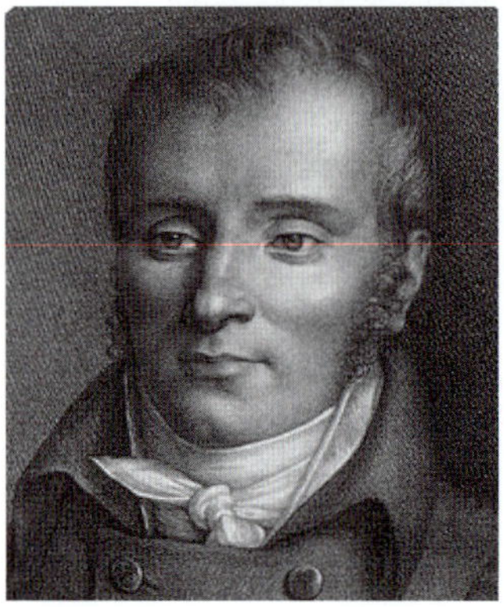

마리 프랑수아 사비에르 비샤
(Marie François Xavier Bichat)

프랑스의 해부학자, 생리학자. 조직학의 창시자로, 신체의 조직을 21막(membrane)으로 분류하였다. 생명이란 죽음에 저항하는 힘의 총체라는 생기론(生氣論)적 입장을 취하였다. 인체조직을 체계적으로 연구하고 조직학의 기초를 세우는 데 공헌했다. 세포가 살아 있는 생명체의 기능적 단위라는 지식이 없었을 때, 그는 단순한 기능단위 혹은 기관의 전구체가 분화함으로써 신체기관이 형성된다고 주장한 사람 중의 하나이다. 이러한 견해를 발전시켜 그는 「막에 관한 논문: Traité des membranes(1800)」을 펴냈다. 비샤는 현미경을 쓰지 않았음에도 불구하고 신체의 여러 기관을 형성하는 21가지의 조직들을 구별해 냈다.

최초의 뇌사개념은 1800년 프랑스의 비샤(Bichat)가 「삶과 죽음에 관한 생리학적 연구」에서 "전체의 죽음은 뇌의 활동이 돌연 멈추고 조직에 산소를 공급하는 것이 방해되어 혈액순환이 비정상적으로 되어 호흡이 기계적으로 멈추는 과정"이라고 정의하면서 시작되었다(이영균 외, 1995; 이진아, 2007). 즉, 뇌사란 모든 뇌기능의 불가역적인 정지이며, 임상적으로 불가역적인 무의식(Coma)과 뇌간 기능의 소실을 근거로 진단된다. 따라서 뇌사자의 경우 인공호흡기로 호흡과 약물로 심장 박동이 유지되더라도 대부분 뇌사판정 14일 이내에 심장 박동이 멈추게 되어 결국 심장사에 이르게 되는 것이다(한영자 외, 2002).

뇌사의 원인에는 교통사고 또는 외상에 의한 뇌출혈, 고혈압, 뇌졸중 등으로 인한 뇌손상이 주이다. 그 밖에 뇌종양, 질식사 등이 원인이 되기도 한다. 뇌사는 보통 전체 죽음의 1% 정도를 차지한다. 뇌출혈에 의해 뇌사가 된 환자의 뇌의 단층 촬영 사진은 〈그림 7-2〉와 같다.

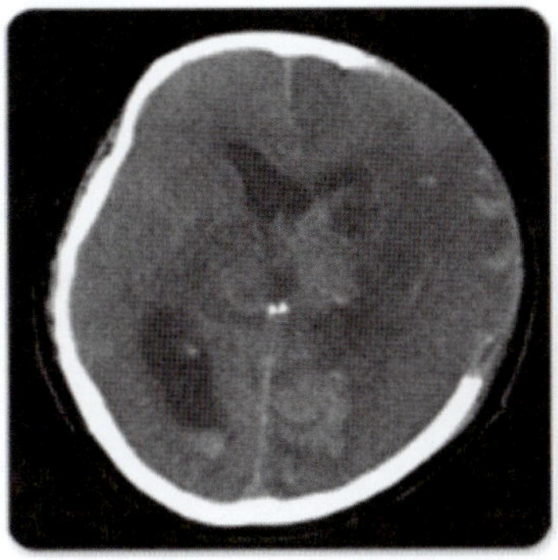

고혈압에 의한 뇌출혈

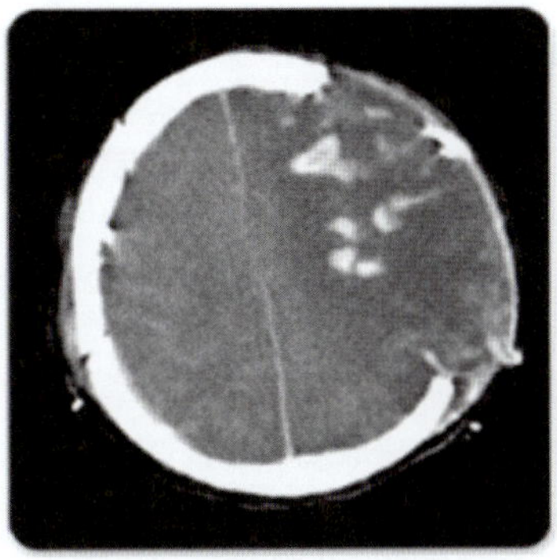

교통사고에 의한 뇌출혈

그림 7-2. 뇌출혈에 의해 뇌사가 된 환자의 뇌의 단층 촬영

출처: 보건복지부, 대한의학회.

뇌사자란 법에 따른 뇌사판정기준 및 뇌사판정 절차에 따라 뇌 전체의 기능이 되살아날 수 없는 상태로 사망하였다고 판정된 자를 말한다. 뇌사로 판정하기 위해서는 〈표 7-4〉와 같은 조건을 필요로 한다.

표 7-4. 뇌사판정의 기준

1. 뇌사판정의 기준

뇌사판정대상자를 뇌사자로 판정하기 위해서는 제2호 및 제3호에 모두 적합해야 한다.

2. 선행 조건

가. 원인질환이 확실할 것
나. 치료될 가능성이 없는 기질적(器質的)인 뇌병변(腦病變)이 있을 것
다. 깊은 혼수상태로서 자발호흡(自發呼吸)이 없고 인공호흡기로 호흡이 유지되고 있을 것
라. 치료 가능한 약물중독(마취제, 수면제, 진정제, 근육이완제, 독극물 등으로 인한 중독을 말한다)이나 대사성(代謝性) 장애의 가능성이 없을 것
마. 치료 가능한 내분비성 장애[간성혼수(肝性昏睡), 요독성혼수(尿毒性昏睡), 저혈당성뇌증(低血糖性腦症) 등을 말한다]의 가능성이 없을 것
바. 저체온상태[직장온도(直腸溫度)가 섭씨 32° 이하인 상태를 말한다]가 아닐 것
사. 쇼크상태가 아닐 것

3. 판정 기준

가. 외부 자극에 전혀 반응이 없는 깊은 혼수상태일 것
나. 자발호흡이 되살아날 수 없는 상태로 소실되었을 것
다. 두 눈의 동공이 확대 · 고정되어 있을 것
라. 뇌간반사(腦幹反射)가 완전히 소실되어 있을 것(다음의 반사가 모두 소실된 것을 말한다)
  1) 광반사(光反射, Light reflex)
  2) 각막반사(角膜反射, Corneal reflex)
  3) 안구두부반사(眼球頭部反射, Oculo-cephalic reflex)
  4) 전정안구반사(前庭眼球反射, Vestibular-ocular reflex)
  5) 모양체척수반사(毛樣體脊髓反射, Cilio-spinal reflex)
  6) 구역반사(嘔逆反射, Gag reflex)
  7) 기침반사(Cough reflex)
마. 자발운동, 제뇌경직(除腦硬直), 제피질경직(除皮質硬直), 경련 등이 나타나지 않을 것
바. 무호흡검사 결과 자발호흡이 유발되지 않아 자발호흡이 되살아날 수 없다고 판정될 것
  ※ 무호흡검사
  자발호흡이 소실된 후 자발호흡의 회복 가능 여부를 판정하는 임상검사로서 그 검사방법은 다음과 같다. 100% 산소 또는 95% 산소와 5% 이산화탄소를 10분 동안 인공호흡기로 흡입시킨 후 인공호흡기를 제거한 상태에서 100% 산소 6ℓ/min를 기관내관(氣管內管)을 통하여 공급하면서, 10분 이내에 혈압을 관찰하여 혈액의 이산화탄소분압($PaCO_2$)이 50torr 이상으로 상승하는 것을 확인하였음에도 불구하고 자발호흡이 유발되지 않으면 자발호흡이 되살아날 수 없다고 판정하며, 검사가 불충분하거나 중단된 경우에는 혈류검사로 추가 확인해야 한다.
사. 다음의 구분에 따른 방법에 따라 가목부터 바목까지의 규정에 따른 판정 결과를 재확인하였을 때에도 그 결과가 같을 것
  1) 뇌사판정대상자가 6세 이상인 경우: 1차 판정부터 6시간이 지난 후에 실시
  2) 뇌사판정대상자가 1세 이상 6세 미만인 경우: 1차 판정부터 24시간이 지난 후에 실시
  3) 뇌사판정대상자가 생후 2개월 이상 1세 미만인 경우: 1차 판정부터 48시간이 지난 후에 실시
아. 다음의 구분에 따른 방법에 따라 뇌파검사를 하였을 때에 평탄뇌파가 30분 이상 지속될 것
  1) 뇌사판정대상자가 1세 이상인 경우: 사목에 따른 재확인 이후에 실시
  2) 뇌사판정대상자가 생후 2개월 이상 1세 미만인 경우: 사목에 따른 재확인 이전과 이후에 각각 실시

〈표 7-4〉의 뇌사에 대한 각 검사들은 신경과 또는 신경외과 등의 숙련된 뇌사판정 의사에 의해 엄숙하고 정확하게 진행돼야 하며, 정해진 뇌사조사서〈표 7-5〉에 근거하여 임상적 평가를 하게 된다.

표 7-5. 뇌사조사서

■ 장기등 이식에 관한 법률 시행규칙 [별지 제9호서식]

뇌 사 조 사 서

(앞쪽)

뇌사판정 대 상 자	성 명		주민등록번호	
	주 소			

뇌사 판정기관	명 칭		전 화 번 호	
	소 재 지			

	성 명	주민등록번호	전문과목	전문의 자격 인정번호	서명 또는 날인
뇌사조사 전 문 의					
진료 담당의사					

선행 조건의 조사 항목	조사 결과	
	그렇다(○)	아니다(×)
① 원인질환이 확실한가? ※ 원인질환 명시:		
② 치료될 가능성이 없는 기질적인 뇌병변이 있는가?		
③ 깊은 혼수상태로서 자발호흡이 없고 인공호흡기로 호흡이 유지되고 있는가?		
④ 치료 가능한 약물중독(마취제, 수면제, 진정제, 근육이완제, 독극물 등으로 인한 중독)의 가능성이 있는가?		
⑤ 치료 가능한 대사성 장애 또는 내분비성 장애(간성혼수, 요독성혼수, 저혈당성 뇌증 등)의 가능성이 있는가?		
⑥ 저체온상태(직장온도가 섭씨 32° 이하인 상태)인가? ※ 체온 명시: ____________ ℃		
⑦ 쇼크상태인가?		

210mm×297mm[일반용지 60g/㎡(재활용품)]

(뒤쪽)

<table>
<tr><td rowspan="4">판정 기준의 조사 항목</td><td colspan="4">조사 결과
[그렇다(○), 아니다(×)]</td></tr>
<tr><td colspan="2">1차 조사</td><td colspan="2">2차 조사</td></tr>
<tr><td>시작
연월일시</td><td></td><td>시작
연월일시</td><td></td></tr>
<tr><td>종료
연월일시</td><td></td><td>종료
연월일시</td><td></td></tr>
<tr><td>① 외부 자극에 전혀 반응이 없는 깊은 혼수상태인가?</td><td colspan="2"></td><td colspan="2"></td></tr>
<tr><td>② 자발호흡이 되살아날 수 없는 상태로 소실되었는가?</td><td colspan="2"></td><td colspan="2"></td></tr>
<tr><td>③ 두 눈의 동공이 확대 · 고정되어 있는가?</td><td colspan="2"></td><td colspan="2"></td></tr>
<tr><td>④ 뇌간반사가 완전히 소실(다음에 해당하는 반사가 모두 소실된 것)되어 있는가?</td><td colspan="2"></td><td colspan="2"></td></tr>
<tr><td>㉮ 광반사(light reflex) 소실</td><td colspan="2"></td><td colspan="2"></td></tr>
<tr><td>㉯ 각막반사(corneal reflex) 소실</td><td colspan="2"></td><td colspan="2"></td></tr>
<tr><td>㉰ 안구두부반사(oculo-cephalic reflex) 소실</td><td colspan="2"></td><td colspan="2"></td></tr>
<tr><td>㉱ 전정안구반사(vestibular-ocular reflex) 소실</td><td colspan="2"></td><td colspan="2"></td></tr>
<tr><td>㉲ 모양체척수반사(cilio-spinal reflex) 소실</td><td colspan="2"></td><td colspan="2"></td></tr>
<tr><td>㉳ 구역반사(gag reflex) 소실</td><td colspan="2"></td><td colspan="2"></td></tr>
<tr><td>㉴ 기침반사(cough reflex) 소실</td><td colspan="2"></td><td colspan="2"></td></tr>
<tr><td>⑤ 자발운동, 제뇌경직, 제피질경직, 경련 등이 나타나는가?</td><td colspan="2"></td><td colspan="2"></td></tr>
<tr><td>⑥ 무호흡검사 결과 자발호흡이 유발되지 않아 자발호흡이 되살아날 수 없는가?</td><td colspan="2"></td><td colspan="2"></td></tr>
</table>

<table>
<tr><td rowspan="6">⑦ 뇌파검사 결과 평탄뇌파가 30분 이상 지속되는가?</td><td rowspan="2">1세 이상인 경우
(2차 조사 후 1회 실시)</td><td colspan="2">검사</td><td rowspan="2"></td></tr>
<tr><td>연월일시</td><td></td></tr>
<tr><td rowspan="4">생후 2월 이상 1세 미만인 경우
(1차 조사 후와 2차 조사 후에 각각 실시)</td><td colspan="2">1차 조사 후 검사</td><td rowspan="2"></td></tr>
<tr><td>연월일시</td><td></td></tr>
<tr><td colspan="2">2차 조사 후 검사</td><td rowspan="2"></td></tr>
<tr><td>연월일시</td><td></td></tr>
</table>

<table>
<tr><td>⑧ 그 밖의 보조 검사와 그 검사에 대한 검사소견</td><td>○ 검사명:
○ 검사소견:</td></tr>
<tr><td>주의사항</td><td>①~⑥의 조사 항목의 1차 조사 및 2차 조사의 간격은 다음과 같다.
· 생후 2개월 이상 1세 미만인 소아: 48시간
· 1세 이상 6세 미만인 소아: 24시간
· 6세 이상인 사람: 6시간</td></tr>
</table>

미국, 유럽 등의 많은 나라들이 종전의 죽음인 심폐정지 외에 뇌사도 죽음임을 법적으로 인정하고 있으며(이인수, 1993), 아시아에서도 1987년 대만이 처음으로 뇌사의 인정을 규정한 이래 태국, 싱가포르, 필리핀, 일본 등에서 뇌사를 법적으로 수용하였으며(김병길, 1993), 한국은 1999년 「장기등 이식에 관한 법률(약칭: 장기이식법)」이 제정되었으며, 뇌사를 인정하고 법적인 보호 안에서 장기이식이 이루어지게 되었다〈표 7-6〉.

표 7-6. 「장기등 이식에 관한 법률(장기이식법)」: 제1장 총칙

장기등 이식에 관한 법률(약칭: 장기이식법).
법률 제17214호 일부개정 2020. 04. 07.

제1조(목적)
이 법은 장기등의 기증에 관한 사항과 사람의 장기등을 다른 사람의 장기등의 기능회복을 위하여 적출(摘出)하고 이식(移植)하는 데에 필요한 사항을 규정하여 장기등의 적출 및 이식을 적정하게 하고 국민보건을 향상시키는 데에 이바지하는 것을 목적으로 한다.

제2조(기본이념)
① 장기등의 적출 및 이식은 인도적 정신에 따라 이루어져야 한다.
② 장기등을 기증하려는 사람이 자신의 장기등의 기증에 관하여 표시한 의사는 존중되어야 한다. 이 경우 장기등을 기증하려는 사람의 의사는 자발적인 것이어야 한다.
③ 장기등을 이식받을 기회는 장기등의 이식이 필요한 모든 사람에게 공평하게 주어져야 한다.
④ 장기등의 적출 및 이식은 윤리적으로 타당하고 의학적으로 인정된 방법으로 이루어져야 한다.

제3조(장기등기증자의 존중)
① 장기등기증자의 이웃 사랑과 희생정신은 언제나 존중되어야 한다.
② 누구든지 장기등 기증을 이유로 장기등기증자를 차별대우하여서는 아니 된다.
③ 국가 또는 지방자치단체는 제2항을 위반하여 장기등기증자에게 불이익을 주거나 차별대우를 한 것으로 인정되는 자에 대하여 시정을 요구할 수 있다.

제4조(정의)
이 법에서 사용하는 용어의 뜻은 다음과 같다.[개정 2019.1.15., 2020.4.7.] [[시행일 2020.10.8.]]
1. "장기등"이란 사람의 내장이나 그 밖에 손상되거나 정지된 기능을 회복하기 위하여 이식이 필요한

조직으로서 다음 각 목의 어느 하나에 해당하는 것을 말한다.
가. 신장 · 간장 · 췌장 · 심장 · 폐
나. 말초혈(조혈모세포를 이식할 목적으로 채취하는 경우에 한정한다) · 골수 · 안구
다. 뼈 · 피부 · 근육 · 신경 · 혈관 등으로 구성된 복합조직으로서의 손 · 팔 또는 발 · 다리
라. 제8조제2항제4호에 따라 장기등이식윤리위원회의 심의를 거쳐 보건복지부장관이 결정 · 고시한 것
마. 그 밖에 사람의 내장 또는 조직 중 기능회복을 위하여 적출 · 이식할 수 있는 것으로서 대통령령으로 정하는 것
2. "장기등기증자"란 다른 사람의 장기등의 기능회복을 위하여 대가 없이 자신의 특정한 장기등을 제공하는 사람으로서 제14조에 따라 등록한 사람을 말한다.
3. "장기등기증희망자"란 본인이 장래에 뇌사 또는 사망할 때(말초혈 또는 골수의 경우에는 살아 있을 때를 포함한다) 장기등을 기증하겠다는 의사표시를 한 사람으로서 제15조에 따라 등록한 사람을 말한다.
4. "장기등이식대기자"란 자신의 장기등의 기능회복을 목적으로 다른 사람의 장기등을 이식받기 위하여 제14조에 따라 등록한 사람을 말한다.
5. "살아있는 사람"이란 사람 중에서 뇌사자를 제외한 사람을 말하고, "뇌사자"란 이 법에 따른 뇌사판정기준 및 뇌사판정절차에 따라 뇌 전체의 기능이 되살아날 수 없는 상태로 정지되었다고 판정된 사람을 말한다.
6. "가족" 또는 "유족"이란 살아 있는 사람 · 뇌사자 또는 사망한 자의 다음 각 목의 어느 하나에 해당하는 사람을 말한다. 다만, 14세 미만인 사람은 제외한다.
가. 배우자
나. 직계비속
다. 직계존속
라. 형제자매
마. 가목부터 라목까지에 해당하는 가족 또는 유족이 없는 경우에는 4촌 이내의 친족

제5조(적용범위)
이 법은 다른 사람의 장기등의 기능회복을 위하여 이식할 목적으로 살아 있는 사람 등으로부터 적출 · 이식되는 장기등에 적용한다.

제6조(국가 및 지방자치단체의 의무)
① 국가와 지방자치단체는 장기등의 이식이 필요한 모든 사람에게 이식받을 기회를 공평하게 보장하여야 하고, 장기등의 적출 · 이식이 적정하게 이루어지도록 하여야 한다.
② 국가와 지방자치단체는 장기등의 기증 · 이식을 활성화하기 위하여 예산의 범위에서 다음 각 호의 사업을 하여야 한다.[개정 2013.7.30.] [[시행일 2014.1.31.]]
1. 운전면허증 등 국가와 지방자치단체가 발행하는 증명서에 장기등기증희망자임을 표시(제15조에

따라 장기등기증희망자로 등록한 사람 중 원하는 사람에 한정한다)
2. 장기등의 기증 및 이식에 대한 각종 홍보 및 홍보사업에 대한 지원
3. 장기등기증자에 대한 지원정책의 마련 및 추진
4. 의료인 및 의료기관 종사자를 대상으로 한 장기등의 기증 · 이식 관련 교육

제6조의2(생명나눔 주간 지정 및 공원 조성 등)
① 장기등기증자의 이웃사랑과 희생정신을 기리고, 생명나눔문화를 확산하기 위하여 매년 9월 중 두 번째 월요일부터 1주간을 생명나눔 주간으로 한다.
② 국가와 지방자치단체는 생명나눔 주간의 취지에 적합한 기념행사를 실시할 수 있다.
③ 국가와 지방자치단체는 장기등기증자의 이웃사랑과 희생정신을 기리고, 생명나눔문화 확산을 위한 교육의 장으로 활용하기 위하여 공원을 조성하거나 조형물을 건립할 수 있다.[본조신설 2017.10.24.] [[시행일 2018.4.25.]]

제7조(장기등의 매매행위 등 금지)
① 누구든지 금전 또는 재산상의 이익, 그 밖의 반대급부를 주고 받거나 주고 받을 것을 약속하고 다음 각 호의 어느 하나에 해당하는 행위를 하여서는 아니 된다.
1. 다른 사람의 장기등을 제3자에게 주거나 제3자에게 주기 위하여 받는 행위 또는 이를 약속하는 행위
2. 자신의 장기등을 다른 사람에게 주거나 다른 사람의 장기등을 자신에게 이식하기 위하여 받는 행위 또는 이를 약속하는 행위
3. 제1호 또는 제2호의 행위를 교사 · 알선 · 방조하는 행위
② 누구든지 제1항제1호 또는 제2호의 행위를 교사 · 알선 · 방조하여서는 아니 된다.
③ 누구든지 제1항 또는 제2항을 위반하는 행위가 있음을 알게 된 경우에는 그 행위와 관련되는 장기등을 적출하거나 이식하여서는 아니 된다.

뇌사가 일어나면 몸이 정상 때와는 다른 현상들이 일어나게 되는데, 이는 대부분 뇌 중추의 손상으로부터 오는 현상이다. 대표적으로 혈역학적인 불안정성(hemodynamic instability)이 일어나며 여러 가지 호르몬의 분비 이상도 동반되어 요붕증(diabetes insipidus), 저체온증, 전해질 이상, 심장의 부정맥 등이 일어나게 된다. 또한 몸의 각 장기에도 여러 가지 손상이 진행된다〈그림 7-3〉.

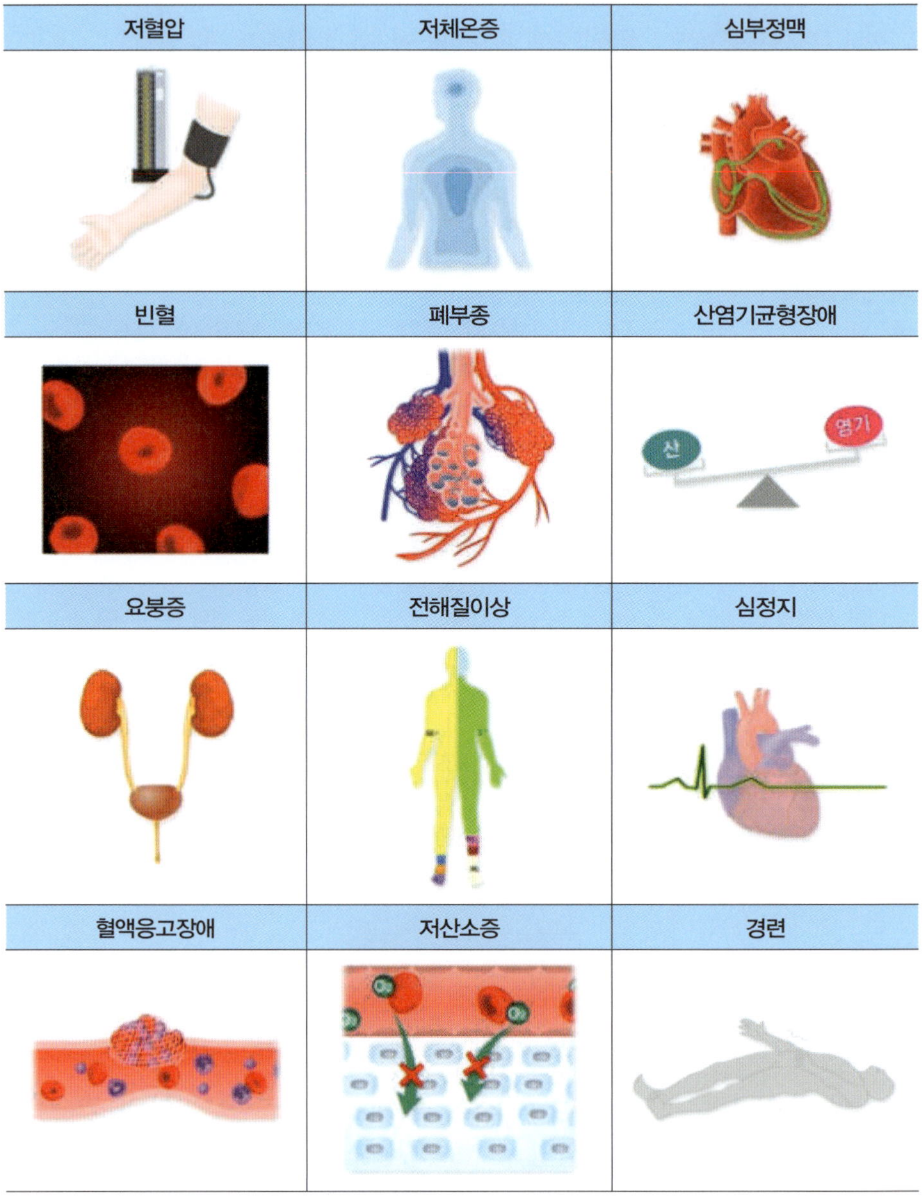

그림 7-3. **뇌사 시에 일어나는 생리 현상**

출처: 보건복지부, 대한의학회.

따라서 뇌사 환자의 처치 및 관리에는 숙련된 의학적 지식이 필요하며, 이는 추후에 장기이식을 고려할 때 매우 중요한 처치가 된다. 다시 말해, 뇌사를 판정받기 전까지는 환자의 생명을 살리기 위한 의학적 노력이 가장 중요하며, 뇌사가 판정된 후 장기 이식을 할 것인지 결정한 후 뇌사자 전문 의사로부터의 장기 보전을 위한 전문적인 처치를 해야 한다.

2) 뇌사자가 제공할 수 있는 장기의 종류

현재 우리나라의 「장기이식법」에는 〈그림 7-4〉와 같은 장기를 이식할 수 있도록 규정하고 있다.

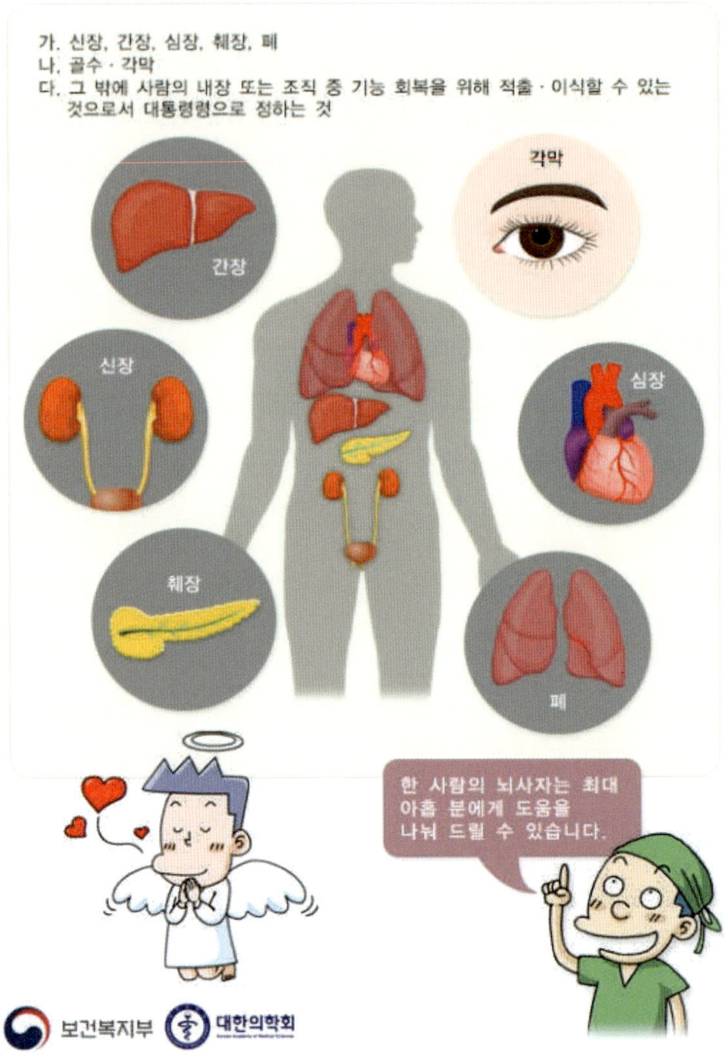

그림 7-4. **뇌사자로부터 이식 가능한 장기**

출처: 보건복지부, 대한의학회.

따라서 한 사람의 뇌사자가 기증할 수 있는 장기는 최대 아홉 명에게 혜택을 돌려줄 수 있다. 하지만 절대적 금기[전염 가능하며 치명적인 바이러스 질환, 전파 가능한 악성 종양

(국소적인 뇌종양 제외), 회복 불가능한 장기 부전]의 경우에는 뇌사자 장기를 기증할 수 없으며, 기타 장기별 특정 기준은 〈표 7-7〉과 같다.

표 7-7. 장기별 특정 기준

구분	내용
신장	만성 신부전 환자는 장기를 이식할 수 없다. 혈청 크레아티닌치가 2.0mg/dL 이하, 시간당 요량이 1.5cc 이상, 5세 이상 65세 이하, 당뇨나 고혈압 병력이 없는 경우가 이상적이다. 그러나 혈청 크레아티닌치가 2.0mg/dL 이상이더라도 치료하면서 감소추세로 접어들거나 경도의 당뇨나 고혈압은 장기를 기증할 수 있다.
간장	만성 간질환(chronic liver disease), 활동성 바이러스 간염(active viral hepatitis)은 이식을 금지한다. 활동성이 아니면 응급 상황인 경우 생명을 구하기 위하여 간염 항원(HBs Ag) 양성 환자에게 같은 양성인 기증자라도 건강한 상태라면 이식수술을 할 수 있다. C형 간염도 같이 적용된다. 간 기능 검사에서 혈중 간효소치(transaminase)가 증가된 경우 주의 깊게 선정해야 한다. 단, 일시적인 쇼크나 심정지 등으로 수치가 상승해도 추적검사에서 감소 추세라면 이식할 수 있다. 응급 상황에서는 혈중 간효소치가 높다 하더라도 건강하고 젊은 기증자라면 간 기증이 가능하다.
췌장	당뇨병 환자는 장기기증을 할 수 없다. 혈중 아밀라제의 상승과 고혈당만 있는 경우 여러 가지 상황을 고려하여 결정해야 한다.
심장 제외 기준	• 치료되지 않는 심실 부정맥 • 뇌사가 심정지로 인하여 나타난 경우 • 심장에 손상이 있는 경우 • 심초음파 소견상 심한 심장 기능 장애가 있는 경우 • 기존에 심장 수술을 받은 경우 • 장시간 심정지로 심장 마사지를 받은 경우

3) 뇌사자 장기기증 절차와 방법

현재 우리나라의 뇌사자 장기이식 기증 절차 구조〈그림 7-5〉는, 뇌사로 추정되는 사람을 진료한 의료기관의 장은 장기구득기관의 장에게 알려야 하고, 통보를 받은 장기구득기관의 장은 국립장기이식관리기관의 장에게 그 사실을 보고해야 한다. 뇌사

판정 대상자 관리 전문 기관에서 뇌사에 관련된 사항 및 장기기증 의사를 확인한다. 대상자 선정을 위해 국립장기이식센터에서 정해진 선정 대상 규칙에 의해 대상자를 선정하고, 뇌사자의 장기는 장기 적출의료기관에서 실시하며 적출된 장기는 대상자가 선정된 해당 의료기관에서 이식을 실시하게 된다.

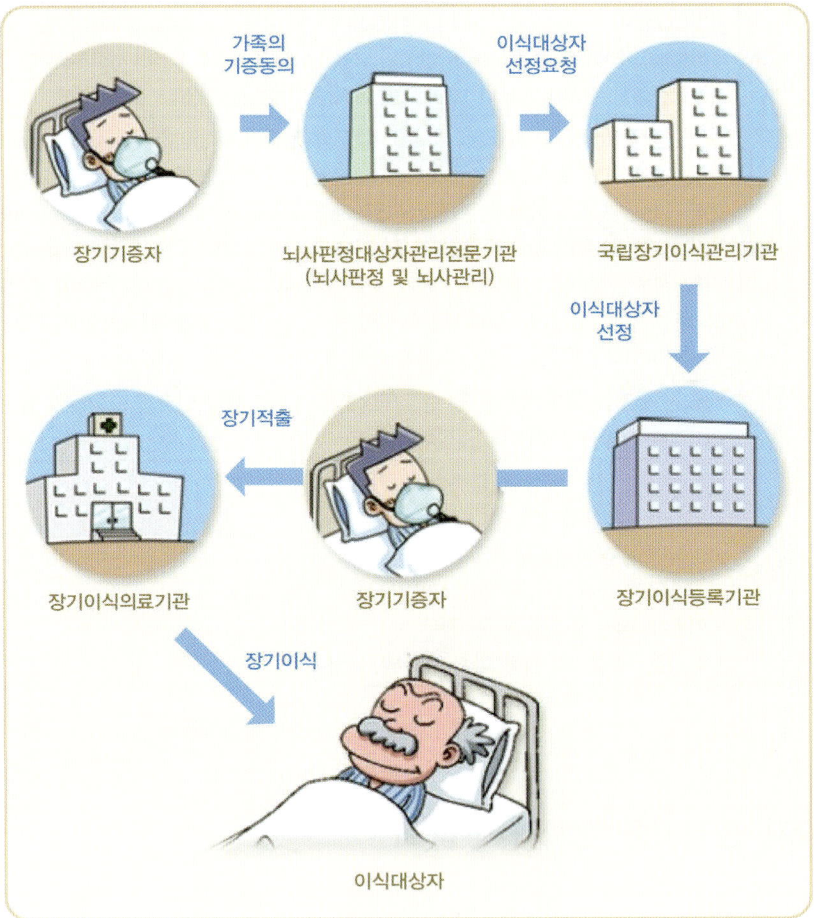

그림 7-5. **뇌사자 장기이식의 기증 절차 구조**

출처: 보건복지부, 대한의학회.

4) 뇌사자 장기기증 현황

최근 생활양식의 변화, 노령인구의 증가 등으로 만성신부전증, 만성간질환, 만성신장질환, 암 등 장기이식이 필요한 질병은 해마다 증가하는 추세이다. 만성신장질환자의 경우 신장이식이 혈액 투석에 비해 비용 면에서 효과적이라는 많은 연구결과가 보고되고 있어, 이제는 장기이식이 고가의 치료비가 소요되는 일부의 건강문제라는 시각에서 국민의 건강증진과 삶의 질 향상에 기여한다는 방향으로의 인식 전환이 필요한 때이다.

우리나라의 장기이식 역사를 보면, 1979년에 뇌사자로부터의 신장이식이 최초로 시행되었고, 1988년에 뇌사자로부터의 최초의 간이식이 시행되었으며(김수태 외, 1998), 1992년 7월에는 국내 최초의 췌장－신장 동시이식이 시행되었고(한덕종 외, 1992), 1992년 10월에는 췌장 단독이식(한덕종 외, 1992), 그리고 같은 해 11월에는 국내 최초의 심장이식이 이루어졌으며(송명근 외, 1993), 1996년에는 폐이식도 성공하기에 이르렀다.

그중 신장이식의 경우 1990년대 초반부터 급속한 양적 발전이 이루어져 1990년 5건에 불과하던 이식건수가 1993년부터는 692건의 생체이식을 포함하여 737건의 이식이 성공하였다. 이후 1996년부터는 연간 1,000여 건 이상의 장기이식이 시행되고 있다(김동진, 2003).

의료기술의 발전으로 장기이식이 성공적으로 시술되고, 이식 건수가 급증하고 있었음에도 불구하고 「장기이식법」 제정 이전에는 장기 구득 과정에서 매매 등 비윤리적인 문제점들이 노출되기도 했으며, 뇌사자로부터의 장기 구입과 관련하여 실정법의 미비 등으로 많은 논란이 있었다. 이를 계기로 10여 년에 걸친 의료계와 사회 각계의 노력으로 정부는 1999년 「장기등 이식에 관한 법률(장기이식법)」을 제정하여 장기기증을 전제로 한 뇌사를 인정하고 공평하고 효율적인 장기기증이 이루어질 수 있도록 법과 제도를 마련하였다. 동법에 의해 전국의 모든 장기이식과 관련한 의료기관, 등록기관 등을 관리하고 장기이식 대기자 및 기증자를 등록 관리하여 공평하고 장기의 배분과 효율적인 운영을 목적으로 국립장기이식관리센터(KONOS)가 국립의료원에 설치되었다.

장기이식을 합법적으로 관리하기 위해 비윤리적인 문제 발생 예방, 장기의 공평한 분배 등에 초점이 맞추어져 있다. 이는 규제적 성격이 강한 것이 특징이지만 효율적인 관리를 위한 체계와 제도를 갖추지 못한 상태이다. 이로 인해 장기이식 건수는 급격히 감소되었으며, 특히 뇌사 기증자는 급격한 감소를 가져오게 되었다.

장기등 기증 및 이식에 대한 주요통계를 살펴보면, 장기등 기증자 추이 현황은 〈그림 7-6〉과 같다.

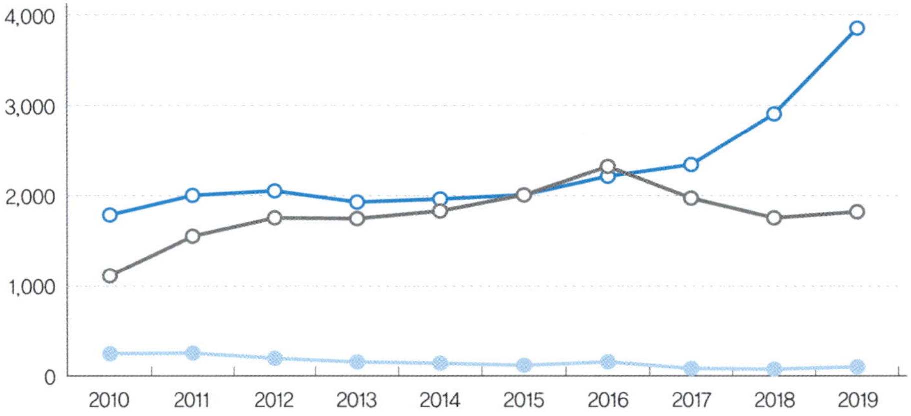

구분	2010	2011	2012	2013	2014	2015	2016	2017	2018	2019	전년대비 증감율(%)
뇌사	1,108	1,548	1,751	1,743	1,827	2,003	2,319	1,968	1,751	1,818	▲ 3.9
사후	245	252	194	154	140	117	155	82	75	100	▲ 33.3
생존	1,782	1,998	2,048	1,924	1,958	2,004	2,210	2,339	2,903	3,852	▲ 32.7
계	3,135	3,798	3,993	3,821	3,925	4,124	4,684	4,389	4,729	5,770	▲ 22.0

* 장기이식법 시행령('18.8.9.) 개정으로 '살아 있는 사람으로부터 적출 가능한 장기등'에 말초혈 포함.

그림 7-6. **장기등 이식 추이(기증 형태별): 2010~2019**

출처: 보건복지부, 국립장기조직혈액관리원(2020). 2019년도 장기등 이식 및 인체조직 기증 통계연보. p.16.

〈그림 7-6〉에서 보는 것과 같이 2019년도 이식건수는 5,770건으로 나타났으며, 2018년 대비 22% 증가(뇌사 3.9%, 사후 33.3%, 살아 있는 자 간 32.7%)한 것으로 나타났다. 뇌사 이식 추이(주요 장기별) 현황은 〈그림 7-7〉과 같다.

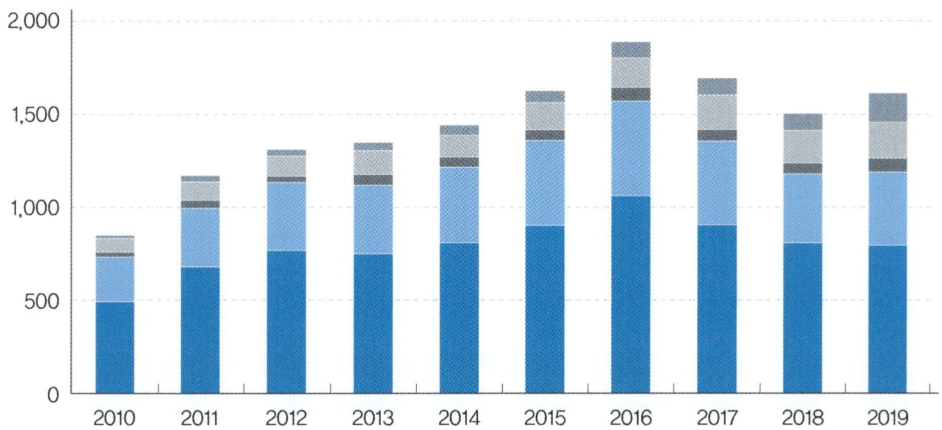

구분	2010	2011	2012	2013	2014	2015	2016	2017	2018	2019	전년대비 증감율(%)
신장	491	680	768	750	808	901	1,059	903	807	794	▼ 1.6
간장	242	313	363	367	404	456	508	450	369	391	▲ 6.0
췌장	25	43	34	57	55	57	74	62	58	75	▲ 29.3
심장	73	98	107	127	118	145	156	184	176	194	▲ 10.2
폐	18	35	37	46	55	64	89	93	92	157	▲ 70.7
계	849	1,169	1,309	1,347	1,440	1,623	1,886	1,692	1,502	1,611	▲ 7.3

그림 7-7. **뇌사 이식 추이(주요 장기별): 2010~2019**

출처: 보건복지부, 국립장기조직혈액관리원(2020). 2019년도 장기등 이식 및 인체조직 기증 통계연보. p.17.

〈그림 7-7〉에서 보는 것과 같이 신장이식 794건, 간장이식 391건, 심장이식 194건, 폐이식 157건, 췌장이식 75건으로 나타났다. 생존 시 이식 추이(주요 장기별) 현황은

〈그림 7-8〉과 같다.

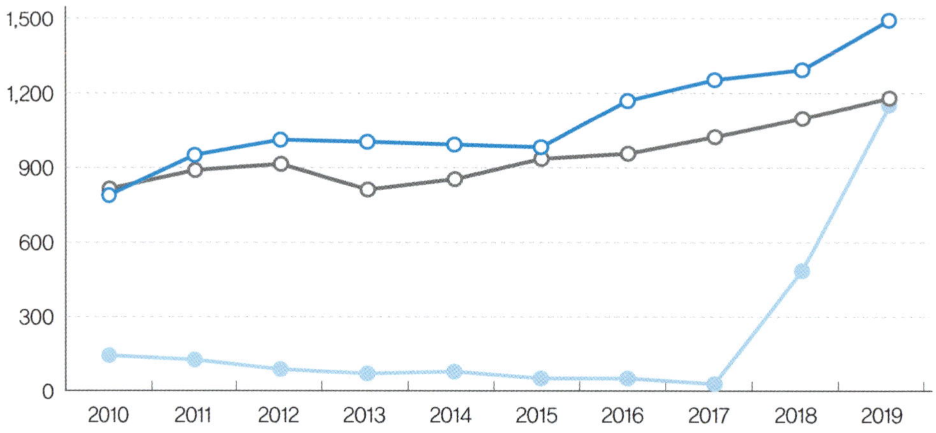

구분	2010	2011	2012	2013	2014	2015	2016	2017	2018	2019	전년대비 증감율(%)
신장	798	959	1,020	1,012	1,001	991	1,177	1,261	1,301	1,499	▲ 15.2
간장	824	898	923	821	863	944	965	1,032	1,106	1,188	▲ 7.4
골수+말초혈	158	141	103	86	94	67	67	45	496	1,165	▲ 134.9
계	1,780	1,998	2,046	1,919	1,958	2,002	2,209	2,338	2,903	3,852	▲ 32.7

그림 7-8. **생존 시 이식 추이(주요 장기별): 2010~2019**

출처: 보건복지부, 국립장기조직혈액관리원(2020). 2019년도 장기등 이식 및 인체조직 기증 통계연보. p.18.

〈그림 7-8〉에서 보는 것과 같이 신장이식 1,499건, 간장이식 1,188건, 골수·말초혈 이식 1,165건(골수 28건, 말초혈 1,137건)으로 나타났다. 안구이식 추이(기증 형태별) 현황은 〈그림 7-9〉와 같다.

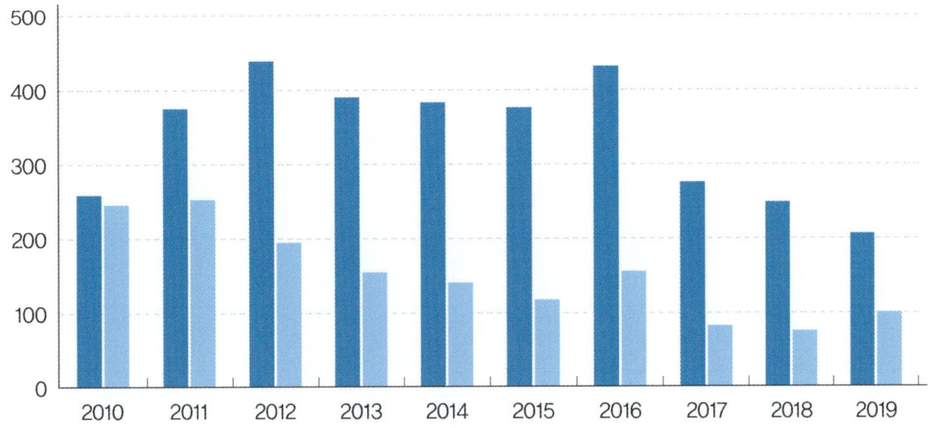

구분	2010	2011	2012	2013	2014	2015	2016	2017	2018	2019	전년대비 증감율(%)
뇌사	258	374	438	389	382	375	431	275	248	206	▼ 16.60
사후	245	252	194	154	140	117	155	82	75	100	▲ 33.33
계	503	626	632	543	522	492	586	357	323	306	▼ 4.97

그림 7-9. **안구이식 추이(기증 형태별): 2010~2019**

출처: 보건복지부, 국립장기조직혈액관리원(2020). 2019년도 장기등 이식 및 인체조직 기증 통계연보. p.19.

〈그림 7-9〉에서 보는 것과 같이 안구이식에 있어 뇌사이식 206건, 사후이식 100건으로 나타났다. 장기등 이식 대기자 추이(장기별) 현황은 〈그림 7-10〉과 같다.

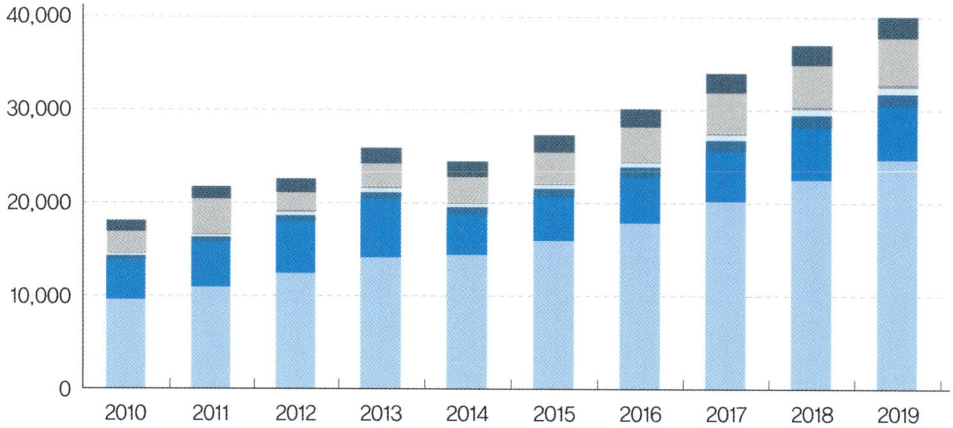

구분	2010	2011	2012	2013	2014	2015	2016	2017	2018	2019	전년대비 증감율(%)
신장	9,622	10,964	12,463	14,181	14,477	16,011	17,959	20,283	22,620	24,786	▲ 9.6
간장	4,279	4,895	5,671	6,334	4,422	4,774	4,969	5,411	5,649	5,804	▲ 2.7
췌장	435	532	603	715	766	890	1,082	1,210	1,334	1,365	▲ 2.3
심장	202	257	343	433	342	400	431	577	642	694	▲ 8.1
폐	39	88	123	194	99	120	119	168	245	282	▲ 15.1
췌도	6	18	23	23	25	28	32	33	34	35	▲ 2.9
소장	21	10	17	21	20	18	19	19	20	24	▲ 20.0
골수	2,390	3,746	1,941	2,448	2,761	3,323	3,702	4,364	4,497	4,996	▲ 11.1
안구	1,204	1,351	1,511	1,687	1,695	1,880	1973	2,122	2,176	2,267	▲ 4.2
계	18,189	21,861	22,695	26,036	24,607	27,444	30,286	34,187	37,217	40,253	▲ 8.2

그림 7-10. **이식대기자 추이(장기별): 2010~2019**

출처: 보건복지부, 국립장기조직혈액관리원(2020). 2019년도 장기등 이식 및 인체조직 기증 통계연보. p.20.

〈그림 7-10〉에서 보는 것과 같이 2019년 이식대기자는 40,253명으로 나타났으며, 신장이식 대기자 24,786명, 간장이식 대기자 5,804명으로 나타났다. 이식대기 중 사망자 추이(장기별) 현황은 〈그림 7-11〉과 같다.

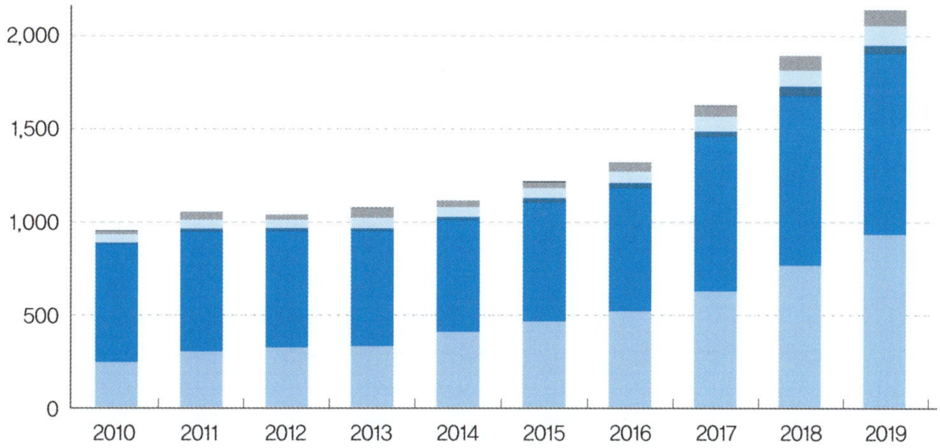

구분	2010	2011	2012	2013	2014	2015	2016	2017	2018	2019	전년대비 증감율(%)
신장	245	302	323	330	407	463	518	625	763	931	▲ 22.0
간장	631	644	626	619	602	641	662	830	913	972	▲ 6.5
췌장	8	16	16	15	16	22	27	28	50	43	▼ 14.0
심장	49	50	47	58	55	56	63	81	88	106	▲ 20.5
폐	17	42	25	52	32	30	46	58	76	82	▲ 7.9
소장	4	–	1	2	1	6	2	2	1	2	▲ 100.0
계	954	1,054	1,038	1,076	1,113	1,218	1,318	1,597	1,891	2,136	▲ 13.0

* 사망자는 행정안전부 주민등록상 사망 자료이며, 장기이식대기자 중 당해 연도 사망자 자료로써 장기이식 미수술로 인한 사망만을 의미하지 않음(예: 병사, 자연사, 자살, 타살, 사고사, 재해사, 사인불명 등 포함).

그림 7-11. 이식대기 중 사망자 추이(장기별): 2010~2019

출처: 보건복지부, 국립장기조직혈액관리원(2020). 2019년도 장기등 이식 및 인체조직 기증 통계연보. p.21.

〈그림 7-11〉에서 보는 것과 같이 2019년도 이식대기자 중 사망자는 2,136명으로 나타났다. 기증희망자 추이(당해년도) 현황은 〈그림 7-12〉와 같다.

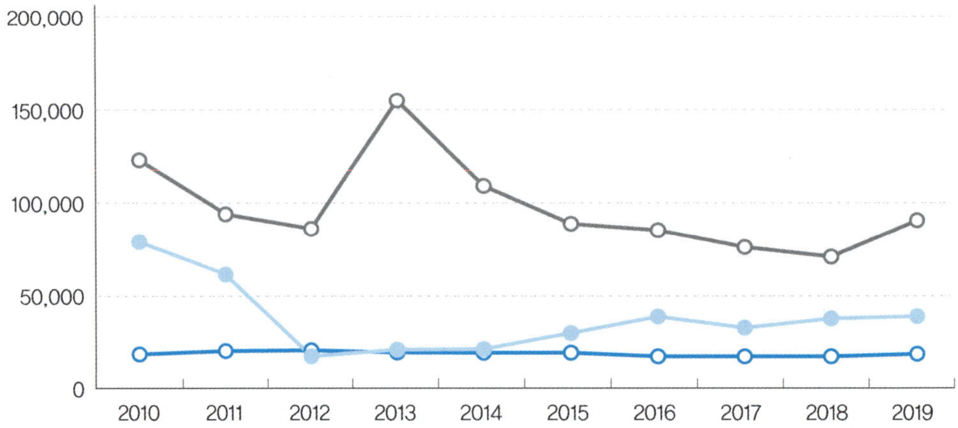

구분	2010	2011	2012	2013	2014	2015	2016	2017	2018	2019	전년대비 증감율(%)
장기등	122,815	93,711	85,851	154,798	108,898	88,524	85,005	75,915	70,763	90,350	▲ 27.7
인체조직	78,543	60,991	17,016	20,602	20,909	29,480	38,295	32,293	37,253	38,461	▲ 3.2
조혈모	18,132	19,891	20,254	19,065	18,900	18,903	16,922	16,900	16,935	18,250	▲ 7.8
계	219,490	174,593	123,121	194,465	148,707	136,907	140,222	125.108	124,951	147,061	▲ 17.7

그림 7-12. **기증희망자 추이(당해년도): 2010~2019**

출처: 보건복지부, 국립장기조직혈액관리원(2020). 2019년도 장기등 이식 및 인체조직 기증 통계연보. p.22.

〈그림 7-12〉에서 보는 것과 같이 2019년 기증희망은 147,061건으로 나타났다. 뇌사 이식자 생존율은 〈그림 7-13〉, 생존 시 이식자 생존율은 〈그림 7-14〉와 같다.

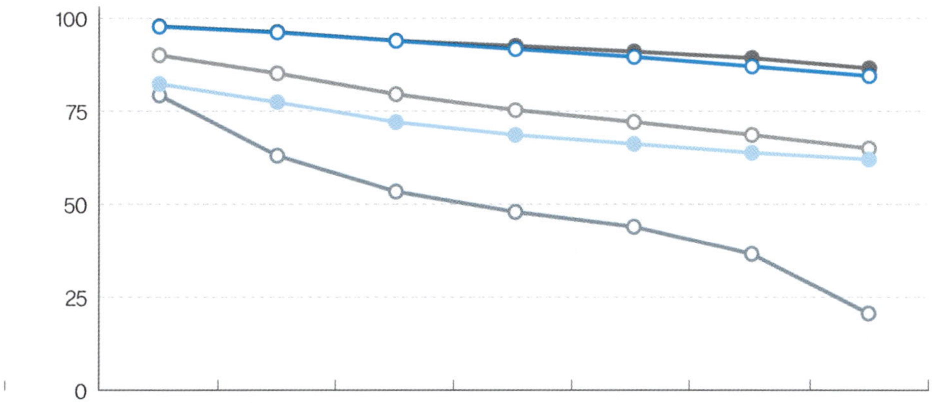

구분	3개월	1년	3년	5년	7년	9년	11년
신장	97.61	96.04	93.77	91.58	89.49	86.95	84.41
간장	82.24	77.31	71.89	68.46	66.04	63.68	61.92
췌장	97.79	96.24	93.9	92.56	91.04	89.31	86.59
심장	90.08	85.21	79.6	75.26	72.06	68.59	64.97
폐	79.3	62.99	53.37	47.9	43.92	36.58	20.63

그림 7-13. **뇌사 이식자 생존율**

출처: 보건복지부, 국립장기조직혈액관리원(2020). 2019년도 장기등 이식 및 인체조직 기증 통계연보. p.24.

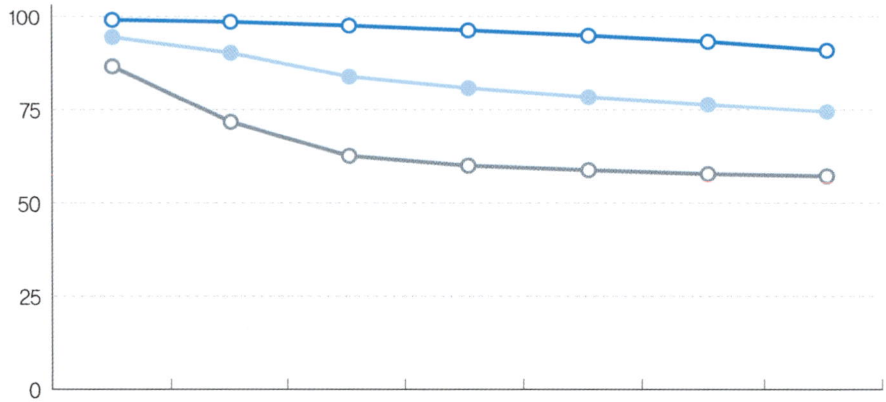

구분	3개월	1년	3년	5년	7년	9년	11년
신장	99.24	98.71	97.71	96.45	95.03	93.43	91.08
간장	94.63	90.41	84.08	81.01	78.58	76.55	74.65
골수	86.89	71.93	62.88	60.26	59.07	58.04	57.48

그림 7-14. 생존 시 이식자 생존율

출처: 보건복지부, 국립장기조직혈액관리원(2020). 2019년도 장기등 이식 및 인체조직 기증 통계연보. p.24.

〈그림 7-13〉과 〈그림 7-14〉를 살펴보면, 장기 이식자의 3년 생존률은 89.03%로 생존 시 기증자로부터 이식받은 3년 생존율은 91.41%, 뇌사 기증자로부터의 생존율은 85.08%로 생존 시 기증가로부터 이식받은 이식자의 생존율이 6.33% 높은 것으로 나타났다. 성별·연령대별 뇌사기증자 현황은 〈그림 7-15〉와 같다.

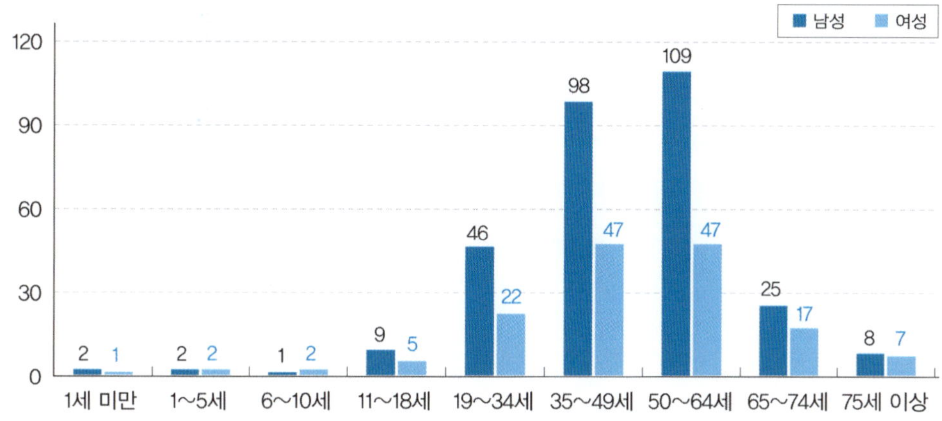

그림 7-15. 성별 · 연령대별 뇌사 기증자 현황

출처: 보건복지부, 국립장기조직혈액관리원(2020). 2019년도 장기등 이식 및 인체조직 기증 통계연보. p.12.

〈그림 7-15〉에서 보는 것과 같이 2019년도 뇌사기증자는 총 450명으로 그중 남성이 300명(67%), 여성은 150명(33%)으로 남성이 여성보다 34% 많았으며, 40~50대 남성의 뇌사기증이 많은 것으로 나타났다. 장기별 · 관계별 생존기증자 현황은 〈그림 7-16〉과 같다.

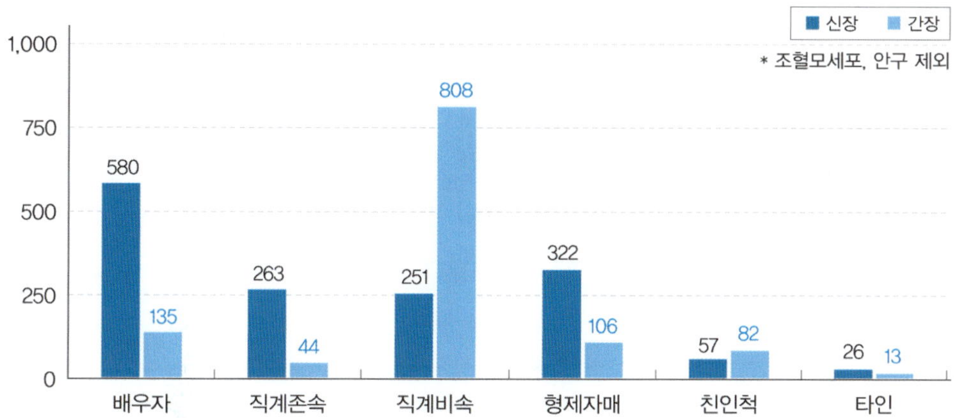

그림 7-16. 장기별 · 관계별 생존기증자 현황

출처: 보건복지부, 국립장기조직혈액관리원(2020). 2019년도 장기등 이식 및 인체조직 기증 통계연보. p.12.

〈그림 7-16〉에서 보는 것과 같이 2019년도 생존 시 장기기증은 2,687건이 이루어졌으며, 신장 1,499건, 간장 1,188건으로 확인되었다. 또한 기증자와 이식자의 관계에서 신장은 배우자(39%)와 형제자매(21%) 간 기증이, 간장은 직계비속(자녀, 68%)의 기증이 많이 이루어지는 것으로 나타났다. 성별 · 연령대별 장기이식자 현황은 〈그림 7-17〉과 같다.

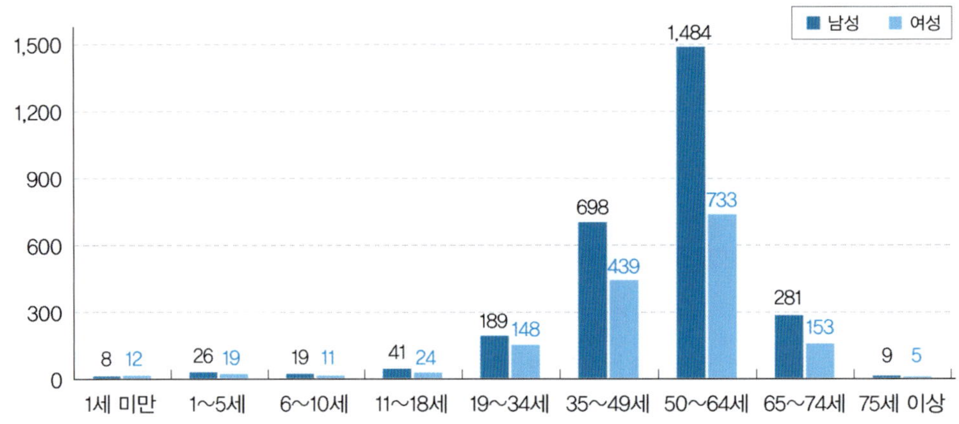

그림 7-17. 성별 · 연령대별 장기이식자 현황

출처: 보건복지부, 국립장기조직혈액관리원(2020). 2019년도 장기등 이식 및 인체조직 기증 통계연보. p.13.

〈그림 7-17〉에서 보는 것과 같이 2019년도 장기이식자는 총 4,299명으로 그중 50~64세가 2,217명(52%)으로 이식자 중 가장 많은 비율을 차지하였고, 35~49세는 1,137명(26%)으로 35~65세 구간에 이식자의 대부분이 분포되었으며, 또한 남성이 2,755명(64%)으로 여성보다 많이 장기이식을 받는 것으로 나타났다.

3. 호스피스 · 완화의료

1) 죽음에 대한 태도

죽음은 인간이면 누구에게나 삶을 관통하는 사건으로서 삶의 마지막이 아니라 삶의 중심에 존재하며 인간의 내면에 깊이 자리하고 있다. 즉, 죽음은 질병, 고독, 실패, 방치, 이별, 노화, 실직, 기아 등의 모습으로 우리 주변에 있으며, 이러한 간접적인 죽음을 경험하면서 마지막에는 궁극적인 죽음에 이르게 된다. 죽음은 살아 있는 상태를 끝내는 것으로 죽어 가는 과정이 종결됨을 의미한다. 이때, 죽어 가는 과정, 즉 임종이란 넓은 의미로는 출생의 순간부터 시작되는 것으로서 삶의 전체 과정이며, 좁은 의미로는 회생할 가능성이 희박한 상황에 놓여진 상태를 뜻한다. 우리는 주로 후자의 개념을 사용한다. 이러한 임종과정이 종결되어 죽은 상태로 전환하는 것을 죽음이라고 한다(손연주, 2021). 로스(Ross, 1969)는 죽음수용의 단계를 〈표 7-8〉과 같이 다섯 단계로 설명하고 있다.

표 7-8. **죽음수용의 단계**

구분	항목	내용
1단계	부정	부정은 죽음을 앞둔 사람이 자신이 죽을 것이라는 사실을 받아들이지 않으려고 하는 것이다.
2단계	분노	죽어 가는 사람은 살아 있는 모든 것에 대한 부러움과 자신의 처지에 대한 분노를 느끼는데, 이 분노는 왜 내가 죽어야 하는가에 대한 것이다.
3단계	협상	평소 선행에 대한 보상으로서 소원을 성취하였던 일상생활 경험으로 미루어 자신이 앞으로 베풀 선행을 약속함으로써 삶에 대한 협상을 시도하는 것이다.
4단계	우울	자신이 가진 모든 것, 자신이 지닌 모든 귀한 것, 즉 자신의 건강, 직업 등을 하나하나 잃게 되고 진료로 인한 경제적인 소실 등의 경험을 하게 되어 결국 우울에 빠지게 된다.
5단계	수용	자신의 죽음을 부정하지도 않고 건강과 생명에 대한 부러움도 자신만이 죽어 가는 것에 대한 분노도 가라앉는 것이다.

이 다섯 단계가 모든 사람에게 순서대로 나타나진 않지만 대부분은 두 개, 세 개의 단계가 동시에 일어나기도 하고 모든 단계를 거치지 않는 사람도 있을 수 있다. 즉, 한 개인에서도 심한 회피에서부터 불안을 가진 소망, 불편감, 체념, 그리고 수용에 이르기까지 다양한 변화를 보인다. 또한 죽음에 대한 태도는 그 사람의 종교, 철학, 문화, 가족의 개념, 개인의 경험에 따라 다를 수 있고, 교육 수준이 높을수록 죽음에 대한 두려움이 감소될 수도 있다. 이와 같이 위기상태인 질병과 사망은 고도로 개별화된 경험이기 때문에 문화, 종교, 개인의 가치관 등에 의해 영향을 받을 수밖에 없다(윤은자, 1998).

죽음의 공포 앞에서도 이를 외면하거나 도피하지 않고 자신의 일로 받아들이며 그 의미를 이해하고자 노력하는 죽음에 대한 태도는 성숙한 인간의 태도이다(문영석, 2010). 죽음에 대한 태도란 죽음에 대하여 개인이 느끼는 감정, 인지, 죽음에 대한 개인적 신념을 말한다(이원호, 2002). 죽음에 대한 두려움과 죽음을 극복하고자 하는 죽음에 대한 거부, 이 두 가지가 인간이 갖는 죽음에 대한 태도이다. 이를 다시 세분화하면, 첫째, 인간의 동물적인 무의식은 죽음을 망각한다. 둘째, 인간이 개체로 되돌아가면 그는 죽음을 의식하고 죽음에 대한 두려움에 사로잡힌다. 셋째, 인간은 죽음의 두려움에 전율하면서도 다른 한편으로는 죽음을 극복하고자 한다. 넷째, 죽음의 두려움을 이겨 내려고 하는 자는 아직도 죽음의 두려움을 버리지 못하였지만, 그래도 신념과 용기에 의하여 그 공포를 다스린 자라고 할 수 있다(한국정신문화연구원, 1995).

죽음에 대한 태도는 복잡한 인식 영역이므로 개념화하거나 적절히 측정하기 어려울 뿐만 아니라, 감정적 요소를 많이 포함하고 있기 때문에 연구결과의 해석에도 어려움이 따른다. 또한 사람들은 죽음의 태도에 모순성을 가지고 있다. 인간은 누구나 죽음의 보편성은 인정하면서도 자기 자신의 죽음은 상상도 이해도 못하고, 이성적 · 지적으로는 죽음을 수용하면서도 감정적 · 심리적으로 거부하는 경우가 많다. 이렇듯 죽음에 대한 태도는 매우 다양하다(손연주, 2021).

2) 호스피스 · 완화의료에 대한 인식

호스피스(Hospice)라는 말의 어원은 라틴어 Hospes(손님) 또는 Hospitum(손님접대, 손님을 맞이하는 장소)으로부터 기원하였으며, 호스피스란 죽음을 앞둔 말기 환자 및 그 가족을 대상으로 생의 마지막 순간을 인간의 존엄성과 높은 삶의 질을 유지하면서 인간적인 품위를 지키고 평화로운 죽음을 맞이하도록 돕는 총제적인 돌봄을 의미한다. 따라서 호스피스의 목적은 죽음을 삶의 한 과정으로 자연스럽게 받아들이며 환자 자신의 존엄성을 고양하고 남은 삶의 질을 최대한 유지하는 것을 도와주는 데 있으며, 이를 위해 환자의 신체적, 사회 심리적, 정신적, 영적 등 전인적 간호를 제공해야 한다(노유자 외, 1994).

호스피스 · 완화의료는 암 또는 만성질환 말기환자의 통증과 같은 신체적 증상을 적극적인 조절과 환자 및 가족의 심리 · 사회적, 영적 돌봄을 포함한 전인간호를 위해 완화의료 전문가인 의사, 간호사, 사회복지사 등으로 구성된 다학제팀[1]이 환자와 가족

1) 호스피스 · 완화의료 활동은 다른 건강 체계와는 달리 여러 분야의 전문가들로 구성된 호스피스 · 완화의료팀의 통합적인 노력을 통해 대상자를 돌보는 것이 특징이다. 호스피스 · 완화의료팀에 참여하는 사람들은 주로 행정가(또는 조정가), 의사, 간호사, 정신과 의사, 사목자, 사회사업가, 자원봉사자이며 또한 물리치료사, 영양사, 약사, 작업치료사 및 환자와 그의 가족은 물론 그에게 있어서 중요한 사람까지 포함된다. 각 영역별 역할을 살펴보면 다음과 같다.

- 호스피스 · 완화의료 조정자: 여러 팀원의 활동을 조정하고 호스피스 · 완화의료 요원의 활동을 감독하고 조정하며 호스피스 · 완화의료 간호도 직접 제공하고 호스피스 팀회의를 주관한다.
- 호스피스 · 완화의료 담당의사: 환자와 가족에게 기본적인 신체 간호를 제공하고 통증과 증상을 조절한다. 필요할 때마다 언제나 환자의 요구에 응하며 직접 간호를 제공하고 가족이 가정에서 환자를 돌볼 수 있도록 지도하며 정보 제공 및 상담도 할 수 있다. 또한 간호조무사와 자원봉사자의 일을 조정하고 감독하며 환자와 가족 그리고 다른 팀 구성원 사이에서 중개 역할을 담당한다.
- 호스피스 · 완화의료 간호사: 호스피스 · 완화의료 의료 책임자로서 치료적인 면보다 지지적이고 완화를 위한 계획을 세우고 증상을 관리하며 호스피스 · 완화의료 의사의 대표자로서 호스피스 완화의료에 참여하는 다른 의사를 돕고 의료인과 호스피스 · 완화의료 요원을 교육시키고 계획을 세운다.
- 성직자: 영적 간호의 조정자로서 임종환자와 그 가족의 영적 요구를 충족시키고 보조한다. 사목자는 신앙 문제에 관하여 전문적인 도움을 주며 상담을 하게 되고 종교 단체에 환자와 가족을 소개하며 호스피스 · 완화의료 요원을 대표하여 호스피스 · 완화의료 프로그램을 지역사회 공동체에 소개하기도 한다.
- 사회복지사: 임종환자와 그의 가족을 돕기 위해 가능한 모든 자원을 찾으며, 특히 재정적, 법적, 보험 관계 등의 문제 해결을 돕고 사회 · 심리적인 측면의 도움을 주기 위해 상담자 역할을 한다. 특히 사별 가족이 환자

의 고통을 줄여 주고 삶의 질을 향상시키는 것을 목표로 하는 의료서비스로 정의된다(The ministry of health and welfare, 2012). 호스피스는 완치가 불가능하여 죽음이 예견되는 환자와 그 가족의 신체적, 정서적, 사회적, 영적 증상들을 돌보아 주어 대상자의 삶의 질을 높이는 간호 활동으로, 호스피스 운동은 1960년대부터 영국과 미국에서 활발히 전개되어 온 운동이다. 또한 말기 환자나 임종자의 비인간적인 대우에 대한 반응, 현대 과학기술로 인한 비인간화 내지는 비인격화 현상에 대한 반응으로 전개되기 시작한 인간성 회복운동이라 할 수 있다(Catholic Hospice Association of Korea, 2005; Korea Hospice and Palliative Nurses Association, 2006).

미국 NHO(National Hospice Organization)에서는 "임종은 자연스러운 삶의 한 과정으로서 모든 사람은 자신의 임종에 참여할 권리가 있다. 호스피스는 임종 환자를 위한 것으로 기존 의료체계의 보다 나은 대안이며, 의료지식을 포함한 모든 필요 전문지식을 동원하여 임종 환자의 삶의 질을 높이게 하여 환자로 하여금 죽음을 부정하게 하는 것이 아니라 임종 시까지의 삶을 확인시킨다"라고 호스피스를 정의하였다(National hospice organization. Hospice standards, 2006). 호스피스 간호는 암을 중심으로 하는 의료적 측면에서 완화의료(palliative care)와 밀접한 관계를 가지고 있어 호스피스 · 완화의료라는 용어를 동시에 사용하기도 한다. 이러한 호스피스 · 완화의료를 세계보건기구(WHO)에서는 말기 환자의 삶의 질 향상의 대안으로 제시하고 있다. 호스피스 · 완화의료는 말기 환자에 대해 완치를 추구하는 것이 아니라 환자와 가족이 자신들이 처해 있는 상황에서 최상의 삶의 질을 성취하도록 총체적 돌봄(total care)을 제공하는 것을 목적으로 하고 있기 때문에 사회적, 경제적, 신체적, 심리 · 정서적, 영적으로 돕는 데 필수적 요소가 된다(손연주, 2021). 호스피스 · 완화의료에 대한 인식은 호스피스의 개념을 분별하고 판단하여 아는 정도를 말하며(Catholic Hospice Association of Korea, 2005;

의 죽음으로 인한 슬픔, 상실에 대한 고통을 극복하도록 그들을 상담한다.

- 기타 요원: 영양사, 약사, 물리치료사 등

Korea Hospice and Palliative Nurses Association, 2006), 올바른 인식은 호스피스에 대하여 이해하고, 삶을 충만하게 살고 안락한 죽음을 맞이하도록 조력하는 것으로 호스피스·완화의료에 대한 수용을 높일 수 있으며 이는 궁극적으로 환자와 가족들의 고통을 덜어 줄 수 있는 호스피스·완화의료의 정착에 도움이 될 수 있다(이인례, 2007; 홍혜숙, 2008).

호스피스의 활동은 죽음이 예견되는 말기 환자를 상대로 기존의 의료체제와 적극적인 상호보완 관계를 유지하면서 임종을 자연스런 삶의 한 과정으로 수용하며 임종 전 환자에게 인간의 존엄성을 고취하고, 그 가족의 생활을 질적으로 향상시키려는 목적을 가진 프로그램이라고 할 수 있다. 그리고 호스피스 대상자의 가족에 대한 만족도 조사 결과에서도 호스피스 서비스에 크게 만족하는 것으로 나타나 호스피스 사업의 필요성이 더욱 대두되고 있다(이영은 외, 2013). 그러나 우리나라는 윤리적 측면에서 환자의 소생을 위해 사망에 이를 때까지 최소한의 의료행위는 지속되어야 한다는 인식이 지배적이어서 치료를 끝까지 포기하지 않는 경우가 많아, 호스피스·완화의료가 필요한 환자들까지도 호스피스를 선택하지 못하는 것이 일반적이다. 또한 호스피스에 대한 인식 부족으로 호스피스·완화의료가 실제 필요한 대상자에게 제공되지 못하는 경우도 많다(김미라, 2010).

미국에서는 일반적인 죽음의 장소가 가정과 장기요양시설이다. 이에 죽음 직전 또는 후의 간호(end of life care)는 중요하고 고유한 간호의 기능이며, '올바른 대처'를 하기 위한 단 한번의 기회이다(Berry & Griffe, 2010). 미국은 2040년까지 장기요양시설에서의 사망이 만성질환으로 인한 사망의 40%가 될 것으로 예측하고 있다(Wilson, 2010). 미국의 경우 장기요양시설에서 호스피스·완화간호 서비스를 사망환자의 16%가 받는 것으로 보고되고 있다(Hanson & Ersek, 2006). 이러한 증가에도 불구하고 장기요양시설 환자들의 대부분은 호스피스·완화의료를 받지 못하고 사망하고 있으며, 이에 호스피스·완화의료 제공을 위해 지속적으로 노력해야 하고 호스피스·완화의료를 발전시키고 유지할 필요가 있다고 주장한다(Meier & Beresford, 2010).

우리나라의 경우 주로 암환자 위주의 호스피스 · 완화의료 이용률은 20.2%에 그치고 있으며, 평균 이용기간도 30.0일에 불과하고, 임종이 임박해서야 호스피스 · 완화의료를 선택하고 있어 충분한 호스피스 · 완화의료 혜택을 받지 못하는 실정이다(Ministry of Health and Welfare, 2019). 우리나라 호스피스 · 완화의료 확산의 주요장벽은 '개념 정의의 한계', '국민의 인식문제', '의료인의 교육체계의 부재', '정부주도의 말기암 입원서비스 중심의 발달과정' 등으로 분석되고 있다(국민건강관리공단, 2018). 또한 호스피스 · 완화의료 비지정 요양병원에서 암성 또는 비암성질환으로 사망하는 환자의 경우 호스피스 · 완화의료 혜택은 부족한 실정이다.

표 7-9. 「연명의료결정법」: 제4장 호스피스 · 완화의료

제21조(호스피스사업)

① 보건복지부장관은 호스피스를 위하여 다음 각 호의 사업을 실시하여야 한다.

1. 말기환자등의 적정한 통증관리 등 증상 조절을 위한 지침 개발 및 보급
2. 입원형, 자문형, 가정형 호스피스의 설치 및 운영, 그 밖에 다양한 호스피스 유형의 정책개발 및 보급
3. 호스피스의 발전을 위한 연구 · 개발 사업
4. 제25조에 따른 호스피스전문기관의 육성 및 호스피스 전문 인력의 양성
5. 말기환자등과 그 가족을 위한 호스피스 교육프로그램의 개발 및 보급
6. 호스피스 이용 환자의 경제적 부담능력 등을 고려한 의료비 지원사업
7. 말기환자, 호스피스의 현황과 관리실태에 관한 자료를 지속적이고 체계적으로 수집 · 분석하여 통계를 산출하기 위한 등록 · 관리 · 조사 사업(이하 "등록통계사업"이라 한다)
8. 호스피스에 관한 홍보
9. 그 밖에 보건복지부장관이 필요하다고 인정하는 사업

② 보건복지부장관은 제1항 각 호에 따른 사업을 대통령령으로 정하는 바에 따라 관계 전문기관 및 단체에 위탁할 수 있다.

제22조(자료제공의 협조 등)

보건복지부장관은 제21조제1항제7호에 따른 등록통계사업에 필요한 경우 관계 기관 또는 단체에 자료의 제출이나 의견의 진술 등을 요구할 수 있다. 이 경우 자료의 제출 등을 요구받은 자는 정당한 사유가 없

으면 이에 따라야 한다.

제23조(중앙호스피스센터의 지정 등)

① 보건복지부장관은 다음 각 호의 업무를 수행하게 하기 위하여 보건복지부령으로 정하는 기준을 충족하는 「의료법」 제3조제2항제3호마목에 따른 종합병원(이하 "종합병원"이라 한다)을 중앙호스피스센터(이하 "중앙센터"라 한다)로 지정할 수 있다. 이 경우 국공립 의료기관을 우선하여 지정한다.[개정 2018.3.27.] [[시행일 2019.3.28.]]

1. 말기환자의 현황 및 진단 · 치료 · 관리 등에 관한 연구
2. 호스피스사업에 대한 정보 · 통계의 수집 · 분석 및 제공
3. 호스피스사업 계획의 작성
4. 호스피스에 관한 신기술의 개발 및 보급
5. 호스피스대상환자에 대한 호스피스 제공
6. 호스피스사업 결과의 평가 및 활용
7. 그 밖에 말기환자 관리에 필요한 사업으로서 보건복지부령으로 정하는 사업

② 보건복지부장관은 중앙센터가 제1항 각 호의 사업을 하지 아니하거나 잘못 수행한 경우에는 시정을 명할 수 있다.

③ 보건복지부장관은 중앙센터가 다음 각 호의 어느 하나에 해당하는 경우에는 그 지정을 취소할 수 있다.

1. 제1항에 따른 지정 기준에 미달한 경우
2. 제1항 각 호의 사업을 하지 아니하거나 잘못 수행한 경우
3. 제2항에 따른 시정명령을 따르지 아니한 경우

④ 제1항 및 제3항에 따른 중앙센터 지정 및 지정취소의 기준 · 방법 · 절차 및 운영에 관하여 필요한 사항은 보건복지부령으로 정한다.

제24조(권역별호스피스센터의 지정 등)

① 보건복지부장관은 다음 각 호의 업무를 수행하게 하기 위하여 보건복지부령으로 정하는 기준을 충족하는 종합병원을 권역별호스피스센터(이하 "권역별센터"라 한다)로 지정할 수 있다. 이 경우 국공립 의료기관을 우선하여 지정한다.[개정 2018.3.27.] [[시행일 2019.3.28.]]

1. 말기환자의 현황 및 진단 · 치료 · 관리 등에 관한 연구
2. 해당 권역의 호스피스사업의 지원
3. 해당 권역의 호스피스전문기관들에 관한 의료 지원 및 평가
4. 호스피스대상환자의 호스피스 제공
5. 해당 권역의 호스피스사업에 관련된 교육 · 훈련 및 지원 업무
6. 해당 권역의 호스피스에 관한 홍보
7. 말기환자 등록통계자료의 수집 · 분석 및 제공
8. 그 밖에 말기환자 관리에 필요한 사업으로서 보건복지부령으로 정하는 사업

② 보건복지부장관은 권역별센터가 제1항 각 호의 사업을 하지 아니하거나 잘못 수행한 경우에는 시정을 명할 수 있다.
③ 보건복지부장관은 권역별센터가 다음 각 호의 어느 하나에 해당하는 경우에는 그 지정을 취소할 수 있다.
 1. 제1항에 따른 지정 기준에 미달한 경우
 2. 제1항 각 호의 사업을 하지 아니하거나 잘못 수행한 경우
 3. 제2항에 따른 시정명령을 따르지 아니한 경우
④ 제1항 및 제3항에 따른 권역별센터 지정 및 지정취소의 기준 · 방법 · 절차 및 운영에 관하여 필요한 사항은 보건복지부령으로 정한다.

제25조(호스피스전문기관의 지정 등)
① 보건복지부장관은 호스피스대상환자를 대상으로 호스피스전문기관을 설치 · 운영하려는 의료기관 중 보건복지부령으로 정하는 시설 · 인력 · 장비 등의 기준을 충족하는 의료기관을 입원형, 자문형, 가정형으로 구분하여 호스피스전문기관으로 지정할 수 있다.[개정 2018.3.27.] [[시행일 2019.3.28.]]
② 제1항에 따라 지정을 받으려는 의료기관은 보건복지부령으로 정하는 바에 따라 보건복지부장관에게 신청하여야 한다.
③ 보건복지부장관은 제1항에 따라 지정받은 호스피스전문기관(이하 "호스피스전문기관"이라 한다)에 대하여 제29조에 따른 평가결과를 반영하여 호스피스사업에 드는 비용의 전부 또는 일부를 차등 지원할 수 있다.
④ 제1항 및 제2항에서 규정한 사항 외에 호스피스전문기관의 지정에 필요한 사항은 보건복지부령으로 정한다.

제26조(변경 · 폐업 등 신고)
① 호스피스전문기관의 장은 보건복지부령으로 정하는 인력 · 시설 · 장비 등 중요한 사항을 변경하려는 경우 보건복지부장관에게 그 변경사항을 신고하여야 한다.
② 호스피스전문기관의 장은 호스피스사업을 폐업 또는 휴업하려는 경우 보건복지부장관에게 미리 신고하여야 한다.
③ 제1항 및 제2항에 따른 신고의 절차 등에 필요한 사항은 보건복지부령으로 정한다.

제27조(의료인의 설명의무)
① 호스피스전문기관의 의료인은 호스피스대상환자나 그 가족 등에게 호스피스의 선택과 이용 절차에 관하여 설명하여야 한다.[개정 2018.3.27.] [[시행일 2019.3.28.]]
② 호스피스전문기관의 의사 또는 한의사는 호스피스를 시행하기 전에 치료 방침을 호스피스대상환자나 그 가족에게 설명하여야 하며, 호스피스대상환자나 그 가족이 질병의 상태에 대하여 알고자 할 때에는 이를 설명하여야 한다.[개정 2018.3.27.] [[시행일 2019.3.28.]]

제28조(호스피스의 신청)
① 호스피스대상환자가 호스피스전문기관에서 호스피스를 이용하려는 경우에는 호스피스 이용동의서(전자문서로 된 동의서를 포함한다)와 의사가 발급하는 호스피스대상환자임을 나타내는 의사소견서(전자문서로 된 소견서를 포함한다)를 첨부하여 호스피스전문기관에 신청하여야 한다.[개정 2018.3.27.] [[시행일 2019.3.28.]]
② 호스피스대상환자가 의사결정능력이 없을 때에는 미리 지정한 지정대리인이 신청할 수 있고 지정대리인이 없을 때에는 제17조제1항제3호 각 목의 순서대로 신청할 수 있다.[개정 2018.3.27.] [[시행일 2019.3.28.]]
③ 호스피스대상환자는 언제든지 직접 또는 대리인을 통하여 호스피스의 신청을 철회할 수 있다.[개정 2018.3.27.] [[시행일 2019.3.28.]]
④ 호스피스의 신청 및 철회 등에 필요한 사항은 보건복지부령으로 정한다.

제29조(호스피스전문기관의 평가)
① 보건복지부장관은 호스피스의 질을 향상시키기 위하여 호스피스전문기관에 대하여 다음 각 호의 사항을 평가할 수 있다.
1. 시설 · 인력 및 장비 등의 질과 수준
2. 호스피스 질 관리 현황
3. 그 밖에 보건복지부령으로 정하는 사항
② 호스피스전문기관의 평가 시기 · 범위 · 방법 · 절차 등에 필요한 사항은 보건복지부령으로 정한다.
③ 보건복지부장관은 제1항에 따른 평가결과를 보건복지부령으로 정하는 바에 따라 공개할 수 있으며, 지원 및 감독에 반영할 수 있다.
④ 보건복지부장관은 제1항에 따른 평가업무를 대통령령으로 정하는 바에 따라 관계 전문기관 또는 단체에 위탁할 수 있다.

제30조(호스피스전문기관의 지정 취소 등)
① 보건복지부장관은 호스피스전문기관이 다음 각 호의 어느 하나에 해당하는 경우 그 지정을 취소하거나, 6개월 이내의 기간을 정하여 호스피스 업무의 정지를 명할 수 있다. 다만, 제1호에 해당하는 경우에는 그 지정을 취소하여야 한다.
1. 거짓이나 그 밖의 부정한 방법으로 지정을 받은 경우
2. 제25조제1항에 따른 지정 기준에 미달한 경우
3. 정당한 사유 없이 제29조에 따른 평가를 거부한 경우
② 제1항에 따른 호스피스전문기관 지정 취소의 기준 · 방법 · 절차 및 운영에 필요한 사항은 보건복지부령으로 정한다.
③ 제1항에 따라 지정이 취소된 호스피스전문기관은 지정이 취소된 날부터 2년 이내에는 호스피스전문기관으로 지정받을 수 없다.

3) 임종간호 스트레스

임종은 생명의 회복을 기대할 수 없는 상태로 죽음이 임박한 시기를 의미하며 인간은 누구나 임종의 순간을 맞이하게 된다(김숙남 외, 2011). 스필버그(Spielberg, 1978)는 스트레스를 주관적 또는 객관적인 평가로 어느 정도 위험을 인지할 수 있는 외적 조건이라고 정의하였고, 자신의 존재에 대해 위협을 느끼는 심리적인 스트레스와 신체적인 위기와 위험의 신호를 보내는 물리적인 자극으로 구분하고 있다(김미자, 2005).

간호사들은 임종환자를 발견하거나 간호해야 하는 상황에 놓일 때 가장 많은 스트레스를 경험하게 되며 회피 반응을 보이기도 한다(Stewart, Lord, & Mercer, 2000). 즉, 말기 환자를 간호하는 간호사는 자신의 헌신적인 노력으로도 환자의 아픔이 경감되지 않을 때, 임종 관련 긴장상태의 지속, 책임감과 부담감이 높을수록, 상태에 호전이 없는 환자 간호 시, 환자와의 관계가 두터울수록 임종스트레스가 더욱 극심한 것으로 보고되었다(조계화, 한희자, 2001). 또한 임종간호 스트레스 요인은 끊임없는 타인의 죽음과의 직면, 의료의 한계에 대한 심리적 부담감, 제도상의 미비, 호스피스 팀 구성원 간의 이해부족 등의 외적 요인과 간호사 개인의 성격특성, 전문지식의 부족, 간호제공자의 건강, 사생활의 문제 같은 내적요인에 따라 구분하기도 한다(노유자 외, 1994).

간호사는 전인적 임종간호를 위해 삶과 죽음에 대한 철학을 바르게 정립하여, 지속적인 관리와 지지체계가 필요하기 때문에(이미영, 2012), 임종간호 수행 시 전문지식 및 기술을 필요로 하고, 환자 및 가족의 특성을 파악하여야 한다. 이러한 간호과정에서 간호사는 높은 스트레스를 경험하게 되고, 스트레스 정도에 따라 호스피스·완화의료에 대한 인식 및 태도가 달라지는 것으로 보고되었다(김정희, 2009; 김혜림, 2014; 이미영, 2012; 지순일 외, 2014; Fillion et al., 2007; Pereira et al., 2011). 호스피스·완화의료를 수행하는 간호사가 경험하는 임종간호 스트레스의 정도는 간호사의 죽음에 대한 태도, 우울, 임종간호의 상황 대처 전략 및 개인적 성향에 따라 다르게 나타난다(양경희, 권성일,

2015).

임종간호 스트레스는 간호사의 신체 및 심리적 적응에 부정적인 영향을 주게 되므로, 자신의 스트레스 정도를 파악하고 적절하게 대처하여야 효율적인 임종간호를 수행할 수 있게 된다(김혜림, 2014; Pereira et al., 2011).

- 당신은 스트레스를 경험할 때 어떤 방법으로 대처하는지, 그 효과는 어느 정도인지를 작성해 봅시다.

CHAPTER 08

인체실험의 연구윤리에 대한 국제 규약

배울 내용

1. 뉘른베르크 강령
2. 헬싱키 선언
3. 벨몬트 보고서
4. 연구윤리심의위원회

학습목표

1. 뉘른베르크 강령의 주요 내용과 윤리 원칙을 숙지한다.
2. 헬싱키 선언의 주요 내용과 윤리 원칙을 숙지한다.
3. 벨몬트 보고서의 주요 내용과 윤리 원칙을 숙지한다.
4. 연구윤리심의위원회의 내용을 이해한다.

CHAPTER

08

인체실험의 연구윤리에 대한 국제 규약

1. 뉘른베르크 강령

히포크라테스의 선서는 의사 자신이 환자를 진료할 때 사회에 적합한 임상적·윤리적 행동강령을 준수하겠다는 약속이다. 그러나 이 약속은 사회적 구속력을 갖는 보편적 합의에 의해 이루어진 것이 아니다. 또한 각 사회는 모두 다른 행위규범과 신념의 체계를 가지고 있음으로써 상대주의적 성격을 가지게 된다. 이런 상대주의적인 규범과 신념의 체계는 근대 이후 인간의 권리문제와 관련하여 심각한 상황을 초래하게 되었는데, 그 대표적인 사례가 2차 세계대전 중에 독일 나치와 일본 군국주의자들에 의해 자행된 인체실험이다. 2차 세계대전이 끝난 1946년 독일의 뉘른베르크에서 나치 의사들에 대한 재판〈표 8-1〉이 시작되면서 뉘른베르크 재판정은 동의하지 않은 사람을 대상으로 한 임상실험을 예방하기 위한 행동강령을 제정하였는데, 이것이 이른바 뉘른베르크 강령(The Nuremberg Code)이다.

표 8-1. 뉘른베르크 전범 재판

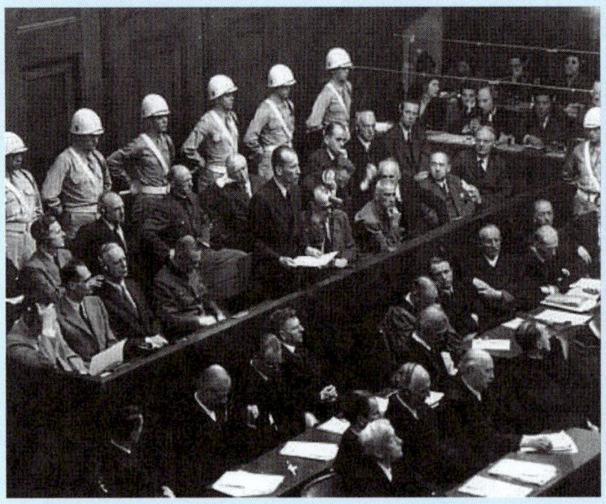

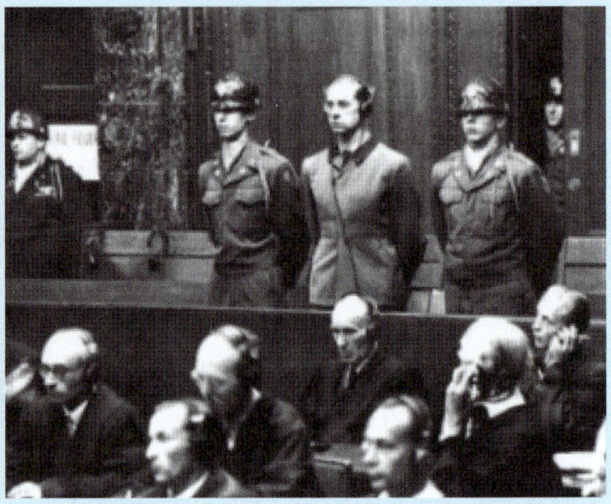

1945년 독일 뉘른베르크에서 열린 나치 독일의 전범과 유대인 학살 관련자를 심판한 연합국 측의 국제 군사 재판이다. 일반적으로 뉘른베르크 전범 재판이라고 부르거나 뉘른베르크 국제 군사 재판이라고도 한다. 피고들은 침략 전쟁 등의 공모와 참가, 계획, 실행과 전쟁 범죄, 비인도적 범죄(유대인 학살) 등의 이유로 기소되었다. 뉘른베르크 전범 재판 당시 논쟁이 된 부분은 '사병, 즉 병사들과 하사관들의 경우 명령에 따를 수밖에 없는 위치에 있었는데, 이들이 지은 죄에 대해서는 어떻게 처벌해야 할 것인가?' 이었다. 이 재판은 1945년 10월 1일부터 이듬해까지 1년 동안 1급 전범 24명을 기소하였다. 이들 중 2명은 구금 중 자살 또는 병으로 죽어 나머지 22명에 대하여 판결이 내려졌는데, 헤르만 괴링 등을 비롯한 12명에 대하여는 사형, 루돌프 헤스 등 3명은 종신형, 알베르트 슈페어 등은 징역형, 나머지 3명은 형이 면제되었고, 12명 중 헤르만 괴링(10월 15일 자살)을 제외한 나머지 11명의 사형은 10월 16일 실시되었다. 2차 재판은 나치 독일의 전쟁 범죄인 유대인 학살에 대한 재판이다. 1946년 12월부터 1949년 3월까지 있었고, 유대인 학살 만행에 관여한 의사, 관료, 법률가 185명이 기소되었다. 피고 중 25명에게 사형이, 20명에게 무기 징역이 선고되었다.

뉘른베르크 강령이란, 의료 및 심리학적 생체실험의 준비와 진행에 있어서, 오늘날 쓰이는 핵심적인 윤리법칙이다. 뉘른베르크 강령은 뉘른베르크 의사재판의 판결로 만들어진 이후로, 의학교육에서 특히 중요시되고 있다. 의학연구라는 이름으로 인간에게 가해졌던 반인류적인 의학실험(특히 범죄적인 약물실험 및 강압적인 여성 불임 시술)이 뉘른베르크 강령이 만들어지게 된 동기이다. 뉘른베르크 강령의 주요한 내용은 〈표 8-2〉와 같다.

표 8-2. 뉘른베르크 강령의 주요 내용

① 인체실험 대상자의 자발적 동의는 절대적으로 필수적이다. 이것은 실험대상자가 동의를 할 수 있는 법적 능력이 있어야 한다는 의미이며, 어떠한 폭력, 사기, 속임, 협박, 술책의 요소가 개입되지 않고, 배후의 압박이나 강제가 존재하지 않는 가운데 스스로 자유롭게 선택할 수 있는 권한이 주어진 상태이어야 하며, 이해와 분명한 지식에 근거한 결정을 할 수 있도록 충분한 지식과 주관적 요소들에 대한 이해를 제공하여야 한다는 의미이다. 후자를 충족시키기 위해서는 실험대상자가 내린 긍정적인 결정을 받아들이기 전, 그에게 실험의 성격, 기간, 목적, 실험방법 및 수단, 예상되는 불편 및 위험, 실험에 참가함으로써 올 수 있는 건강 혹은 개인에게 올 영향에 대해 알려야 한다. 동의의 질(quality)을 보장하기 위한 의무와 책임은 실험을 시작하고 지도하며 참여하는 개개인에게 있다. 이것은 타인에게 법적인 책임을 지지 않고서는 위임할 수 없는 개인적 의무이자 책임이다.
② 연구는 사회의 선을 위하여 다른 방법이나 수단으로는 얻을 수 없는 가치 있는 결과를 낼 만한 것이어야 하며, 무작위로 행해지거나 불필요한 연구이어서는 안된다.
③ 연구는 동물실험 결과와 질병의 자연경과 혹은 연구 중인 여러 가지 문제에 대한 지식에 근거를 두고 계획되어야 하며, 예상되는 실험결과가 실험수행을 정당화할 수 있어야 한다.
④ 연구는 불필요한 모든 신체적, 정신적 고통과 상해를 피하도록 수행되어야 한다.
⑤ 사망이나 불구를 초래할 것이라고 예견할 만한 이유가 있는 실험의 경우에는 의료진 자신도 피험자로 참여하는 경우를 제외하고는 시행되어서는 안된다.
⑥ 실험에서 무릅써야 할 위험의 정도가 그 실험으로 해결될 수 있는 문제의 인도주의적 중요성보다 커서는 안된다.
⑦ 손상과 장애, 사망 등 매우 적은 가능성까지를 대비해서 피험자를 보호하기 위한 적절한 설비를 갖추어야 한다.
⑧ 실험은 과학적으로 자격을 갖춘 사람만이 수행하여야 한다. 실험에 관련되어 있거나 직접 수행하는 사람은 실험의 모든 단계에 있어서 최고의 기술과 주의를 기울여야 한다.
⑨ 실험을 하는 도중에 피험자는 자기가 육체적, 정신적 한계에 도달했기 때문에 더 이상 실험을 못하겠다는 생각이 들면 실험을 끝낼 자유를 가진다.
⑩ 실험과정에서, 실험을 주관하는 과학자는 자신에게 요청된 성실성, 우수한 기술과 주의 깊은 판단에 비추어, 실험을 계속하면 피험자에게 손상이나 불구, 또는 사망을 초래할 수 있다고 믿을 만한 이유가 있으면, 어떤 단계에서든지 실험을 중단할 준비가 되어 있어야 한다.

뉘른베르크 강령은 최초로 국제적으로 받아들여진 연구윤리 강령으로서 그 의의가 크다고 할 수 있다. 2차 세계대전 이후에 생겨난 개별 국가 수준에서, 혹은 국제적 수준에서 마련된 윤리강령 및 관련 법규들은 뉘른베르크 강령에 기초를 두고 있다. 이 강령은 피험자들의 인권보호에 대한 과학자들의 책임을 명시한 것으로 지금까지도 그 효력이 있다. 이 강령은 발표된 직후, 일반 대중과 전문가 사이에서 전 세계적인 주목을 받았다. 이후에 인체실험과 인권과 관련해서 채택된 선언문들의 내용은 뉘른베르크 강령에서 영향을 받았음을 보여 주고 있다. 예를 들어, 유엔의 "일반시민의 권리와 정치적 권리에 관한 국제적인 계약"이나 1947년 창설된 국제의사회의(World Medical Association)의 "제네바 선언"에도 뉘른베르크 강령의 정신이 스며 있으며, 1954년 "인체시험에 관한 결의"에도 나타나 있다.

그러나 뉘른베르크 강령에 대한 비판이 없었던 것은 아니다(임우열, 2007). 무엇보다도 제1항에 충분한 정보에 근거한 자발적 동의를 절대적으로 얻어야 한다는 조항이 가장 큰 기여를 한 원칙이면서 동시에 많은 비판을 받았다. 동의를 자발적으로 받을 수 없는 비자격자(incompetent subject)나 어린이들의 경우, 실험을 금지한다면, 이 부분의 연구가 줄어들 것이라는 지적이 있었다. 또한 죄수들에 대한 실험 금지도 엄격하게 적용하면 죄수들의 이익에 오히려 반대될 수 있다는 지적도 있었다. 또한 연구보조원이나 자선병원의 환자들과 같이 진정한 의미의 자발적 동의가 불가능한 그룹도 존재한다는 점에서 지적이 있었다. 충분한 정보에 근거한(informed) 조항 역시, 첫째, 실제로 실험을 진행할 때까지 모든 위험을 다 알 수 없기 때문에 알린다는 것이 불가능하며, 둘째, 실험과정이나 내용이 너무 기술적이어서 모든 실험대상자들에게 완벽하게 이해시킨다는 것은 불가능하다는 점에서 비판되었다.

3조 조항 또한 비판되었는데, 연구자가 항상 성공을 보장할 수 없기 때문에 실험의 정당화가 사전에 늘 가능한 것이 아니라는 점이 지적되었다. 5항은 의료인이 피험자로 참여하는 것이 위험한 실험에 대한 정당화로 작용할 수 없다는 이유로 보편적으로 거부되었다. 1964년 뉘른베르크 그 실험원칙 재평가를 위한 미국의과학위원회의 법적 환경에 대한 미국 국가회의에서 만일 실험이 도덕적으로 허용될 수 없다면, 즉 사람을 놓고 생각할 때 옳지 않은 실험이라면, 연구자가 참여한다고 해서 이 실험이 도덕적으로 올바른 것으로 교정되지 않는다고 지적하였다. 6번 조항 또한 연구자가 자신의 연구의 궁극적인 중요성을 주제넘게 평가하는 것이라고 비판받았다.

뉘른베르크 강령은 포함하고 있는 요소에 대한 비판뿐 아니라 포함하고 있지 않은 요소들 때문에 비판받기도 하였다. 이는 전 세계적으로 모든 윤리적 연구자들이 고수해야 할 보편적인 도덕원리들을 창출하려고 시도했으나, 이는 건강한 피험자에 대한 실험만을 다루었기 때문에 과학발전을 위해 건강한 피험자들에게 하는 실험과 환자들에게 하는 치료적 실험을 구분하지 않았다는 지적을 받았다. 또한 실험을 시작하고, 지시하고, 계속 해 나가는 모든 책임을 과학자 개인에게 두었기 때문에 연구자의 행동을 심의할 메커니즘을 제공하지 않았다는 비판도 받았다. 이 강령은 임상연구자가 모든 필수적인 윤리적 고려를 다 할 수 있어야 한다는 점을 전제로 하였던 것이다.

2. 헬싱키 선언

헬싱키 선언(Declaration of Helsinki)은 임상연구에서 의사 및 다른 모든 연구참여자들이 준수해야 할 일련의 윤리지침을 담고 있다. 이 선언은 1947년 6월 나치즘의 인체실험에 대한 반성에서 생긴 뉘른베르크 강령의 영향을 받아 1964년 핀란드의 수도 헬싱키에서 열린 세계의사협회 제18회 총회에서 채택된, 의학 연구자가 스스로를 구제하기 위해 채택된 인체실험에 대한 윤리규범이다.

표 8-3. 헬싱키 선언

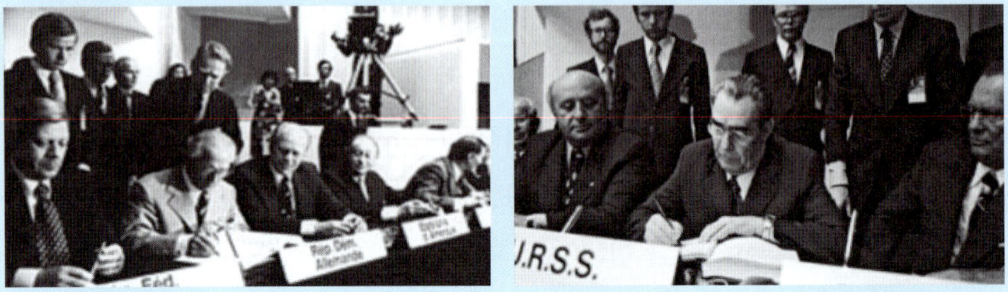

Declare of Helshinki(1964)

정식명칭은 '사람을 대상으로 한 의학연구에 대한 윤리적 원칙'이다. 1964년 핀란드 헬싱키에서 열린 제18회 세계의사협회 총회에서 채택된 의료 연구윤리 선언으로, 제2차 세계대전 동안 벌어진 나치의 인체실험 만행에 대한 반성에서 나온 1947년의 뉘른베르크 강령을 수정 · 보완하여 만든 규범이다.

헬싱키 선언의 정식명칭은 '사람을 대상으로 한 의학연구에 대한 윤리적 원칙'이다. 그 후 시대의 영향에 의해 몇 번이나 수정 절차를 거쳤으며, 필요에 의해 추가되고 있다. 2000년 10월에 인간 게놈 계획에 관한 부분이 에든버러의 총회에서 개정[1]되었다. 헬싱키 선언의 주요 내용은 〈표 8-4〉, 윤리원칙은 〈표 8-5〉와 같다.

1) • 1964년 6월 핀란드 헬싱키에서 열린 제18차 세계의사협회 총회(World Medical Assembly)에서 채택
- 1975년 10월 일본 도쿄에서 열린 제29차 세계의사협회 총회에서 수정(제1차 개정)
- 1983년 10월 이탈리아 베니스에서 열린 제35차 세계의사협회 총회에서 수정(제2차 개정)
- 1989년 9월 홍콩에서 열린 제41차 세계의사협회 총회에서 수정(제3차 개정)
- 1996년 10월 남아프리카공화국의 서머셋 웨스트(Somerset West) 에서 열린 제48차 세계의사협회 총회에서 수정(제4차 개정)
- 2000년 10월 스코트랜드 에딘버러에서 열린 제52차 세계의사협회 총회에서 수정(제5차 개정)
- 2002년 미국 워싱턴에서 열린 제53차 세계의사협회 총회에서 수정(제29항에 대한 해설이 각주로 추가됨)
- 2004년 일본 도쿄에서 열린 제55차 세계의사협회 총회에서 수정(제30항에 대한 해설이 각주로 추가됨)
- 2008년 10월 대한민국 서울에서 열린 제59차 세계의사협회 총회에서 수정(제6차 개정)
- 2013년 10월 브라질 포르탈레자에서 열린 제64차 세계의사협회 총회에서 수정(제7차 개정)

표 8-4. 헬싱키 선언의 주요 내용

① 인간을 대상으로 하는 생명의료 연구는 일반적으로 승인된 과학원칙에 따르며, 적절히 시행된 실험이나 동물실험의 근거가 있어야 한다.
② 실험의 계획 및 시행은 국내법 규정에 따라 독립적인 위원회의 사전 심의를 거쳐야 한다.
③ 자격 있는 유능한 과학자의 책임하에 연구를 진행해야 한다.
④ 연구 목적의 중요성은 위험과 균형을 이루어야 한다.
⑤ 피험자의 이익에 대한 고려를 과학 및 사회의 이익에 우선해야 한다.
⑥ 신체의 완전성에 대한 권리, 프라이버시를 존중해야 한다.
⑦ 연구에 따른 위험이 잠재적 이익보다 크다고 판단될 때에는 연구를 중단해야 한다.
⑧ 연구 결과를 발표할 때 의료진은 결과의 정확성을 유지하고, 이 선언서에 규정된 원칙을 따라야 한다.
⑨ 연구 자체의 목적과 방법, 예견되는 이익과 내재하는 위험성, 그에 따르는 고통 등에 관하여 피험자에게 사전에 충분히 알려 주어야 한다. 피험자에게 충분한 설명에 근거한 자발적인 동의를 받아야 한다.
⑩ 이때 동의는 당해 조사에 참가하지 않는, 독립된 지위에 있는 의료진이 받아야 한다.
⑪ 법률상 무능력자에 대해서는 국내법에 따라 법적 대리인의 동의를 받아야 한다.
⑫ 연구자는 모든 재정적 이해관계를 윤리심사위원회와 잠재적 연구 참여자에게 밝혀야 하며, 간행되는 논문에도 이를 명시해야 한다.
⑬ 새로운 치료의 유효성을 지지하지 않는 반대연구(negativestudy)의 결과도 발표되어야 한다.
⑭ 학술 잡지는 이 선언의 원칙을 준수하지 않는 보고서를 수용해서는 안된다.

표 8-5. 세계의사회 헬싱키 선언: 인간 대상 의학연구 윤리원칙

세계의사회 헬싱키 선언: 인간 대상 의학연구 윤리 원칙

(World Medical Association Declaration of Helsinki: Ethical principles for medical research involving human subjects)

서문

1. 세계의사회는 헬싱키 선언을 통하여 개인을 식별할 수 있는 인체유래물이나 정보를 이용하는 연구를 포함한 인간 대상 의학연구의 윤리원칙을 제안하고 발전시켰다. 이 선언은 전문을 포괄적으로 이해하여야 하며 각 조항은 관련된 다른 조항을 고려하여 적용하여야 한다.
2. 세계의사회에 위임된 권한에 따라 이 선언은 의사에게 우선적으로 적용한다. 세계의사회는 인간 대상 의학연구에 관련된 다른 연구자들도 이 원칙을 준수하도록 권장한다.

일반 원칙

3. 세계의사회 〈제네바선언〉은 "환자의 건강은 의사의 최우선 직무이어야 한다"로 의사의 의무를 촉구하며, 〈의료윤리에 관한 국제 강령〉은 "의사는 진료에 임할 때 환자의 최선의 이익에 입각하여 진료하여야 한다"고 선언한다.
4. 의사의 의무는 의학연구와 관련된 사람을 포함하여 환자의 건강, 안녕 및 권리를 증진시키고 보호하는 것이다. 의사는 지식과 양심에 따라 이 의무를 다하여야 한다.
5. 의학의 발전은 궁극적으로 인간 대상 의학연구를 포함하는 연구에 기반을 둔다.
6. 인간 대상 의학연구의 근본적인 목적은 질병의 원인, 발생 과정, 경과를 이해하고, 예방법, 진단절차, 치료법을 향상시키는 데 있다. 입증된 최선의 시술일지라도 안전성, 효과, 효능, 접근성, 질에 대한 지속적인 연구로 재평가하여야 한다.
7. 의학연구는 모든 연구대상자에 대한 존중을 함양하고 보장하며 그들의 건강과 권리를 보호하는 윤리기준을 따라야 한다.
8. 의학연구의 근본적인 목적이 새로운 지식의 창출이지만 이러한 목적이 결코 연구대상자 개인의 권리와 이익보다 우선할 수는 없다.
9. 의학연구를 수행하는 의사는 연구대상자의 생명, 건강, 존엄, 완전성, 자기결정권, 사생활 및 개인정보의 비밀을 보호할 의무가 있다. 연구대상자 보호의 책임은 항상 의사 또는 다른 의료전문가들에게 있으며 비록 그들이 동의를 하였다고 하더라도 결코 그 책임이 연구대상자에게 있지 않다.
10. 의사는 인간 대상 연구에 있어서 적용 가능한 국제적 규범과 기준뿐 아니라 자국의 윤리적, 법적, 제도적 규범과 기준을 동시에 고려해야 한다. 어떤 국가적 또는 국제적 차원의 윤리적, 법적, 규제 요건도 이 선언에서 제시하는 연구대상자에 대한 보호조치를 축소하거나 없애서는 안 된다.
11. 의학연구는 환경에 미칠 수 있는 위해를 최소화하는 방법으로 수행하여야 한다.
12. 인간 대상 의학연구는 적절한 윤리적 · 과학적 교육과 훈련을 받은 자격이 있는 사람이 수행하여야 한다. 환자나 건강한 자원자에 대한 연구는 적절한 자격을 갖추고 숙련된 의사나 관련 의료전문가가 감독하여야 한다.
13. 의학연구에서 그 대표성이 부족할 수 있는 집단에게 연구에 참여할 수 있는 적절한 기회를 제공하여야 한다.
14. 의학연구와 진료를 겸하는 의사는 잠재적 예방, 진단 및 치료의 가치에 의해 연구가 정당화될 수 있는 범위에서만, 그리고 연구 참여가 연구대상자가 되는 환자의 건강에 부정적으로 영향을 미치지 않을 것이라는 믿을 만한 충분한 근거를 가지고 있는 경우 자신의 환자를 연구에 참여하게 해야 한다.
15. 연구에 참여한 결과로서 해를 입은 연구대상자에게 적절한 배상과 치료를 보장해야 한다.

위험, 부담 및 이익

16. 의료행위와 의학연구에서 대부분의 의학적 중재행위는 위험과 부담을 수반한다. 인간 대상 의학연구는 연구목적의 중요성이 연구대상자의 위험과 부담보다 더 중대할 경우에 한하여 수행할 수 있다.

17. 모든 인간 대상 의학연구의 수행에 앞서, 연구 대상이 되는 개인과 집단에게 예견할 수 있는 위험 및 부담은 이들과 더불어 그 연구로 영향을 받는 다른 개인이나 집단에게 예측되는 이득과 비교하여 신중한 평가를 선행해야 한다. 위험을 최소화할 수 있는 조치를 하여야 한다. 연구자는 위험을 지속적으로 감시하고 평가하여 기록하여야 한다.
18. 위험을 적절하게 평가하였고 충분히 관리할 수 있다는 확신이 없다면, 의사는 인간 대상 연구에 참여해서는 안 된다. 위험이 잠재적 이익을 초과하는 것으로 밝혀지거나 확정적 결과에 대한 결정적 증거가 있을 때, 의사는 그 연구를 계속할지, 변경할지 또는 즉각 중단할지를 평가해야만 한다.

취약한 집단 및 개인

19. 일부 집단과 개인은 특별히 취약하여 부당한 취급을 받거나 추가적인 해를 입을 가능성이 높을 수 있다. 모든 취약한 집단과 개인은 특성에 맞게 배려된 보호를 받아야 한다.
20. 취약한 집단과 함께하는 의학연구는 오직 이 집단의 건강상의 요구나 우선순위에 부합하는 연구이고, 취약하지 않은 집단에서는 수행할 수 없는 연구일 때 정당화된다. 더불어, 이 집단은 해당 연구 결과로 얻은 지식, 의료행위, 또는 시술의 혜택을 받을 수 있어야 한다.

과학적 요건 및 연구계획서

21. 인간 대상 의학연구는 일반적으로 인정되는 과학적 원칙을 따라야 하고, 과학문헌에 대한 면밀한 지식, 그 밖에 관련된 정보 출처, 적절한 실험, 그리고 필요할 경우, 동물실험에 기초해야 한다. 연구에 이용된 동물의 복지는 존중되어야 한다.
22. 인간을 대상으로 하는 각각의 연구에 대한 설계와 수행은 계획서에 명확하게 기술하고, 그 정당성을 확보하여야 한다. 연구계획서는 관련된 윤리적 고려사항을 명시하여야 하며, 본 선언의 원칙이 어떻게 반영되었는지 기술하여야 한다. 연구계획서는 재원, 의뢰자, 소속 기관, 잠재적 이해상충, 연구대상자 보상 및 이 연구에 참여한 결과로 인해 해를 입었을 경우 연구대상자에 대한 치료 그리고 · 또는 배상 규정에 관한 정보를 포함하고 있어야 한다. 임상시험의 경우 임상시험 종료 후 적절한 사후관리에 관한 적절한 계획도 기술하여야 한다.

연구윤리위원회

23. 연구를 시작하기 전에 연구계획서를 관련된 연구윤리위원회에 심의, 조언, 지도, 승인을 위하여 제출하여야 한다. 위원회는 운영에 있어서 투명하여야 하며, 연구자, 의뢰자 그리고 기타 부당한 영향으로부터 독립적이어야 하며, 적법한 절차에 따라 자격을 갖추어야 한다. 위원회는 관련된 국제 규범과 기준뿐 아니라, 연구가 수행되는 국가의 법률과 규정을 고려하여야 한다. 그러나 본 선언에서 제시한 연구대상자를 위한 어떤 보호기준도 축소하거나 없앨 수 없다. 위원회는 수행 중인 연구를 감시할 권리를 가져야 한다. 연구자는 위원회에 감시 정보, 특히 중대한 유해사례에 대한 정보를 제공

해야 한다. 연구계획서는 위원회의 심의와 승인이 없이는 변경할 수 없다. 연구가 종료된 후 연구자는 연구결과와 결론의 요약이 포함된 최종보고서를 위원회에 제출해야 한다.

사생활과 비밀유지

24. 연구대상자의 사생활을 보호하고 개인정보의 비밀유지를 위해 모든 주의를 기울여야 한다.

충분한 설명에 의한 동의

25. 의학연구 대상자로서 충분한 설명에 의한 동의를 할 수 있는 사람의 참여는 자발적이어야 한다. 연구자는 가족이나 지역사회의 지도자와 의논할 수는 있지만, 충분한 설명에 의한 동의가 가능한 사람이 자유롭게 동의한 것이 아니라면 연구에 등록하여서는 안된다.
26. 충분한 설명에 의한 동의를 할 수 있는 사람이 관련된 의학연구에서, 각 잠재적인 연구대상자에게 각 연구의 목적, 방법, 재원의 출처, 가능한 모든 이해상충, 연구자의 소속기관, 연구에서 예견되는 이익과 잠재적 위험, 연구에 수반되는 불편, 연구 종료 후 지원, 그리고 기타 연구에 관련된 측면들에 대해 충분하게 설명하여야 한다. 잠재적인 연구대상자에게 어떠한 불이익 없이 연구참여를 거절할 수 있는 권리와 참여에 대한 동의를 언제든지 철회할 수 있는 권리가 있다는 것을 충분히 설명하여야 한다. 또한 정보의 전달 방법뿐만 아니라 잠재적인 개별 연구대상자의 특정 정보 요구에도 특별한 주의를 기울여야 한다. 의사 또는 다른 적절한 자격을 갖춘 사람은 잠재적인 연구대상자가 정보를 이해한 것을 확인한 후에 잠재적인 연구대상자의 자발적인 충분한 설명에 의한 동의를 구해야 하며, 동의는 가급적이면 서면으로 받는다. 만약 동의를 서면으로 할 수 없는 경우라면, 증인의 입회하에 그 사실을 문서로 작성해 두어야 한다. 모든 의학연구의 대상자에게는 연구의 일반적 성과와 결과에 대한 설명을 받을 선택권이 주어져야 한다.
27. 의사는 연구 참여에 대해 충분한 설명에 의한 동의를 구할 때, 잠재적인 연구대상자가 의사에게 의존적 관계에 있는지 또는 강압에 의해 동의하는지 특히 주의하여야 한다. 그런 상황에서라면 그 관계에서 완전히 독립적인 적절한 자격의 사람이 충분한 설명에 의한 동의를 구해야 한다.
28. 충분한 설명에 의한 동의를 할 능력이 없는 잠재적인 연구대상자인 경우, 의사는 합법적인 대리인에게 충분한 설명에 의한 동의를 구해야 한다. 충분한 설명에 의한 동의를 할 능력이 없는 잠재적인 연구대상자들이 속한 집단의 건강증진을 목적으로 하고, 동의가 가능한 사람으로 대체해서 수행할 수 없고, 최소 위험과 최소 부담만을 수반하는 연구를 제외하고는 이들은 자신들에게 이익의 가능성이 없는 연구에 포함되어서는 안된다.
29. 충분한 설명에 의한 동의를 할 능력이 없다고 여겨지는 잠재적인 연구대상자가 연구 참여에 대한 결정에 찬성할 수 있다면, 의사는 합법적인 대리인의 동의와 함께 본인의 찬성을 구해야 한다. 잠재적인 연구대상자의 반대의사를 존중하여야 한다.
30. 예를 들어, 의식이 없는 환자와 같이 신체적 또는 정신적으로 동의능력이 없는 연구대상자를 포함하는 연구는 충분한 설명에 의한 동의를 못하게 하는 신체적 또는 정신적 상태가 연구대상 집단의 필

수적인 특성인 경우에만 수행될 수 있다. 그런 경우 의사는 합법적인 대리인으로부터 충분한 설명에 의한 동의를 구해야 한다. 법정대리인과 접촉할 수 없지만 연구를 지체해선 안 된다면, 동의를 할 수 없는 상태에 있는 피험자를 대상으로 하는 구체적인 이유가 연구계획서에 명시되어 있고 연구윤리위원회가 그 연구를 승인한 경우에만 동의 없이도 연구를 수행할 수 있다. 단 연구에 계속 참여할지에 대한 동의는 대상자나 그의 합법적인 대리인으로부터 가능한 한 빨리 받아야 한다.

31. 의사는 환자에게 진료의 어떤 측면이 연구와 관계되는지 충분히 알려 주어야 한다. 환자가 연구 참여를 거부하거나 참여를 철회하여도 환자-의사 관계에 부정적인 영향을 미쳐서는 안된다.
32. 인체유래물은행이나 유사한 저장소에 보관된 인체유래물이나 정보에 관한 연구처럼 개인을 식별할 수 있는 인체유래물이나 정보를 이용하는 의학연구의 경우, 의사는 그 수집, 보관 및 재사용에 관하여 충분한 설명에 의한 동의를 구해야 한다. 동의를 얻는 것이 불가능하거나 비현실적인 예외적 상황은 있을 수 있다. 그런 경우는 연구윤리위원회의 심의와 승인을 받은 경우에만 수행하여야 한다.

위약의 사용

33. 새로운 시술의 이익, 위험, 부담 및 효과는 입증된 최선의 시술의 이익과 위험, 부담, 효과와 비교하여 검증해야 한다. 다음의 경우는 제외한다. 입증된 시술이 없는 경우, 위약을 사용하거나 시술을 하지 않는 것을 허용할 수 있다. 또는 설득력 있고 과학적으로 타당한 방법론적 이유로 입증된 최선의 시술보다 효과가 낮은 시술을 사용하거나, 위약을 사용하거나 시술을 하지 않는 것이 시술의 효능과 안전성을 결정하는 데 필요하며, 입증된 최선의 시술보다 효과가 낮은 시술을 받거나, 위약을 받거나, 시술을 받지 않는 환자라도 입증된 최선의 시술을 받지 않은 결과로 중대하거나 돌이킬 수 없는 위해를 입을 추가적인 위험이 없는 경우 이러한 선택의 남용을 방지하기 위하여 최대한의 주의를 기울여야 한다.

임상시험 후 지원

34. 의뢰자와 연구자 및 연구시행 국가의 정부는 임상시험에서 이로운 것으로 확인된 시술이 여전히 필요한 참여자들을 위하여 이들이 임상시험 종료 후에도 이용할 수 있는 지원책을 임상시험에 앞서 마련하여야 한다. 이러한 정보는 충분한 설명에 의한 동의 과정에서 참여자에게 공개하여야 한다.

연구등록 및 결과의 출간 및 배포

35. 모든 인간대상 연구는 최초 연구대상자를 모집하기 전에 일반대중이 접근할 수 있는 데이터베이스에 등록하여야 한다.
36. 연구자, 저자, 의뢰자, 편집인 및 발행인은 모두 연구결과의 출간 및 배포에 관한 윤리적 책무를 진다. 연구자는 인간대상 연구의 결과를 일반대중에게 공개할 의무가 있으며, 보고의 완성도와 정확성에 책임을 진다. 모든 당사자들은 윤리적인 보고에 대한 인정된 지침을 준수하여야 한다. 긍정적 결

과뿐 아니라 부정적이고 확정되지 않은 결과도 출판하거나 다른 방법으로 대중에게 공개하여야 한다. 출판물에는 재원 출처, 소속기관 및 이해상충에 대해 밝혀야 한다. 이 선언의 원칙을 따르지 않은 연구의 보고서는 출간하도록 허용해서는 안된다.

임상 실무에서 입증되지 않은 시술

37. 입증된 시술이 없거나 다른 시술이 있지만 효과적이지 않은 환자치료의 경우, 의사의 판단에 의해 그 시술이 환자의 생명을 구하거나 건강을 회복시키거나 또는 고통을 경감할 희망이 있다면, 의사는 전문가의 조언을 구한 후, 환자 또는 합법적인 대리인의 충분한 설명에 의한 동의를 얻어 입증되지 않은 시술방법을 사용할 수 있다. 이 시술은 이후에 그 안전성과 유효성 평가를 위해 고안된 연구의 대상이 되어야 한다. 어떠한 경우라도 항상 새로운 정보는 기록하여야 하고 적절하게 공개하여야 한다.

3. 벨몬트 보고서

벨몬트 보고서는 1979년 미국정부의 "생명의료연구 및 행동연구의 인간 피험자를 보호하기 위한 국가위원회(National Commission for the Protection of Human Subjects of Biomedical and Behavioral Research)"에 의해 채택되었다. 국가위원회는 공공법(Public Law) 93-348조에 의거하고 있으며, 이 보고서는 윤리원칙이 인간 피험자를 대상으로 한 연구행위에 관련된 수많은 연방정책의 발전을 위한 초석이 되게끔 요약되어 있다. 그 결과 이 보고서는 많은 연방정부기관, 예를 들어 국립보건기구(National Institute of Health)와 미국교육부(US Department of Education) 등에 의해 활용된다. 이와 같이 미국 연방정부기관의 윤리적 판단기준이 되는 벨몬트 보고서는 '인간 피보험자 보호를 위한 윤리원칙과 지침'이란 부제를 달고 있다. 이 부제가 말해 주듯이, 미국 연방정부기관에서 활용되는 윤리원칙은 인간피험자를 포함한 연구를 계획하고 실행할 때 게재된 윤리적 이슈를 관련된 모든 이해 당사자들이 보다 잘 이해하게 끔 도와주기 위한 수준에서 서술되고 있다. 터스키기 매독 연구와 벨몬트 보고서는 〈표 8-6〉, 벨몬트 보고서의 주요 구성 내용은 〈표 8-7〉과 같다.

표 8-6. 터스키기 매독 연구와 벨몬트 보고서

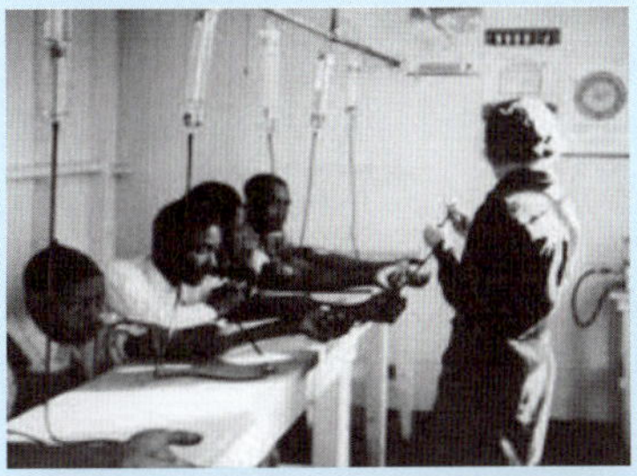
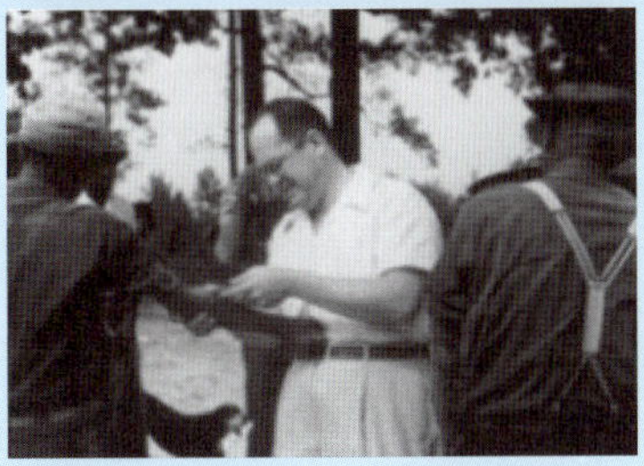
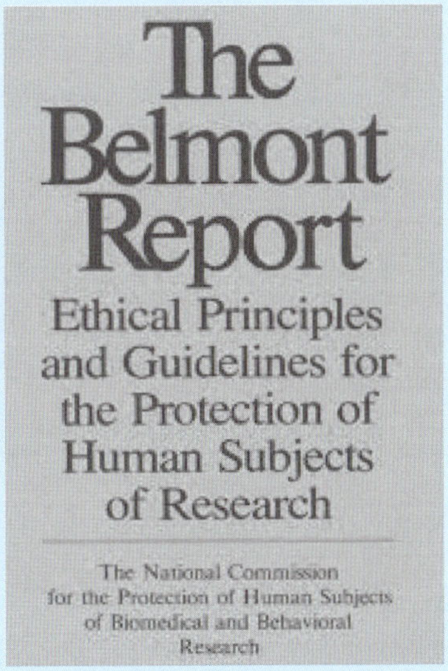

벨몬트 보고서(Belmont Report, 1979)
미국에서 채택된 연구윤리 기준의 하나로, 터스키기 매독 생체실험(syphilis experiment) 사건이 세상에 폭로되자 충격을 받은 미국 의회에서 1974년 국가연구법을 통과시켰으며, 국가연구법을 토대로 1978년 임상시험의 인간 피험자를 보호하기 위한 윤리원칙과 가이드라인(Ethical Principles and Guidelines for the Protection of Human Subjects of Research)을 거쳐 1979년에 이르러 벨몬트 보고서가 나오게 되었다.

표 8-7. 벨몬트 보고서의 주요 구성 내용

벨몬트 보고서

생명의료 및 행동 연구의 인간 피험자 보호를 위한
국가위원회, 1979년 4월 18일

차 례

인간 피험자 대상 연구의 윤리적 원칙과 지침

- A. 시술과 연구의 경계
- B. 기본적 윤리 원칙들
  1. 인간 존중
  2. 선행
  3. 정의
- C. 적용
  1. 충분한 정보에 근거한 동의
  2. 위험과 이득의 평가
  3. 피험자 선정

〈표 8-7〉과 같이 벨몬트 보고서는 머리말을 포함하여, A. 시술과 연구의 경계, B. 기본적인 윤리원칙들, C. 적용이란 세 부분으로 구성되어 있다. 먼저 머리말에서 이 보고서는 '인간 피험자 대상 연구의 윤리적 원칙과 지침'이 뉘른베르크 강령에서 유래함을 분명히 하고, 그 이후 많은 윤리강령들이 제정되었지만, 그 규칙들이 복잡한 실제 상황을 다루기에 부적절함을 들어, 세 원칙과 일반적인 처방적 판단으로 하여금 연구에서 발생하는 윤리문제를 해결하기 위한 지침으로 삼을 수 있는 하나의 분석틀을 제공하는 것이라고 밝히고 있다. 벨몬트 보고서의 특징을 살펴보면 다음과 같다.

첫째로, 시술과 연구가 용어상으로 구분됨에도 그 경계가 매우 불분명하다. 시술이란 오직 (개별)환자의 복지증진을 위해 계획된 의학적 개입을 말하며, 연구는 본래 가설을 시험하고 결론을 이끌어 내는 등 일반화된 지식을 말한다. 그런데 환자의 이익을 위해 새로운 시술방법이 실험적으로 행해졌다고 하여 이것이 자동적으로 연구에 해당하는 것은 아니다. 새로운 시술은 그 안정성과 효과를 검증받기 위해 초기단계부터 공식적으로 연구대상이 되어야 하며, 또한 새로운 방법이 공식적인 연구 프로젝트에 통합되기 위해서는 의료시술위원회(Medical Practice Committees)의 승인을 필요로 한다.

둘째로, 벨몬트 보고서의 기본원칙이란 특정한 윤리적 처방을 정당화하기 위한 기준인 동시에 인간적 행동을 평가하기 위한 일반적인 판단기준을 말한다. 이런 기본원칙들에는 인간존중, 선행, 정의의 원칙이 있다〈표 8-8〉.

표 8-8. 벨몬트 보고서의 기본원칙

구분	내용
인간존중의 원칙	인간존중이란 각자의 자율성을 인정해 주는 동시에 자율성이 부족한 인간을 보호해 주는 것을 의미한다. 먼저 자율성의 존중이란 자율적인 인간의 숙고된 의견이나 선택을 그들의 행동이 다른 사람들에게 명백한 피해를 주지 않는 한 방해받지 않고 존중받는 것을 말한다. 자율성이란 각자의 의사결정능력에서 나오며, 강요, 설득, 조작에 의해 간섭받지 않는 자발성을 의미한다. 이런 의사결정능력은 성장과 더불어 증대하지만, 어떤 사람은 질병, 정신이상 또는 자유가 심하게 제한된 상황 등으로 인해 자기결정능력이 현저하게 떨어진다. 따라서 미성년자를 포함하여 이런 무능력자를 보호해 주는 것은 자율성 존중 못지 않게 인간존중을 위해 필요한 것이다.
선행의 원칙	인간존중이 환자 · 피험자를 위험으로부터 보호하는 것이라면, 선행은 그들의 복지를 증진시키려는 것이다. 선행의 원칙은 다음과 같은 두 개의 명법으로 정식화된다. 즉, 해악을 끼치지 말라와 가능한 한 이익을 극대화하고, 가능한 한 해악은 극소화하라가 그것이다. 해악금지는 히포크라테스의 선서에서 유래하는 윤리학의 기본원칙인데, 이것은 (환자의)위험 때문에 (연구자 자신의)이익을 포기하는 것을 말한다. 그리고 이익의 극대화는 연구와 관련한 이익이 반드시 사회적 이익과 일치해야 함을 의미한다.
정의의 원칙	정의는 이익의 분배에 관한 원칙이다. 연구에서 생기는 이익을 누가 누리고, 부담은 누가 감당해야 하는가가 문제인데, 이것은 분배의 공정성 또는 합당한 응분이란 의미에서 정의의 문제이다. 정의론에 따르면 이것은 분배적 정의의 문제이고, 분배적 정의의 명법은 다음과 같이 정식화된다. 즉, 각자에게 각자의 몫을, 각자의 개별적 필요에 따라, 각자의 사회적 기여도에 따라, 각자의 공적에 따라 분배하라는 것이다.

셋째로, 기본원칙을 연구의 수행과정에 적용할 때 고려사항<표 8-9>은 충분한 정보에 근거한 동의, 위험 · 이익의 평가, 연구대상의 선정의 세 가지를 의미한다. 먼저 충분한 정보에 근거한 동의는 앞의 인간존중의 원칙과 관련이 있고, 이때 정보, 숙지, 자발성 등 세 요소를 포함해야 한다는 점을 역설한다. 위험과 이익의 평가는 선행의 원칙과 관련이 있으며, 위험과 이익이 적절한 비율로 균형을 이루어야 한다고 주장한다. 그리고 피험자의 선정은 정의의 원칙과 관련이 있는 것으로서 공정한 절차에 따라야 한다는 점을 강조한다.

표 8-9. 벨몬트 보고서의 기본원칙의 적용 시 고려사항

구분	내용
충분한 정보에 근거한 동의	피험자는 연구절차, 목적, 위험과 예상되는 이득, 대안 시술(치료법의 경우), 그리고 피험자에게 질문의 기회를 주며, 언제라도 연구참여를 그만둘 수 있음을 알리는 내용이 포함된 동의서를 받아야 한다. 또한 이러한 정보에 대한 이해를 하고, 자발적[2]으로 연구에 참여한다는 동의를 구해야 한다.
위험과 이익의 평가[3]	선행의 원칙과 관련하여 신체적, 정신적, 사회적, 법적 측면으로 위험과 이익을 피험자에게 안내하고 연구에 참여하는 이익이 위험보다 반드시 커야 한다.
대상자 선정	피험자 선정 절차의 공정성 및 선정 결과의 공정성을 가져야 한다. 개인적 정의는 연구자가 피험자 선정을 할 때 입맛에 맞게 선정할 수 없다는 의미이며, 사회적 정의는 어떤 피험자 계층이 특정 종류의 연구에 참여해야만 하고 어떤 피험자 계층은 특정한 연구에 참여해서는 안된다는 등의 사회적 부정의가 발생할 가능성에 대해 고려해야 한다는 점이다. 흉악범들에게 임상실험의 대상이 되어서 죗값을 치러야 한다던가, 그 흑인들은 어차피 가난해서 치료도 못 받고 죽을 사람들인데 그냥 죽을 바에야 의학발전에 기여하고 죽는 게 낫지 않냐고 말하던 미국의 터스키기 연구진처럼 부지불식간에 우리의 편견은 혼란한 사회상을 틈타 사회적 부정의로 자라게 됨으로 항상 경계해야 한다.

2) 자발성(voluntariness): 연구에 참여하기로 한 동의는 오직 자발적으로 응했을 때만 효력을 가진다. 충분한 정보에 근거한 동의에 있어서 이 요소는 강압과 부적절한 영향이 없어야 한다는 조건을 요구한다. 강제는 어떤 한 사람이 다른 사람을 순종시킬 목적으로 다른 사람에게 의도적으로 명백한 위협을 가할 때 발생한다. 대조적으로, 부적절한 영향은 다른 사람을 순종시킬 목적으로 지나치거나, 부당하거나, 부적절하거나, 또는 어울리지 않는 보상이나 대가를 제공할 경우에 발생한다. 또한 피험자가 특히 취약할 경우에는 통상적으로 받아들여지는 유인책도 부적절한 영향이 될 수 있다.

4. 연구윤리심의위원회

1970년대부터 선진국 각국에서는 뉘른베르크 강령과 헬싱키 선언의 정신을 구현하여 피험자 보호를 위한 제도로서 연구윤리심의위원회(Institutional Review Board: IRB)를 정착시켰다. 즉, 인간을 대상으로 하는 모든 연구는 과학자 내부 및 과학자 사회 외부의 구성원으로 이루어진 윤리위원회에서 실험에 대한 피험자의 자발적 동의, 연구의 윤리성, 안정성 및 과학성에 대한 사전 심의를 제도화한 것이다.

연구윤리심의위원회(IRB)의 일차적 기능은 연구대상자인 피험자의 복지와 안전, 존엄성의 보호이다. 따라서 모든 연구윤리심의위원회(IRB)는 인체를 대상으로 하는 연구의 기본 원칙이 '인간 존엄성의 존중'이며, 피험자의 권리 · 안전 · 복지는 우선 심의의 대상으로 과학과 사회의 이익보다 중요함을 기본 원리로 채택하고 있다. 또한 해당 연구의 예측되는 위험과 불편 사항에 대한 충분한 고려를 통해 피험자 개인과 사회가 얻을 수 있는 이익이 그 위험성을 상회 또는 정당화할 수 있다고 판단되는 경우에 한하여 승인하도록 되어 있다.

연구윤리심의제도는 연구자나 의뢰자가 해당 연구에 걸려 있는 이해 때문에 부지불식간에 피험자의 안전과 인권을 침해하지 않도록 보장하기 위한 제도이다. 즉, 이들로

3) 위험과 이득의 체계적인 평가: 이득과 위험은 "적절한 비율(favorable ratio)로" "균형을 이루어야" 한다고 일반적으로 말한다. 이 용어의 은유적 성격은 정확한 판단을 내리는 것의 어려움에 대해 우리의 주의를 환기시킨다. 연구 계획서를 자세히 검토하는 데 수량적 방법론만이 사용되는 경우는 드물다. 그러나 위험과 이득에 대한 체계적이고 비자의적인 분석이라는 개념은 가능한 한 시도되어야만 한다. 이러한 이상(ideal)에 따라 연구의 정당화 가능성에 대한 결정을 내리는 사람들은 그 연구의 모든 측면에 관한 정보를 축적하고 평가하는 데 철저해야 하며, 그 대안을 체계적으로 고려할 것을 요구받는다. 이러한 절차는 연구평가를 더욱 엄격하고 정밀하게 만드는 한편, 심사위원회 위원들과 연구자들 사이에 오해, 잘못된 정보, 그리고 상충하는 판단 등으로 인한 의사소통의 어려움을 감소시킨다. 그러므로 우선 연구전제의 타당성에 대한 결정이 있어야 하며, 그다음으로 위험의 본성, 확률 및 크기가 가능한 한 명확하게 구별되어야만 한다. 특히 작거나 미미한 위험 따위의 모호한 범주를 사용하는 외에 다른 대안이 없을 때에는 위험을 확인하는 방법이 명시되어야 한다. 해악 또는 이득의 확률에 대해 연구자가 제시하는 추정치가 합당한 수준인지 여부 또한 이미 알려진 사실 또는 기존의 연구에 비추어 결정되어야 한다.

부터 독립된 연구윤리심의위원회(IRB)가 연구의 윤리성을 사전에 검토하고 진행상황을 감독함으로써, 객관적으로 피험자를 보호할 수 있도록 만든 것이다. 연구윤리심의위원회(IRB) 제도는 연구윤리에서 주요한 전환점을 이루게 되었다. 뉘른베르크 강령이 연구자에게 연구의 윤리성을 모두 책임질 것을 요구했다면, 연구윤리심의위원회(IRB)에 의한 연구윤리심의제도는 연구자라는 한 개인이 아닌 위원회 및 연구 기관이 윤리성에 대한 책임을 지도록 하는 제도이다. 이러한 연구윤리심의위원회(IRB) 제도는 사회에서 피험자들이 연구자들에 의해 착취되지 않는다는 것을 보장해 주는 제도이기도 하다.

연구윤리심의위원회(IRB)의 국내 현황은 1989년 가톨릭의과대학병원에서 처음으로 연구윤리심의위원회(IRB)를 설치하고 운영한 이래 1992년 울산의과대학병원, 1993년 서울대학교병원, 1994년 연세의대병원이 차례로 연구윤리심의위원회(IRB)를 설치하고 운영하였다. 1995년 10월에는 의약품임상시험관리기준의 도입으로 임상연구심의기구가 제도적으로 정착되어, 임상시험으로 인증받은 약 70여 개의 병원에서 연구윤리심의위원회(IRB)가 설치되었다. 그러나 국내에서 연구윤리심의위원회(IRB)의 설치 및 운영은 주로 의약품임상시험을 수행하는 병원에서만 의무화되었다. 국내의 짧은 의학연구윤리 역사에서 유일하게 존재해 왔던 구조는 병원의 의약품임상시험에 관한 업무를 담당하는 연구윤리심의위원회(IRB)이었던 것이다.

이러한 국내의 상황은 아직도 우리의 연구윤리가 21세기에 들어서 급격한 속도로 발전하고 있는 의학연구의 국제화, 세계화에 발맞추지 못하고 있음을 보여 준다. 그동안 국내의 의학연구의 종류와 양은 급증하였고 의학연구의 세계화, 국제화를 지향하여, 국제학술지에 기고하는 의과학 및 생명과학 논문이 해마다 증가하고 있지만 이를 뒷받침하는 연구윤리의 선진화가 뒤따르고 있지 못한 실정이다. 또한 국내에서는 수년 전부터 유전체 연구, 줄기세포 연구의 윤리성에 대한 논의가 급속하게 진행되어 왔으며, 최근 정부의 지원하에 이루어지는 유전체 연구사업, 줄기세포연구사업 등의 윤리적 문제가 사회의 이목을 집중시키고 있다. 세금으로 이루어지는 대규모 생명과 학술

연구의 공공성과 윤리성을 고려할 때, 연구계획 등에 대한 연구윤리심의위원회 심의 및 모니터링이 제도적으로 요구되는 상황에서, 생명의학연구를 수행하는 대학, 연구소, 병원 이외의 연구기관에서도 연구윤리심의위원회(IRB)의 설치가 시급하게 요청되고 있다. 현재는 연구윤리심의위원회(IRB) 구성원으로서의 전문성과 경험을 가진 전문인력 자원이 적고 위원회에 대한 인식이 선진국에 비해 매우 낮은 상태이므로, 우선 국내·외적인 요구에 맞추어 인간을 대상으로 하는 모든 연구를 위한 연구윤리심의위원회(IRB) 설치 및 운영을 촉진하고자 대한임상연구심의기구협의회의 주도로 2003년 2월 "연구윤리심의위원회(IRB) 설치 및 운영 지침"을 마련하게 되었다.

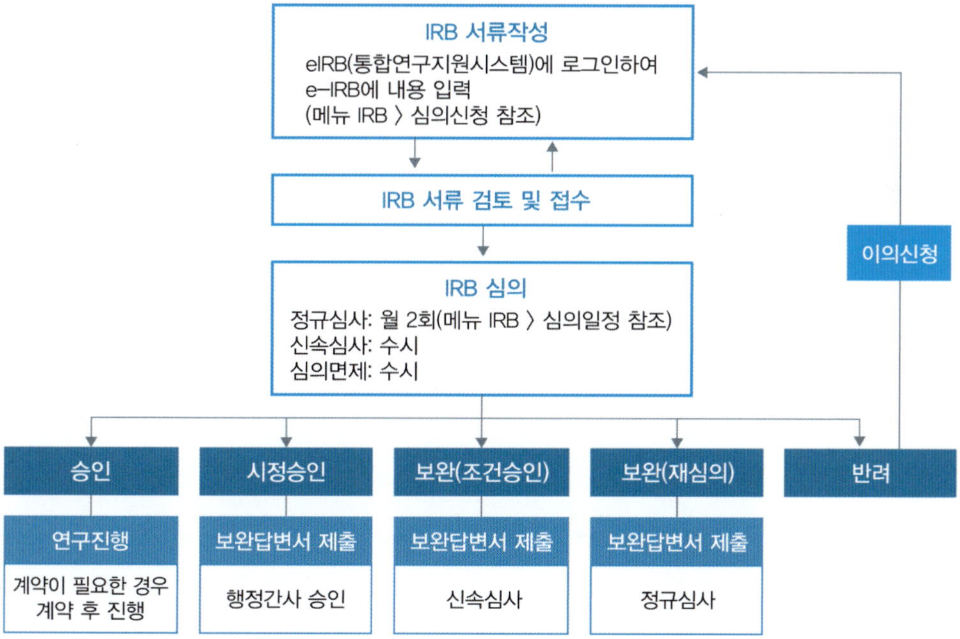

그림 8-1. 연구윤리심의위원회(IRB) 심의 절차

출처: 전남대학교 생명의학연구윤리심의위원회(http://irb.cnuh.com).

현재 임상연구의 세계화 및 국제화에 따라 연구자들 사이에서 연구윤리심의위원회(IRB)에 대한 인식이 매우 높으며, 연구윤리심의위원회(IRB) 협의회 등의 기관에서 연구윤리심의위원회(IRB) 위원 및 연구자들에 대한 교육 및 홍보활동이 증대되어, 각 기관에서 연구윤리심의위원회(IRB) 역할은 더욱 증대되었고 연구윤리심의위원회(IRB) 임무의 수행도 더욱 향상되었다.

참고문헌

구인회(2002). **생명윤리의 철학**. 서울: 철학과 현실사.

국립국어연구원(1999). **표준국어대사전**. 서울: 두산동아.

국민건강보험공단(2018). 한국형 호스피스완화의료 서비스 제공 모델 개발. 국가 R&D연구보고서.

권성민, 김대곤, 김은영, 김이영, 김주철, 신민정(2016). **직업과 자기계발**. 경기: 양성원.

권영근(2000). **위험한 미래: 유전자조작식품이 주는 경고**. 서울: 당대출판사.

교육부, 보건복지부, 질병관리본부(2016). 청소년건강행태온라인조사 통계.

김동진(2003). 장기기증에 대한 태도에 영향을 미치는 요인 연구. 서울대학교 보건대학원 석사학위논문.

김미라(2010). 일 지역사회 보건직 근무자의 호스피스 완화 케어 관련 인식조사. 한양대학교 임상간호정보대학원 석사학위논문.

김미자(2005). 종양병동 간호사의 영적안녕, 업무스트레스와 소진의 관계. 고신대학교 대학원 석사학위논문.

김미혜(2019). 안락사와 좋은 죽음의 문제. 한국교원대학교 대학원 석사학위논문.

김병길(1993). 우리나라에서 뇌사의 법적인정 실상. **대한이식학회지**, 7(1), 11-17.

김상득(2000). **생명의료 윤리학**. 서울: 철학과 현실사.

김수태, 박용현, 이건욱(1998). 한국 최초의 간이식예 보고. **대한이식학회지**, 2(1), 27.

김숙남, 김현주, 최순옥(2011). 의미요법이 포함된 호스피스 · 완화 간호교육이 간호대학생의 임종간호태도와 생의 의미에 미치는 효과. **한국간호교육학회지**, 17(3), 454-463.

김승환(2021). 연명의료중단 결정의 법적 의미와 보험법적 쟁점에 관한 연구. 고려대학교 법정대학교 석사학위논문.

김신애(2021). SNS의 이용경험이 대학생의 자살생각에 미치는 영향. 부산대학교 대학원 석사학위논문.

김양중(2011). **안락사는 살인인가, 사례로 만나는 의료 윤리의 쟁점들**. 서울: 한겨레출판.

김용남(2004). 현대사회의 윤리문제에 있어서 고전적 공리주의의 한계와 적용 가능성에 대한 연구. 한국교원대학교 대학원 석사학위논문.

김윤정(2011). 생태체계적 관점에서 본 생애주기별 자살생각의 위험요인과 보호요인. **한국지역사회생활과학회지**, 22(3), 429-444.

김은진(2004). GMO의 현황 및 소비실태. 제4회 생명윤리연구회 정기세미나: 유전자 조작식품, 우리에게 무엇인가?

김일수(1999). **법 인간 인권**(제3판). 서울: 박영사.

김일순, 손명세, 김상득(1999). **의료윤리의 네원칙**. 서울: 계축문화사.

김정희(2009). 암병동 간호사의 임종간호 스트레스와 인지 및 교육요구도. 연세대학교 대학원 석사학위논문.

김학태(2015). **현대의학에 있어서 생명의 시간과 인간의 존엄**. 경기: 집문당.

김혜림(2014). 간호사의 죽음에 대한 태도, 임종간호 스트레스 및 임종간호태도. 부산가톨릭대학교 대학원 석사학위논문.

김효정(2013). 대상관계이론과 배려윤리에 기초한 인성교육 연구. 영남대학교 대학원 석사학위논문.

김훈기(2004). **유전자가 세상을 바꾼다**. 경기: 궁리출판.

노유자, 한성숙, 안성희, 김춘길(1994). **호스피스와 죽음**. 서울: 현문사.

농림축산검역본부(2019). 실험동물보호 · 복지관련 실태조사.

닝멍(2019). 여성주의 윤리학적 시각에서 본 싱글 여성의 생식권 문제. 동국대학교 대학원 석사학위논문.

대법원(1985). 1985. 6. 11, 84도 1958 판결.

도봉희(2008). 인간복제에 관한 윤리적 고찰. 서울시립대학교 교육대학원 석사학위논문.

동아대학교 생명윤리연구회(2005). 생명의료윤리학. 동아대학교.

류지한(2003). 안락사. **비교문화연구**, 15, 77-105.

류지한(2003). 안락사의 윤리적 쟁점. **철학논총**, 31(1), 43-73.

류지한(2012). 직관의 과학과 윤리학에서 직관의 문제. **윤리연구**, 91(1), 29-56.

문영석(2010). 생명운동과 죽음학: 웰빙을 넘어 웰다잉의 시대로. Health & Mission, 20, 26-31.

박민영(2020). 일상적 긴장경험이 청소년 자살생각에 미치는 영향: 일반긴장이론을 통하여. 한남대학교 대학원 석사학위논문.

박병춘(2002). **배려윤리와 도덕교육**. 서울: 울력.

박수헌(2018). **생명윤리와 법의 이해**. 서울: 유원북스.

박은정(2000). **생명공학시대의 법과 윤리**. 서울: 이화여자대학교출판부.

박지영, 김희백, 조은희, 소경희(2005). 교과서에 제시된 생명윤리교육 실태: 국어, 도덕, 사회, 과학, 기술 · 가정 교과서를 중심으로. **교육과정평가연구발간**, 8(2), 151-174.

박찬구(2006). **개념과 주제로 본 우리들의 윤리학**. 경기: 서광사.

박충구(2001). **생명복제 생명윤리**. 서울: 가치창조.

배준성, 허태균(2010). 자살보도에 대한 지각과 인식: 사회학습효과의 검증. **한국심리학회지**, 16(2), 179-195.

보건복지부(2018). 내부자료(사후피임약 처방현황).

보건복지부, 국립장기조직혈액관리원(2020). 2019년도 장기등 이식 및 인체조직 기증 통계연보.

보건복지부, 한국보건사회연구원(2018). 인공임신중절 실태조사.

서경(2008). 착상 전 배아의 도덕적 지위. Obstetrics & Gynecology Science, 51(3), 286-289.

서희영(2012). 나딩스의 배려 윤리에 관한 연구: 배려 개념을 중심으로. 고려대학교 교육대학원 석사학위논문.

손연주(2021). 요양병원 간호사의 죽음에 대한 태도 및 호스피스・완화의료 인식이 임종간호 스트레스에 미치는 영향. 인천카톨릭대학교 대학원 석사학위논문.

송명근, 서동만, 이재원(1993). 심장이식 1례 보고. **대한흉부외과학회지, 26**(3), 224-227.

신성남(2014). 보건의료인의 직업윤리. 동아대학교 대학원 석사학위논문.

신수경(2019). 생명윤리 교육프로그램이 예비과학교사의 생명윤리 및 생명윤리교육에 대한 인식에 미치는 영향. 이화여자대학교 교육대학원 석사학위논문.

신유나(2020). 한국 모자보건법의 역사: 제14조 인공임신중절수술의 허용한계를 중심으로. 인하대학교 대학원 석사학위논문.

신현호(2017). 저스티스, 지정토론문 "환자연명의료결정법의 제정과 과제", 제10회 한국법률가대회 제4세션 제3분과 세미나.

신혜민(2013). 뒤르켐 자살론의 도덕교육적 함의. 한국교원대학교 대학원 초등도덕 교육전공 석사학위논문.

심영희(1991). 낙태의 실패 및 의식에 관한 연구. 형사정책연구원.

심옥주(2002). 간호사의 윤리적 딜레마 상황에서의 도덕적 의사결정에 대한 연구: 대구광역시를 중심으로. 동아대학교 교육대학원 석사학위논문.

심유화(2018). 지역사회 거주 노인을 위한 대인관계 심리학적 자살 이론 검증. 중앙대학교 대학원 석사학위논문.

심인희, 전태연(2013). 자살의 사회학적 요인: 뒤르껭의 이론과 노인 및 소아청소년에서의 사회학적 요인. **한국조울학회지, 11**, 123-129.

양경희, 권성일(2015). 호스피스 완화의료 전문인력의 죽음에 대한 태도가 임종돌봄 스트레스에 미치는 영향. **한국호스피스 · 완화의료학회지, 18**(4), 285-293.

양현아(2005). 여성의 낙태권의 필요성과 그 함의. **한국여성학, 21**(1), 5-39.

오세윤, 심혜인, 조윤오(2020). 가정 및 학교, 사이버 폭력 피해경험이 청소년 자살생각에 미치는 영향-우울의 매개효과 검증. **한국범죄심리연구, 16**(1), 87-110.

오지희, 김민정(2014). 미디어의 자살보도가 청소년의 자살생각에 미치는 영향. **한국 엔터테인먼트산업학회, 11**, 67-77.

우소정(2019). 초등도덕과에서의 동물윤리교육 방향 탐색. 한국교원대학교 대학원 석사학위논문.

유민, 김동운, 이원유, 정귀남, 고영주, 김선화, 남지란, 문경희, 민계식, 육미경, 조순희, 최영아(2018). **생명윤리**. 서울: JMK.

유현재, 송지은(2011). 미디어 성격별, 자살관련 보도의 스타일에 대한 분석: 인터넷 신문(대안지)과 전통적 신문(연장지)의 차이 비교. **보건사회연구, 32**(2), 427-467.

유혜숙(2017). **생명, 그 소중한 시작과 마침**. 경북: 대구가톨릭대학교출판부.

윤은자(1998). 간호학생의 죽음에 대한 주관성 연구. **주관성연구**, 3, 167-191.

이동익(1992). 인간: 하느님의 모상-그리스도교적 인간학의 관점에서. **가톨릭 신학과 사상, 7**, 54-85.

이동익 외(2004). **생명공학과 가톨릭 윤리**. 서울: 가톨릭대학교출판부.

이미영(2012). 간호사의 임종간호 스트레스와 대처 및 해소 방안. 한양대학교 임상간호정보대학원 석사학위논문.

이병화(2002). **대학가족법특강**. 서울: 에듀컨텐츠(Educontents).

이상민, 김수정, 최윤선, 허대석, 백수진, 최보문, 김대균, 문재영, 박소영, 장윤정, 황인철, 권정혜, 김선현, 김유정, 박진노, 안호정, 이현우, 권복규, 김도경, 김옥주, 유상호, 정유석, 고윤석(2018). 말기와 임종과정에 대한 정의 및 의학적 판단지침. **대한의사협회지, 61**(8), 509-521.

이석배(2009). 연명치료중단의 기준과 절차. 대법원 2009. 5.21, 선고: 다17417 판결이 가지는 문제점을 중심으로. **형사법연구, 21**(2), 147-170.

이석배(2017). 소위 「연명의료결정법」의 주요 내용과 현실적용에서 쟁점과 과제. **법학논총, 29**(3), 311-340.

이승철(2017). 칸트 의무론에 근거한 군대윤리 연구. 서울대학교 대학원 박사학위논문.

이승호(2016). 안락사 논의와 「연명의료 중단 법률」의 주요쟁점에 대한 소고. **일감법학, 35**, 187-214.

이영균, 이한교, 김동림(1995). **뇌사: 죽음의 시점에 관한 의학적, 윤리적, 법적 문제**. 서울: 일조각.

이영숙(2016). 생명존중 관점에서 본 한국의 출산조절정책. 가톨릭대학교 대학원 박사학위논문.

이영은, 최은정, 박정숙, 신성훈(2013). 호스피스 · 완화의료에 대한 인식 및 지식 그리고 죽음에 대한 태도: 일개 지역에서의 의료인을 대상으로. **한국호스피스 · 완화의료학회지, 16**(4), 242-252.

이원호(2002). **죽음에의 대비 교육**. 경기: 문음사.

이은정(2005). 생명복제를 둘러싼 국내의 생명윤리논쟁에 관한 연구. 서울대학교 대학원 박사학위논문.

이인례(2007). 노인의 죽음에 대한 태도 및 호스피스에 대한 인식. 동국대학교 불교대학원 석사학위논문.

이인수(1993). 뇌사의 개념과 의학적 응용. **대한이식학회지, 7**(1), 1-10.

이인영(2009). **생명의 시작과 죽음: 윤리논쟁과 법 현실**. 서울: 삼우사.

이지은, 구애진, 조비룡(2016). 국내 말기 의료 현황과 웰다잉법. **Annals of geriatric medicine and research, 20**(2), 65-70.

이진아(2007). 뇌사자 장기기증에 대한 의과대학생의 지식과 태도 연구. 연세대학교 보건대학원 석사학위논문.

이진우 외(2004). **인간 복제에 관한 철학적 성찰**. 서울: 문예출판사.

이현주(2019). 안락사에 대한 의료계열 학생들의 인식도. 건양대학교 의과대학원 석사학위논문.

임우열(2007). 인체실험에 대한 연구윤리. 동아대학교 교육대학원 석사학위논문.

임희영(2019). 요양병원 간호사의 내외적 통제신념과 임종간호 스트레스 피로 관계에서 임종간호수행의 융복합적 영향. 가야대학교 대학원 석사학위논문.

장회익(1999). **생명을 어떻게 볼 것인가**. 경기: 지호출판사.

정상기, 명재진(2003). **생명과학기술의 응용과 기본권 보호적 한계**. 서울: 집문당.

정윤경(2000). 나딩스(Nel Naddings)의 배려윤리와 도덕교육. **한국교육, 27**(1).

정은영, 김영수(2001). 생명윤리교육에 대한 생물교사와 중등학생의 인식 조사. **한국생물교육학회지, 2**(1), 57-67.

정창우(2004). **도덕교육의 새로운 해법**. 경기: 교육과학사.

조계화, 한희자(2001). 말기 환자를 간호하는 간호사의 고통경험. **한국간호과학회, 31**(6), 1055-1066.

조인혁(2020). 낙태에 대한 윤리신학적 고찰: 피터 싱어의 생명윤리에 대한 비판을 중심으로. 대전카톨릭대학교 대학원 석사학위논문.

주요한(2007). 기아(굶주림)의 해결책으로서의 유전자 조작(GMO)식품(굶주리는 세계와 유전자조작식품에 관한 윤리 신학적 고찰). 대구가톨릭대학교 대학원 석사학위논문.

지순일, 유혜숙(2014). 임상간호사의 임종간호태도와 영적건강이 임종간호 스트레스에 영향을 미치는 요인. **호스피스 · 완화의료학회지, 17**(4), 232-240.

진교훈(2002). **의학적 인간학**. 서울: 서울대학교 출판부.

최규진(2010). 낙태 윤리 논쟁과 낙태권 운동. **마르크스21, 6**, 77.

최보람(2019). "학교 밖 청소년의 자기불일치가 스마트폰 중독에 미치는 영향: 자기효능감과 사회불안의 매개효과. 명지대학교 사회교육대학원 상담심리학과 석사학위논문.

최호영(2017). **옳고 그름**. 서울: 시공사.

태경수(2010). 고대근동 법에 나타난 낙태에 관한 연구. 삼육대학교 신학전문대학원 석사학위논문.

통계청(2020). 사망원인통계 각 연도.

통계청(2021). 사회조사.

한국산업인력공단(2016). 직업윤리 교수자용 매뉴얼.

한국산업인력공단(2016). 직업윤리 학습자용 워크북.

한국정신문화연구원(1995). **삶 그리고 죽음**. 서울: 대한교과서(주).

한국표준협회 NCS 연구회(2015). **NCS 직업기초능력평가 직업윤리**. 서울: 박문각.

한덕종, 김인구, 김석구(1992). 췌장이식. **울산의대학술지, 1**(1), 1-7.

한덕종, 장혁재, 김인구(1994). 제 1형 당뇨병에서의 췌장: 신장 동시이식(사례 보고). **대한외과학회지, 46**(2), 273-282.

한민정(2008). 대리모에 대한 윤리적 고찰. 동아대학교 교육대학원 석사학위논문.

한영자, 김명희, 이경환(2002). 장기이식 현황 및 정책과제. 한국보건사회연구원.

행정안전부(2020). 주민등록인구현황 각 연도.

허대석(2018). **우리의 죽음이 삶이 되려면**. 경기: 글항아리.

헌법재판소(2008). 2008. 7. 31. 선고 2004헌바81 전원재판부.

홍혜숙(2008). 서울시 공립병원 환자 및 가족의 호스피스 인식과 죽음 인식. 한양대학교 임상간호정보대학원 석사학위논문.

황경식(1983). **사회윤리의 제문제**. 경기: 서광사.

Agnew, R. (1992), Contingency Specifying Stimuli: The Role of Rules in Organizational Behavior Management. *Journal of Organizational Behavior Management, 12*(2), 67.

Agnew, R. (2001). Building on the Foundation of General Strain Theory: Specifying the Types of Strain Most Likely to Lead to Crime and Delinquency. *Journal of Research in Crime and Delinquency, 38*(4), 319-361.

Berry, P., & Griffe, J. (2010). Planning for the actual death. In B. R. Ferrell, & N. Coyle(Eds.), *Oxford textbook of palliative nursing*(3rd ed., Chapter 32). New York, NY: Oxford University Press.

Catholic Hospice Association of Korea(2005). *Understanding Hospice.* Seoul: Hyeonmunsa.

Coleman, S. (2013). *Military Ethics'an introduction with case studies.* New York: Oxford University Press.

Fillion, L., Tremblay, I., Truchon, M., Côté, D., Struthers, C. W., & Dupuis, R. (2007). Job satisfaction and emotional distress among nurses providing palliative care. *International Journal of Stress Management, 14*(1), 1-25.

Hanson, L. C., & Ersek, M. (2006). Meeting palliative care needs in post-acute care settings: To help them live until they die. *Journal of the American Medic Association, 295*(6), 681-686.

Herren, Ray V. (2005). 생명공학으로의 초대: 삶의 혁명. [Biotechnology : an agricultural revolution] (김희발 외 역). 서울: 라이프사이언스(원저출판: 2005).

James, B. Nelson, Human Medicine(1973). Ethical Perspectives on New Medical Issue, Augsburg Publishing House, 33.

Jessica, M. (1973). *Kind and Usual Punishment: The Prison Business.* New York: Alfred A. Knopf.

Korea Hospice and Palliative Nurses Association.(2006) Information about hospice and palliative care research. Seoul: Korea Hospice and Palliative Nurses Association.

Macer, D. R. J. (2006). A cross-cultural introduction to bioethics. Christchurch, New Zealand Eubios Ethics Institute.

Malthus, T. R. (2016). 인구론. [Essay on the principle of papulation] (이서행 역). 서울: 동서문화사(원저출판: 1978).

Meier, D. E., & Beresford, L. (2010). Palliative care in long term care: how can hospital teams interface. *Journal of Palliative Medicine, 13*(2), 111-115.

Ministry of Health and Welfare(2019). Hospice and palliative care; [cited 2019 Aug 9] Available from:http://www.mohw.go.kr.

Munson, R. (2001). 의료문제의 윤리적 성찰. [Intervention and reflection : basic issues in medical ethics] (박석건 역). 서울: 단국대학교출판부(원저출판: 1979).

National hospice organization. Hospice standards(1978). Alexandria: National hospice organization; [cited 2016 June 10 National law information center. Hospice and palliative act netting determination of patient care in medical and end-of-life process [Internet]. Sejong: Author;

1948[update 2016 Feb 3] Available from: http://www.law.go.kr.

Noddings, N. (2002). 배려교육론: 인간화교육을 위한 새로운 접근 [Challenge to care in schools] (추병완, 박병춘, 황인표 역). 서울: 다른우리(원저출판: 1991).

Pereira, S. M., Fonseca, A. M., & Carvalho, A. S. (2011). Burnout in palliative care: a systematic review. *Nursing ethics, 18*(3), 317-326.

Potter, V. R. (1971). *Bioethics: Bridge to the Future.* Englewood Cliffe, New Jersey: Prentice-hall.

Singer, P. (2005). 응용윤리. [Companion to ethics] (김성한 외 역). 서울: 철학과 현실사(원저출판: 1991).

Stewart, A. E., Lord, J. H., & Mercer, D. L. (2000). A survey of professionals' training and experiences in delivering death notifications. *Death studies, 24*(7), 611-613.

Subject, C. (1981). Additional DHHS Protection Pertaining to Biomedical and Behavioral Research Involving Prisoners as Subject.

Subpart, D. (1983). Additional DHHS Protections for Children Involved as Subjects in Research.

Talaro, K. P. (2009). 미생물학 길라잡이(6판). [Foundations in microbiology : basic principles] (현형환, 장태용, 이현환, 조기성, 정일엽, 남인영 역). 서울: 라이프사이언스(원저출판: 2008).

The ministry of health and welfare(2012). Hospice and palliative care guide for cancer patients and their families. Seoul: National Cancer Center; Wilson, 2010.

국립연명의료관리기관. www.lst.go.kr

식품의약품안전처. www.mfds.go.kr

찾아보기

저자 소개

- **권경희**

  수성대학교 간호학과 교수

- **고정미**

  국제대학교 간호과 교수

- **서은경**

  전북과학대학교 보건행정과 겸임교수

- **서준혁**

  경북대학교 철학과 강의교수

- **이남희**

  경북전문대학교 간호학과 초빙교수

- **이상구**

  경일대학교 응급구조학과 교수

- **정윤아**

  구미대학교 간호학과 교수

- **허금희**

  영남외국어대학교 간호학과 교수

생명윤리

1판 1쇄 인쇄 — 2021년 7월 21일
1판 1쇄 발행 — 2021년 7월 25일

저 자 - 권경희 고정미 서은경 서준혁 이남희 이상구 정윤아 허금희
발 행 인 - 강철원
발 행 처 - 양성원
주 소 - 경기도 파주시 검산로 173번길 29-20
전 화 - 031-946-3861(代)
팩 스 - 031-946-3864
이 메 일 - tnwpub@naver.com
홈페이지 - tnwpub.co.kr
출판등록 - 2015년 8월 31일 제 2015-000211 호

ISBN 979-11-6126-386-1

정가 23,000원